도수치료와 플라시보 효과

The Placebo Effect in Manual Therapy

Improving Clinical Outcomes in your Practice

도수치료와 플라시보 효과

The Placebo Effect in Manual Therapy

Improving Clinical Outcomes in your Practice

Brian Fulton RMT
Registered Massage Therapist, Ontario, Canada

Forewords by **Leon Chaitow ND DO**
State Registered Osteopathic Practitioner (UK), Honorary Fellow and formerly Senior Lecturer, University of Westminster, London, UK; Editor in Chief *Journal of Bodywork and Movement Therapies*; Director, Ida P Rolf Research Foundation (USA); Member Standing Committees, Fascia Research Congress & Fascia Research Society (USA)

and

Ruth Werner BCTMB
Board Certified in Therapeutic Massage and Bodywork
Past President, Massage Therapy Foundation
Trustee, Massage Therapy Foundation
Author of *A Massage Therapist's Guide to Pathology*

영 문 출 판 사

■ 역자

김명준	종별정형도수물리치료학회 회장	**채윤원**	기능도수치료학회 회장
김승준	신경정형물리치료연구회 회장	**이상빈**	메이틀랜드정형도수물리치료학회 이사
이종삼	롤핑도수물리치료연구회 회장	**전재국**	정형도수물리치료학회 이사
안승우	관절도수치료학회 회장	**고은경**	마산대학교 물리치료과 교수
안호정	척추교정물리치료학회 회장	**김항진**	MPI 모던필라테스 대표
임성수	관절운동도수치료학회 회장		

The Placebo Effect in Manual Therapy: Improving Clinical Outcomes in Your Practice
by Brian Fulton

The original English language work has been published by:
Handspring Publishing Limited
Pencaitland, EH34 5EY, United Kingdom

도수치료와
플라시보 효과

2017년 7월 21일 초판인쇄
2017년 7월 28일 초판발행

지은이 : Brian Fulton
역 자 : 종별정형도수물리치료학회
발행인 : 박 병 조
발행처 : 도서출판 영문출판사
등 록 : 1987년 12월 21일 제2-419호
주 소 : 서울시 강남구 삼성동 69-1
전 화 : (02) 514-5590, 776-5590
팩 스 : (02) 756-8943
홈페이지 : www.ymsbook.net
E-mail : yeongmunsa@empal.com
정 가 : 35,000원
ISBN 978-89-7224-416-5 93510

※ 파본은 교환해 드립니다.

목차

역자 서문

플라시보란? 정말 기분의 문제일까? 실체가 없는 허상일 뿐일까? 또는 근거가 없는 비과학으로 보는가? 진정 환자의 정신적 내부의 치료체계를 증대를 위한 플라시보는 충분한 사례를 가지고 있는가?

분명한 사실은 70년대 초부터 10년 단위로 플라시보 효과에 대한 연구논문이 엄청나게 발표되고 있다는 사실이다. 이러한 주제의 관심은 폭발적으로 증가하고 있으며, 현재도 여전히 그칠 줄 모르고 있다. 의료기관에서의 플라시보는 실제 현상으로 인식되고 있다.

당신이 도수치료를 하는 전문 임상가라고 한다면 플라시보의 효과에 대하여 과거와 현재의 연구를 조사할 필요가 있다. 여러분이 좀 더 환자치료에 자신감을 가지고 때때로 의기소침 해질 때 필요한 또 다른 테크닉의 영역이라는 사실을 알아야 한다. 우리는 어릴 때부터 심심찮게 듣는 말 중에 "건강한 정신은 건강한 몸을 만들고, 건강한 몸은 건강한 정신을 만든다' 라는 소리를 들은 기억이 있을 것이다. 누구나 알고 있고 인정하고 있다는 것이다. 물리치료학문에서도 오 썰리반이 쓴 책을 보면 초기 1판에서는 정신사회적문제에 대한 내용이 간단하게 다루어지다가 점차 개정판이 거듭되면서 5판에서는 1개의 장에서 설명이 될 정도로 임상물리치료의 범위를 더 멀리 넓혔다. 이는 아무리 객관적이고 증거 중심의 치료를 한다 하더라도 사람에게는 정신이 지배하는 모든 몸영역에서의 자율신경계의 범위의 반사작용과 효과는 더 크다고 할 수 있다. 즉 긍정적 사고와 믿음의 신뢰가 미치는 효과의 플라시보는 전혀 다른 효과를 더 할 수 있다는 것이다.

이러한 플라시보의 본질에 대한 궁금증은 검색어를 통하여 전세계적으로 17만여건이 넘고 있다는 사실만 보아도 알 수 있다. 플라시보가 미치는 효과가 어디까지 이며, 얼마나 지속될 수 있을까? 생물학적 특성과 어떤 관계가 있을까? 하는 신체와 정신의학의 발전에 가속도가 되었다고 볼 수 있다. 따라서 우리도 좀 더 깊이 플라시보에 대한 영역을 연구하고, 그 효과에 대한 능력을 연결할 수 있는 임상인과 그렇치 못한 사람간의 차이는 매우 크다 할 수 있다. 이것은 환자와 치료사간의 소통이며, 믿음이며, 확신이기도 하며 환자 스스로 치료하는 자연회복력의 극대화일 것이다.

적어도 도수치료사에게는 치료하고 치료받는 사람 간에 많은 상호작용에 대하여 잘 알고 있을 것이다. 여기에 미치는 영향은 어떤 것이 있는지? 이는 반드시 좀 더 알아 봐야 할 것이다.

2017년 6월 12일
경동대학교 물리치료학과 교수
종별분과정형도수물리치료학회장 김명준

추천사1

리언 차이토우 ND DO

이 책은 많이 알려져 있지만 정확한 이해가 부족한 플라시보 효과에 대해 쉽게 이해할 수 있도록 상세하고 효과적인 방법들을 설명하는 중요한 책입니다.

도수치료시에는 치료를 받는 사람과 치료하는 사람간의 많은 상호작용이 일어납니다. 물리적 단계에서 치료받는 대상에게 손을 올려 놓는 등의 치료가 일어나고, 이러한 치료에 더해 치료 받는 범위도 상당히 다양합니다. 약에서부터 강까지 주어지는 힘의 정도도 다양하고, 몇 초에서부터 몇 분이 되기도 하고 일관된 압박을 가하거나 강약이 조절되기도 합니다. 정적이거나 동적일 수도 있고 치료받는 사람의 수동적 또는 능동적 참여가 필요할 때도 있습니다.

치료사의 목적은 더 다양한 경우를 만들어 냅니다. 자극하기, 힘을 가하기, 진정시키기, 스트레칭, 압박하기 또는 풀어주기 등 다양합니다. 이 모두는 몸의 기능을 강화시키거나 치료하는데 있어서 방해되는 것을 제거하는데 그 목적이 있습니다.

또한 연령대에 따라 개인의 컨디션과 회복력, 피부 조직의 상태(예를 들어, 피부 탄력, 뭉침, 염증, 근육의 긴장, 연약한 피부, 통증, 무감각 등)가 다르기 때문에 이상적인 결과는 몸의 기능이 얼마나 좋아졌는지, 얼마나 덜 고통스러운지, 치료 전보다 컨디션이나 상태가 얼마나 좋아졌는지 등 개선의 정도에 따라 측정되어야 할 것입니다.

환자가 이전 치료에서 나타난 유익에 대해 언급할 때, 그 특정 치료 방법은 당신과 환자 모두에게 신뢰가 가는 것일 수 있습니다. 단지 증세가 호전되었다는 이유만으로 말입니다.

이러한 과정들은 예측 가능한 생화학 또는 심리학적 영향에 따른 원인과 결과 같은 단순한 것처럼 보일 수 있습니다. 그러나 그러한 가정은 꼭 정확한 것이 아니어도 됩니다. 예를 들어, 치료를 받는 사람이 자기관리가 철저한 사람이라서 효과가 나타나는 경우가 있지만 이런 경우는 드물다고는 할 수 없지만 일반적이지는 않습니다.

도수 치료의 실제 효과는 적절한 테크닉과 방법론이 효과적으로 수행되는지 여부에 달려있습니다. 효과를 결정하는 또 다른 축은 개개인의 자기 관리 가능성입니다. 또한 어떤 반응들은 문제와 관련 없이 나타날 수도 있습니다.

자기관리, 자체치료, 자가치유의 영향은 뇌뿐만 아니라 우리 몸의 시스템 깊은 곳 어딘가에 존재하는 항상성으로부터 나옵니다.

치료의 과정이 없이도 부러진 뼈가 고쳐지고, 상처가 아물고, 감염을 이겨내기도 합니다. 우리가 잠재적 항상성의 깊은 곳에 다다를 수만 있다면 말입니다.

빈센트와 루이스(1995)는 플라시보를 '여러 가지 요소가 포함된 집합체'로 정의했습니다. 하지만 여기에서 말하는 여러 가지 요소에는 어떤 것들이 있을까요? 루기와 그의 동료들(2013)은 플라시보에 영향을 줄 수 있는 요소들을 다음과 같이 정리했습니다.

환자의 질병 이력, 치료를 받는 사람의 기대와 결과에 대한 신뢰, 쉽게 영향을 받는 사람인지 또는 잘 설득되는 사람인지 여부, 환자와 치료사의 관계와 상호작용, 치료를 받고자 하는 이유 및 조건들, 치료받는 환경

이 책의 저자인 브라이언 플루톤은 어떻게 플라시보 효과를 활용할지 뿐만 아니라 노시보 효과(플라시보를 진짜로 믿고 치료를 받은 후 겪게 되는 해로운 영향)의 위험을 어떻게 피할지에 대해 도움을 주는 여러 주제들을 심도 있게 다루고 있습니다.

실제 적용 가능한 방법들이 포함한 챕터들은 생물학적, 심리학적, 윤리적 그리고 실제 운영적 측면이라는 주제로 들어가기 전에 각 주제들에 대한 정의와 역사적 측면을 다루게 될 것입니다.

이것은 당신이 하는 도수치료가 과도한 것이 되지 않고 플라시보 효과의 도움으로 간단한 방법들을 활용하여 당신의 가능성이 더 확장될 수 있음을 의미합니다.

코르푸, 그리스
2015년 2월

참고 문헌(References)

1. Lougee H et al(2013) The suitability of sham treatments for use as placebo controls in trials of spinal manipulative therapy: a pilot study. *J Bodyw Mov Ther* 17(1):59-68.
2. Vincent C, Lewith G(1995) Placebo controls for acupuncture studies. *J R Soc Med* 88(4):199-204

추천사2

루스 워너 BCTMB

우리는 이미 터치가 기분을 좋게 한다는 것을 알고 있습니다. 왜라고 물어보는 이유가 뭔가요?

나는 한때 매우 촉망 받는 카이로프랙터에게 치료를 받은 적이 있었습니다. 업무에 대한 그의 과학적 지식과 이해는 흠이 없을 정도였습니다. 하지만 그는 거만한 태도에, 좀처럼 눈을 마주치지 않았고 경추 교정을 받을 때는 내 팔을 너무 눌러서 움찔하곤 했습니다. 그는 어깨를 으쓱하며 이렇게 말했습니다. '카이로프랙틱이 모두에게 잘 맞는 건 아니죠.' 그는 테크닉에 있어서는 완벽한 사람이었지만, 그의 능력을 긍정적인 결과로 나타내는 데에는 실패했다고 볼 수 있습니다. 사람을 대하는 기술이 많이 부족했던 것이죠. (저는 즉시 그를 해고하고 다른 사람을 찾아야 했습니다.)

행복감을 증진시키는 터치의 사용은 태고적 엄마가 아기를 어루만져 주는 것에 까지 거슬러 올라갑니다. 터치에 대한 연구도 여전히 그 시절에 머물러 있는 것도 사실입니다. 우리는 누구에게 어떤 상태에서, 어떤 조건에서, 어떤 수준의 전문성이 주어질 때 도수치료의 효과가 나타나는지 계속 질문을 해 나갈 것입니다.

또한 도수치료가 다른 방법들에 비해 효율성이나, 안정성, 비용측면에서 얼마나 더 효과가 나타날지에 대해서도 질문하게 될 것입니다. 이런 연구들을 통해 도수치료가 최고의 효과를 낼 수 있는 지점, 즉 비용과 편의성 같은 실용적 측면과도 균형을 이루는 지점을 정의하고자 합니다.

이 모든 질문들은 어떻게 하면 도수치료로 최고의 효과를 거둘 수 있을지에 대한 우리의 지식을 넓혀나갈 수 있도록 예스-노 질문들로 표현될 수 있습니다.

그러나 브라이언 플루톤은 예스-노 질문들을 넘어서 더 깊이 파고듭니다. **만약**이 아닌 **어떻게** 도수치료가 효과를 나타낼 것인지를 찾아가는 연구들인 것입니다. 도수치료는 우리의 건강과 매일의 스트레스를 관리하는 능력을 향상시킵니다. 어떻게 가능한 걸까요? 불안장애나 우울증을 겪는 사람들이 터치치료를 통해 개선되었다는 보고가 많이 있습니다. 왜 그런 걸까요? 이 질문들에 대해 답변을 하는 동안 우리의 기술이 연마되고 우연이 아니라 의도한 대로 긍정적인 결과를 이끌어 낼 수 있게 될 것입니다. 전통적인 과학자들에게 의사와 환자 사이의 주관적이고도 복잡 미묘한 상호작용과 스킨-투-스킨 치료가 얼마나 긍정적 결과를 가져오는지는 풀기 어려운 문제들일 수 있습니다. 궁극적으로 그 해결책은 어느 한 편을 따르는 것이 아니라 둘 다를 취하는 것입니다.

이 책의 저자는 플라시보 효과에 대한 질문과 답변 사이에 나타나는 통계적 '잡음'을 고려하여 현상들에 초점을 맞추고 있습니다. 이러한 잡음들 조차도 하나하나 설명해 가며 흥미 진진하게 논지를 이어가고 있습니다. 도수치료의 성패는 의사와 치료 대상자간의 신뢰의 정도와 긍정적 기대에 의해 크게 좌우됩니다. 이것은 치료 대상자에게 있어서 기술이나 조언을 능가할 만큼 중요한 것임이 밝혀졌습니다. 즉, 우리가 의사를 좋아하고 그가 가장 좋게 해줄 것을 믿고, 그 치료가 효과적일 것이라는 기대를 갖는다면, 엄청난 결과가 나타난다는 것입니다. 편안한 마음과 무조건 적인 긍정적 기대를 갖는 것만큼 최상의 효과를 가져오는 것은 없습니다. '그렇다면 그런 힘을 어떻게 사용할 수 있을까?' 하는 질문을 할 수 있습니다.

네, 그렇습니다. 도수치료가 진행되는 동안 조직 내에서 어떤 변화가 일어나는지, 말단 신경을 어떻게 자극하는지, 근막에 어떻게 힘이 들어가는지를 아는 것도 매우 중요합니다. 하지만 좀더 근본적으로, 의사-환자와의 관계의 힘을 어떻게 최대화 할 것인지를 이해하는 것도 못지 않게 중요합니다. 대부분의 도수치료사들은 이런 관계가 가져오는 효과를 잘 받아들이지도 않고 그 효과를 최대로 활용하지도 않고 있습니다. 이 책이 그 공백을 메우고 새로운 세대의 도수치료사들에게 얼마나 큰 영향을 주게 될지 기대가 큽니다.

워드포트, 오리곤, 미국
2015년 2월

서문

마사지 치료사로서 첫 발을 내디딜 때, 나는 캐나다 온타리오에서 2년간 훈련을 받은 덕에 꽤 많은 기술을 보유하고 있었다. 시간이 지날 수록 내 기량은 더해졌고 대학원 과정을 시작하면서 기술적 측면을 다루는 많은 강의를 들었다. 그렇게 5년의 시간이 흐르고 스튜어트 타우즈를 만났는데 그의 소프트 티슈 릴리즈라고 불리는 과목은, 신경체계와 연조직에 작용하는 정골요법에 기반하여 근육에 지점 압박으로 시작하여 빠르게 이완시키는 기법을 다루는 것이었다. 하지만 그는 기술을 소개하는 대신, 이 2년 과정의 첫 몇 시간 동안을 '당신'에 대해 이야기 하는데 할애했다. 여기에서 '당신'은 1인칭 시점인 '나'를 의미하는 것이었다. 그는 헬스 전문가로서의 당신의 태도, 당신의 접근법, 당신의 자아, 당신의 선입견과 같은 것들이 환자와의 관계에서 얼마나 큰 장애가 될 수 있는지에 대해 이야기 했다. 또한 심연의식, 양자 역학, 그리고 다른 난해한 주제들을 다루며 그 모든 것들을 의사와 환자간의 치료적 관계라는 주제로 묶었다. 결국 그는 이 모든 주제들을 그의 치료 요법과 연결 지었다. 이러한 접근은 내게 깊은 인상을 주었다. 결국 나는 큰 그림을 그려내기 위해 전체적인 관점에서 증거 기반의 기술을 가르치는 과정을 수강하게 되었다.

스튜어트 교수가 플라시보 효과라는 표현을 사용하지는 않았지만 교수님과의 운명적인 만남으로 나는 플라시보 효과에 관한 글을 쓸 수가 있었다. 플라시보 효과에 대한 추가적인 조사와 연구는 이것이 의미의 문제임을 말해주고 있다. 우리는 환자들에게 이미 놀라운 내부 치료 체계가 존재한다는 사실을 알고 있다. 그렇다면 어떤 기술과 접근으로 궁지에 빠진 것 같은 이 치유 체계를 재가동시킬 수 있을까 하는 질문을 던지게 된다.

그렇다면 의사로서 당신은 당신의 환자의 내부 치유 체계를 증대시키기 위해서 어떻게 하는가? 지식, 평가 기술, 역량, 테크닉 같은 것들은 도수치료에 있어서 필수적인 것들이다. 이러한 것들이 불필요하다고 말하려는 게 아니라 당신이 누구에게 어떤 부분을 치료하고, 주어진 조건에서 어떻게 칠해 나갈지를 안다면 그런 것들은 의심할 나위 없이 필수적인 것들인 것이다. 그러나 환자로부터 치료 효과를 최대화하는 방법을 이해하는 것이 또 한 조각의 퍼즐인 샘이다. 제롬 D. 프랭크 박사는 '설득과 치료' (프랭크 1991)라는 책에서 이렇게 말한다.

내 생각에 테크닉은 결과와 상관없다는 것이다. 그보다는 모든 테크닉의 성패는 환자가 실질적으로 또는 상징적으로 얼마나 의사와 연결되어 있느냐에 달려있다.

이 책을 쓰면서 심리/신체 의학과 플라시보 효과에 대한 책을 수도 없이 읽었고, 수백 건의 임상실험 사례들을 정독했다. 이러한 정보들은 도수치료사들과 치료결과를 개선하고자 하는 의사들을 위해 사실과 이론, 방법론의 집합체를 만들어 내기 위한 목적으로 여러 출처들로부터 모아졌다. 단언컨대, 이 분야의 전문가들의 결론과 견해에 의존했으며 의료계에서 실행된 실험 또는 평가와 같은 사례들과 리뷰들을 기반으로 했다.

좀더 논의를 진척시키기 전에 이 벅찬 업무에 있어서 나의 한계에 대해 언급해야겠다. 현재 국립보건원/미국립의료도서관에 5,096개의 의료 논문이 등재되어 있고, PubMed/MEDLINE을 통해 접근이 가능하다. 최근에 PubMed에서 플라시보를 검색해본 결과 170,300여건이 검색되었다. 이 숫자는 이 저서가 마칠 때 까지도 크게 달라지지 않았다. PubMed에서 2014년 6월 '플라시보 효과'로 검색해본 결과는 66,782건이었다. 현재 '플라시보 효과'라는 용어가 포함된 논문은 하루에 약 10개 정도씩 PubMed 데이터베이스에 더해지고 있다.

내가 이 분야의 모든 저널과 연구들을 다 통달한 것도 아니고 이 분야의 최고 권위자가 나라고 말하고 싶지도 않다. 그보다는 나도 이 글을 읽고 있는 여러분과 같이 환자를 대하는 능력과 지식을 키우고자 노력하는 도수치료사인 것이다.

분명한 것은 과학에 있어서 플라시보라는 주제는 분명 임계치에 도달했다. PubMed에서 '플라시보 효과'로 검색한 결과 추이를 보면 알 수 있다. (각각의 숫자는 이 주제에 대해 매년 출간된 논문의 수를 나타낸다.)

PubMed에서 '플라시보 효과'를 검색한 결과

연도	결과
1972	13
1982	563
1992	1491
2002	2331
2013	3865

이 결과가 말해주는 것은 분명하다. 이 주제에 대한 관심은 극적으로 증가했고 여전히 그칠 줄 모르고 오르고 있다. 2011년에 하버드 의과대학이 플라시보 연구를 도입했고 베스 이스라엘 의료센터에서는 플라시보 연구와 치료에의 적용 (PiPS)를 시작했다. 이것은 더 이상 플라시보가 의료 패러다임의 주류에서 멀리 있지 않다는 것을 보여준다. 의료 기관들이 플라시보를 실제적 현상으로 인지하고 있음을 분명하게 보여주는 것이다.

이는 이 책이 시기적절하며 특히 도수치료 전문가들을 위한 책이라고 할 수 있다. 이 책에는 오래된 참고자료도 있고 최신의 것도 있다. 이로써 플라시보 효과에 대한 과거와 현재를 알 수 있을뿐만 아니라 최근의 연구까지 들여다 볼 수 있게 하였다.

이 책을 읽는 독자들이 내가 이 책을 쓰는 동안 그랬던 것처럼 헬스케어 전문가로써 영감을 얻을 수 있게 되길 바란다.

브라이언 플루톤 RMT
온타리오, 캐나다
2015년 3월

감사의 글

이론으로만 알고 있던 것들을 실습하게 도와주신 스튜어트 타우즈 박사님께 감사 드리고 싶다. 그 분이 자신의 방법론과 결과들에 확신하는 모습을 보면서 나도 내가 무엇을 해야 할지에 대해 자신감을 얻게 되었다.

또한 이 주제에 대해 능숙하고도 전문적으로 조사해 준 하워드 브로디 의학 박사에게 감사 드린다. 플라시보는 내게 깊은 인상을 주어 이 책을 끝까지 마무리 할 수 있도록 해주었다.

브라이언 플루톤 RMT

들어가면서

왜 플라시보 효과에 대한 글을 쓰는가?

만약 당신이 플라시보 효과가 아니더라도 환자에게서 늘 기대한 대로의 치료 효과를 봐 왔기 때문에 이 주제가 그렇게 중요하지 않다고 생각한다면 2011년에 발행된 Manual and Manipulative 치료법 논문집에 수록된 '도수치료에 있어서 플라시보 반응: 무에서 유를?'이라는 제목의 논문을 읽어보길 바란다. 저자들은 도수치료와 플라시보 효과에 대한 94개의 논문을 살펴보고 도수치료와 플라시보 효과의 상관관계를 이끌어 냈다. 그 논문들은 나와 당신이 생각하는 것 이상의 내용을 담고 있다. 전문가 집단에서 플라시보 효과가 상당했다는 것을 보여주는 이 연구는 결론에서 이런 제안을 한다(비아로스키, 2011).

도수치료사들은 플라시보가 비교적 괜찮은 매개일뿐만 아니라 도수치료와 연관된 치료 효과를 일부 설명해 주는 잠재적 활성 메커니즘이라는 사실을 알아야 한다. 우리는 임상에 있어서 전혀 효과가 없거나 허풍뿐인 치료에 대해 말하는 것이 아니라 고통을 줄여주는 플라시보 효과를 극대화할 방안에 대해 말하고 있는 것이다.

증거 기반 모델은 우리가 생각하는 것만큼 도수치료사들의 사고방식에 영향을 주지는 못했다. 여기에는 몇 가지 이유가 있는데, 그 중 한가지는 도수치료 분야에 있는 사람들이 익숙한 방식으로 치료를 하고 있기 때문이다. 이들은 증거가 부족한 한 두 가지 연구결과에 쉽게 흔들리지 않는다. 하지만 상당수의 연구들이 같은 것을 말하고 있을 때는 다르다. 그런 경우에는 기존의 것을 뒤엎는 완전 새로운 것이라고 해도 우리 생각을 바꾸고 새로운 접근법을 적용해야 한다.

또다른 흥미로운 증거는 2010년 논문인 '도수치료의 효과: 영국 사례보고'이다. 저자들은 49개의 관련된 문헌을 체계적으로 검토했고 16개의 증거 기반의 임상 가이드라인을 살펴보았으며, 46개의 무작위 비교연구(RCT)를 진행하였다. 도수치료에 대한 26개의 각기 다른 주제를 검토했는데 13개는 근골격 컨디션, 4개는 만성 두통, 9개는 비근골격 컨디션에 대한 것이었다. 이 보고서는 (브론포트 외, 2010) 카이로프랙틱과 도수치료라는 저널(호주의 카이로프랙틱 및 정골요법 대학과 카이로프랙틱 유러피안 아카데미 그리고 카이로프랙터 왕립대학에서 발행하는 공식 저널)에 게재되었는데, 다양한 질병을 치료하는데 있어서 도수치료의 중요한 역할에 대해 말하고 있다. 저자는 이렇게 말한다.

추가적으로, 환자와 의사와의 관계 자체가 치료에 적용되는 다른 요소들과 별개로

치료적 효과를 나타낸다는 것을 보여주는 상당한 증거들이 존재한다. 이런 현상을 맥락효과라고 말한다. 맥락 또는 치료에 있어서 불특정 효과라고 불리는 이것은 의사가 어떤 사람인지, 진단에 대해 어떤 설명을 해 주었는지, 의사의 열정 그리고 환자의 기대에 따라 꽤 다르게 나타난다.

플라시보 효과를 입증하는 증거들

이 책의 목표는 플라시보 효과가 나타난 사례 및 연구들을 통해 드러난 교훈들을 적용함으로써 당신의 치료 결과 개선에 도움을 주는데 있다. 언급한대로, 플라시보는 약물투여에 많이 사용되며 대부분의 연구에서 플라시보 그룹의 건강상태가 개선되는 것으로 나타난다. 환자들이 기력이 없는 사람들이라는 것을 고려할 때 좀더 의미가 있게 된다. 분명 무언가가 환자 자신의 치유 체계에 영향을 주고 있다. 이 책은 여러 플라시보 사례를 인용하고 있고 비교 연구를 통해 배울 점을 끌어내고 있다. 바라기는 환자와 의사간의 도수치료 외적인 요소가 치료 효과를 끌어올린다는 증거들이 드러나고, 우리 의사들이 치료 효과를 높이는 이러한 개념들을 적용하는 것을 고려하게 되기를 바란다. 우리가 부분적으로만 이해하고 있는 환자 내부에 존재하는 치료사에 접근하고 함께하는 것은 꽤 복잡한 일인 반면, 이 주제에 있어서 아주 중요한 교훈들이 도출되었다. 2차 세계 대전 당시 마취제 없이 지내야 했던 헨리 비처라는 의사가 있었다. 흥미롭게도 제약업계는 이 사람을 통해 플라시보 효과에 대한 식견을 갖게 된 것을 고마워하고 있다. 대체적으로 플라시보라고 볼 수 있는 수천 건의 연구가 수행되었다. '대체적'이라고 하는 이유는 초기에는 플라시보에 대해 연구된 것이 아니라 임상실험에서 약을 투여하는 그룹에 대한 비교 그룹으로 연구가 진행되었기 때문이다. 하지만 현재는 학자들, 의사들, 인류학자들, 그리고 우리 몸이 자체적 치료 능력을 가졌다고 믿는 사람들이 이런 연구들을 평가하고 분석하면서 흥미로운 결론을 끌어내고 있다. 게다가, 이들은 좀더 최근에 수행된 플라시보 효과에 대한 연구를 검토하여 분명한 발견들을 이끌어 냈다. 제약업계는 결국 상당수의 약들이 플라시보 효과를 능가하지 못하는 것을 보고 플라시보 효과를 확실히 알게 된 것이다. 결과적으로, 제약 업계는 약물 실험시 이 효과를 줄이는데 관심을 갈게 되었다.

이 책은 그러한 연구들로부터 교훈을 이끌어 낸다. 이 책을 통해 우리는 헬스 전문가로서 우리가 수행하는 평가, 치료, 재활운동, 요양 외에 환자의 건강 상태 개선에 영향을 미치는 요소들을 보게 될 것이다. 여러 연구들에서 보듯이 플라시보가 단지 통계적 이상치가 아니라는 사실은 매우 흥미롭다. 환자의 치유 체계는 당약을 먹었을 때도 활성화 된다는 것이 여러 연구의 결론이다. 게다가 플라시보 효과를 나타내는 것이 항상 알약인 것은 아니다. 때때로 엉터리 치료 과정도 플라시보 효과를 가져오기도 한다. 때로는 100명중에 1명만 반응하기도 하고, 100명이면 100명이 다 반응하기도 한다. 보통 상당한 비율로 주관적으로 또 객관적으로 개선이 나타난다. 이 책의 목적은 왜 이런 현상이 일어나는지 알고 당신이 실제로 이런 결과들을 예측하며 적용하게 하는 것이다. 즉, 우리의 치료실이, 우리의 말이, 행동이 그리고 우리 자신이 환자로부터 플라시보 반응을 이끌어 내는 매개가 되게 하는 것이다.

플라시보 효과는 의학계에서는 여전히 탐사가 진행되고 있는 황량한 서부와 같다. 아직 가보지 못한 땅도 있고, 아직 그 땅의 법을 다 알지도 못한다. 이곳에서는 믿음, 길들이기, 의미부여가 뇌의 신경전달물질을 제어하는 방아쇠이다. 이 총은 면역과 내분비 시스템을 증진시키기도 하고 억제시키기도 하는 요소들이다. 이런 현상을 설명하고자 하는 많은 시도가 있었지만 여전히 알려진 것보다는 알려지지 않은 것들이 더 많다. 이에 대해 학자들은 더 연구를 진행하겠지만, 이 책의 목적을 위해서, 우리는 반복적으로 나타나는 결과들에 한정 지어 집중하려고 한다.

의미론

이 과제를 시작하면서, 나는 이 책에서 플라시보라는 단어를 사용할지에 대해 많은 고민을 했다. 이 단어가 상당히 여러 의미들과 연결되어 있기 때문이다. 예를 들어, '달래다(placate)'라는 단어의 어원이 플라시보(placebo)이다. 라틴어에서 플라시보를 직역하면 '(상대를) 만족시키다_I will please'[1)]라는 의미인데, 환자 내부의 치유 체계를 활성화 시키는 방식을 설명하는 데는 적절하지는 않아 보인다. '내부 치료사' 또는 '정신적인 치료 능력' 이 좀더 잘 설명해 주는 용어지만 이런 단어는 대체 의학 쪽에서 사용하고 있고 대부분 과학적 검증을 거치지 않은 것들이다. 그 결과, 이런 용어들은 '증거기반'의 논의에 도움을 주지 않는다. 결국 나는 '플라시보 효과/반응'이라는 단어로 돌아왔지만 여전히 의학계에서는 이제 새로운 또는 광범위한 용어로 바꿀 때라는 인식이 있다. 페브리지오 베네데티 박사는 2008년에 낸 '질병과 치료에 있어서 플라시보와 플라시보 관련 효과들의 메커니즘'이라는 논문에서 이렇게 말한다. '플라시보 효과라는 용어가 너무 제한적이라는 것은 명백한 사실이다'. 하지만 우리가 이 주제에 대해 좀더 이해를 하는 동안만큼은 MeSH 용어(미국립도서관 의학주제표목)로 받아들여진 이 단어를 계속 써야 할 것이다.

'플라시보 효과'가 얼마나 적절하지 않은 용어인지는 이 책을 연구하면서 만난 여러 현상들이 목록을 보면 알 수 있다. 많은 사람들이 그들이 사용하기 편한 용어를 사용하고 있다. 언급한대로 MeSH에서 가장 일반적인 용어는 플라시보지만, 이 용어는 MeSH용어에서 '플라시보 효과', '플라시보 반응', '플라시보 무통증' 등의 용어로 통합될 수 있다. 용어를 한정 짓기 위해 다른

1 플라시보라는 단어(라틴어로 'I will please')는 시편 116편에서' 내가 주를 기쁘게하다 'I will please the Lord' 라는 문장이 내가 주 앞에서 행한다 'I will walk before the Lord'라는 말로 이상하게 번역되면서 영어로 유입되었다. 이 문장은 중세 시기 장례식의 저녁 기도에서 종종 읽혀졌다. 장례식에는 전문적인 문상객들로 저녁 기도회 때 노래하는 사람들을 고용하곤 했었는데 '플라시보를 노래하는 것'이 비열한 아첨꾼을 비유하는 경멸적인 어구가 되었다. 19세기 초까지, '플라시보'는 환자에게 유익을 주기 보다는 기쁨을 주는 약이라는 의미를 가지고 있었다.

단어들이 사용되기도 한다. 너무나 많은 사람들이 여러 단어를 만들어 내는 바람에, '플라시보'라는 말이 부족하게 보일 정도다.

아마 당신도 다음의 개념들을 하나로 묶는다면, 더 좋은 단어를 생각해 낼 수 있을지도 모른다. 용어의 순서는 단순히 알파벳 순이다.

–기대효과
–신뢰효과
–플라시보 반응
–내부 치료사
–플라시보 효과
–맥락적 치료
–의미 반응
–불특정 효과
–상상에 의한 건강
–무의식
–내부 치유 체계
–정신적 치유의 힘
–의미 및 맥락 효과
–내부 헬스 케어 시스템
–신체 내부의 조제실
–자연적 치유 관리 시스템

기대효과는 치료가 되기를 기대하는 마음과 맞닿아 있다. 정신의학 분야에서는 희망을 잃은 환자들이 회복이 더디거나 더 빨리 사망에 이르는 경우와 관련하여 사용하는 용어이다. 내가 찾아본 바로는 이 단어를 처음 사용한 사람은 제롬 D. 프랭크로 그의 책 '설득과 치료(프랭크 1991)'에 나온다. 정신과 의사였던 그는 치료하는 사람과 환자와의 관계에 있어서 이 요소에 대해 심취해 있었고 이 주제에 있어서 초기 저자 중 한 사람이었다.

신뢰효과는 딜런 에반스가 쓴 '플라시보: 현대의학에 있어서 정신력의 문제(에반스 2004)'라는 책에 매우 적절한 설명과 함께 나온다. 하지만 환자들이 위약을 처방 받았다는 것을 아는 상태에서 진행된 연구가 많았고 이 주제는 여전히 연구 중에 있다. 또한 동물을 대상으로 하는 조건적인 실험에서 매우 강한 플라시보 효과가 나타났는데, 신뢰라는 것은 누구나 다 알고 있듯, 동물에게서는 기대하기 어려운 것이 사실이다.

플라시보 반응은 '플라시보 효과'라는 단어와 같은 뜻으로 사용하는 경우가 많다. 반응은 종종 플라시보를 적용했을 때 몸의 반작용을 지칭하는데 더 정확한 방법이라고 볼 수 있다. 두 단어 모두 의학주제표목(MeSH)용어로 등재되어 있고 1990년 이후로 이 두 주제에 대한 많은 연구를 찾아 볼 수 있다. 학계에서는 세계통화처럼 쓰여지는 일반적인 용어이다. (신체에서 'ATP'와 비슷하다.)

맥락적 치료(contextual healing)는 하버드 의과 대학의 플라시보 연구와 치료에의 적용(Program in Placebo Studies and the Therapeutic Encounter, PiPS)의 책임자인 테드 캡척이 만들어낸 단어이다. 그는 이 분야의 권위자 중 한 사람으로 이 주제에 있어서 주목할 만한 많은 논문을 내 놓았다. 그는 2008년에 '문맥의 힘: 플라시보 효과의 재정립'이라는 책을 프랭클린 밀러와 공동 작성하기도 했다. 당시만 해도 플라시보가 잘 연구되지 않았었고, 이런 현상을 이해하려는 시도로 쓰여진 책이었다.

플라시보는 맥락적 치료를 이해하기 위한 방법론적 도구이지만 그 자체로 의사와 환자간의 관계로부터 나오는 치료효과를 낸다고 볼 수는 없다. 맥락적 치료로서 플라시보 효과를 개념화 하는 것은 이 현상과 관련된 과학적 실험과 이론적 이해를 필요로 한다. 이러한 실험들은 변수들을 통제하고 의사와 환자간 관계에서 환자의 상태 호전에 우연히 영향을 미치는 요소들에 대해 설명해야 한다.

내부 치유체계(body's own wisdom)의 개념은 우리 몸이 의식의 관여 없이도 치료와 같은 복잡한 일을 해낼 수 있는 엄청난 능력을 가지고 있다는 사실을 내포한다.

의미 반응(Meaning response)은 미시간-디어본 대학의 인류학 교수인 다니엘 모어맨의 '의미 의학과 플라시보 효과'라는 책에 처음 나온다. 인류학자로서, 그는 이 주제를 조금 다른 각도에서 바라보고 있지만 이 용어에 대해서는 많은 반론이 존재한다. 다음에 살펴보겠지만 플라시보 효과에 대한 많은 설명이 있지만 학계에서는 주로 다음의 3가지 중에 하나이다: 1) 기대, 2) 훈련(길들여짐), 3) 의미(meaning). 그의 주장의 골자는 모든 것이 다 의미 속으로 귀결된다는 것이다.

내부 치료사와 **자연적 치유 관리 시스템**은 모두 우리 몸이 스스로 치료할 수 있는 능력을 가지고 있다는 것을 설명하고 있다.

불특정 효과는 많은 연구들에서 플라시보 효과나 맥락적 효과라는 개념과 함께 같이 등장한다. 나는 이 단어가 실제로는 잘못 사용되고 있다는 사실에 놀랐다. 혈압이 내려가고 고통이 줄어들고 건강이 개선되는 것이 불특정한 일인가? PET 스캔에서 관찰되는 뇌 활동의 변화나 S 상결장경으로 볼 수 있는 조직의 변화가 불특정 하다고 할 수 있을까? 그렇지 않다, 이런 일들은 특수하면서 측정 가능한 것들이다. 블특정한 것은 결과가 아니라 원인이다. 이런 현상들의 효과는 놀라울 만치 명확하다.

기억되어진 건강(Remembered Wellness)은 허버트 벤슨이라는 보스톤에 있는 매사츄세스 일반 병원장이며 심장병 전문의에 의해 신체는 스스로 회복되는 방법을 기억한다고 주장했다.

깊은 무의식 상태(Our deep unconscious)는 우리가 치료할 때 메시지를 줘야 하는 환자들을 언급하면서 스튜어트 타우즈가 사용한 용어이다. 지크문트 프로이드와 칼융이 처음 사용했으며 무의식이라는 개념으로 발전하기도 했다. 로버트 랭 같은 최근의 몇몇 철학자들은 무의식을 감정적 상처를 치료하고 환경적 어려움이나 트라우마에 직면했을 때, 적절한 해법을 제시하는 선천적인 메커니즘으로 보기도 한다.

정신적 치유의 힘(The healing power of the mind)은 디팍 초프레가 주장한 것을 언뜻 보면 데카르트 사상처럼 보인다. 하지만 이를 몸의 어느 곳에나 존재하는 신경조직으로 볼 때 이 용어는 좀더 전체론적으로 보여진다.

의미 및 맥락 효과(Meaning and context effect, MAC)는 사무엘 협회(버지니아 알렉산드리아)의 웨인 조너스 박사에 의해 사용된 용어이다. 보다시피 이전에 살펴본 두 가지 개념을 조합한 것이다. 조너스는 치료관계 자체가 치료제의 역할을 한다고 주장하면서 의미와 맥락이 치료 효과를 나타낼 수 있는 관계의 가치를 환자가 결정하게 하는 일종의 필터라고 했다.

이 현상에 대해 꽤 많은 시간을 연구에 투자한 패브리지오 베네데티는 내부 헬스 케어 시스템(endogenous health care system)이라는 용어를 사용한다. 이 용어는 과학적이면서도 의학적인 용어의 혼합으로 환자가 외부인에게 치료에 대한 신뢰를 두는 사회적 존재임을 묘사하고 있다. 이는 개개인이 치료에 대해 지나친 걱정이나 근심 대신 신체 자원을 사용하게 한다. 그러한 생각은 구성원들에게 점진적으로 이점으로 작용하게 된다.

마지막으로, '신체 내부의 조제실 열기'(releasing the body' s inner pharmacy)는 하워드 브로디가 추가한 용어이다. 그는 눈에 보이는 운동이 신체 내부의 치유 체계에 영향을 준다고 보았다. 시각화는 인간의 다른 여러 노력들에 영향을 준다는 점에서 의미가 있다.

당신은 이 중에 어느 한 용어에 친숙하거나 또는 당신 자신만의 용어를 사용하고 있을 수도 있다. 그렇다면 이 책에서 '플라시보 효과'라는 단어를 읽을 때 그 단어로 대체해도 좋다. 나 개인적으로도 이 용어들 중에 어느 한 용어만 고집하는 것은 아니다. 단지 플라시보 효과/반응을 현상을 이해하는데 적합하다고 생각할뿐이다. 어떤 용어가 가장 적합한 것인지에 대한 논의는 전문가들에게 맡기고자 한다. 헬스 케어 분야에서 우리가 추구하는 것은 어떤 용어가 적합한지가 아니라 무엇이 치료 결과를 더 좋게 하는 것인지 이기 때문이다.

도수치료와 플라시보 반응

이 주제를 좀더 과학적으로 풀어보고자 하는 많은 시도가 있었지만, 당신은 이미 어떤 환자에게는 잘 맞는 치료법이 다른 환자에게는 맞지 않는 경우가 있다는 것을 알고 있을 것이다. 도수치료에서도 마찬가지로 동일한 방식을 사용하였음에도 다른 효과가 나타나기도 한다. 이와 같이 플라시보 효과에 기반한 치료법은 환자 개개인에 맞춰 조정될 필요가 있다. 결국 치료 효과를 개선하기 위해서는 새로운 치료 방법의 개발뿐만 아니라, 환자의 건강과 치료에 대해 의식하든 의식하지 않든 당신이 지금까지 믿어왔던 것에 대한 재고를 해야 하는 것이다. 내 생각에 도수치료는 과학과 예술의 완벽한 조합이다. 이 책에 나오는 개념을 적용하여 치료 효과를 개선하는 것도 마찬가지다. 원리와 개념과 방법들이 있지만 결국 중요한 것은 환자 한 사람 한 사람에게 적합한 방법을 찾아내는 것이다.

이 책의 2장에 나오는 실제 사례들은 물리요법, 재활의학, 카이로프랙틱, 물리치료, 운동치료, 운동요법, 작업요법 또는 기타 여러 도수치료분야의 전문가들에 의한 것이다. 반면, 이 책에 나오는 개념은 보편적인 것이다. 이 개념들은 질병과 고통에 있는 사람이 건강을 되찾도록 돕는 일을 하는 모든 사람들에게 적용할 수 있다. 헬스 케어 전문가로서 우리도 신성한 일을 감당하고 있다고 해야 할 것이다. 환자들은 우리를 추앙하며 치료 되기를 기대하고 바란다. 이 믿음, 바램 또는 기대가 플라시보 효과의 시작이며 이 효과를 일으키려는 치료사로서의 노력이 매우 중요하다. 그렇지 않은 결과는 앞으로 살펴보게 될 것이다.

이 책의 목적은 환자에게 어떤 속임수를 쓰게 하려는게 아니다. 헬스 전문가로서의 행동수칙을 떠올린다면 당신은 그런 길로 가지는 않을 것이다. 그러나 플라시보 효과는 확실이 존재하며, 적절한 치료, 지식 그리고 기술을 병행하여 이 책에 나온 개념들을 실제 치료에 적용한다면 당신은 윤리적으로 행동하게 될뿐만 아니라, 환자에게 큰 유익을 끼치는 사람으로 행동하게 될 것이다. 하지만 윤리적 문제들은 흑과 백을 나누듯 쉽지는 않다. 그래서 1장의 마지막 부분에서는 윤리적 부분에 대한 문제를 다루게 될 것이다.

이 책의 구성

이 책의 첫 번째 장인 '플라시보 효과의 이해'에서는 플라시보의 여러 측면에 대한 배경과 그 사용에 대한 역사적인 부분들에 대해 살펴볼 것이다. 심신의학이나 신뢰의 본질과 같은 개념에 대해서도 다룰 것이다. 이 내용들이 중요하지 않다고 판단되면 바로 핵심 부분으로 건너뛰어도 상관없다. 전반적으로 1장에서는 플라시보 효과가 실제적이며 측정가능 하고 몇 년이고 지속될 수 있는 것이라는 사실을 주지시킬 것이다. 또한 노시보라고 알려진 플라시보의 어두운 면도 살펴볼 것이다. 이 주제에 대해 말할 때 어떤 평가가 되어야 하는지 살펴볼 것이며 앞에서 말했듯이 이 책의 기술들을 적용하는데 있어서 윤리적 문제에 대한 내용도 다룰 것이다.

두 번째 장인 '개념과 적용'에서는 실제 치료에 바로 적용할 수 있는 사례들과 함께 플라시보의 개념들을 나누어 소개할 것이다. 이 장의 처음부터 끝까지 읽어야 한다거나 순서대로 읽어야 하는 것은 아니다. 각각의 챕터를 읽다 보면, 당신이 이미 플라시보 효과를 사용하고 있었다는 것을 알게 될 것이다. 다만 어떻게 적용할지에 대한 지식을 얻게 되는 것이다. 어떤 사람의 경우는 성격상 다른 사람보다 플라시보를 더 많이 활용하게 될 수도 있다. 자신의 약점을 강화시킬 기회가 될 수도 있고, 자신에게 이미 익숙한 방식을 더 강화하는 계기가 될 수도 있다.

마지막으로 3장에서는 치료와 약물에 대해 짤막하게 나마 좀더 광범위하게 살펴보려고 한다. 생물학과 건강 분야의 이론가들에게는 대안이 될 수도 있다. 3장은 치료적 측면에서 플라시보 효과에 대해 다루기 보다 사람들을 치료할 때 다른 관점으로 신체를 볼 수 있도록 조금은 다른 그림을 제시하고자 한다. 이 책을 통해 당신의 마음이 조금이라도 열리고 좋은 결과가 있기를 기대한다.

Part 1

플라시보 효과의 이해

Understanding the Placebo Effect

플라시보 효과를 사용할지 안 할지에 대한 선택은 없다.
플라시보는 환자와 의사와의 관계에 항상 존재한다. 플라시보를 원하든 원하지 않든, 그것을 사용하고 있든 아니든, 우리가 할 수 있는 선택은 플라시보를 어떻게 활용할지, 잘 사용할지 막 사용할지, 맹목적으로 사용할지 생각하면서 사용할지에 관한 것이다.

하워드 브로디 박사
텍사스 대학 인문의학연구소 소장 (브로디 2012, p15)

나는 플라시보 반응을 마음가짐으로 치료하는 좋은 예라고 생각한다.
훌륭한 의사는 환자의 질병을 치료하기 위해 최선을 다한다. 내 생각에 의술이라는 것은 치료 방법을 선택하고, 플라시보 반응을 활용하여 치료효과를 증진시키는 방법으로 환자에게 적용하는 것이다.

앤드류 웨일 박사
애리조나 대학 통합의료센터 소장 (웨일 1995, p 52)

플라시보의 정의 (DEFINITION OF A PLACEBO)

항상 그렇듯이, 처음부터 시작하는 것이 가장 좋다. 이 여정을 시작하기 위해, 플라시보의 일반적 정의를 살펴볼 필요가 있다. 온라인 상의 웹스터 사전(2013년 미리암 웹스터)에서는 플라시보 효과에 대한 아주 신중한 정의를 내리고 있다. '...특정한 치료법이 사용되었기 때문이 아니라 어떤 치료에 대한 반응으로 환자의 상태가 개선되는 것.'

PubMed(미 국립 건강도서관, 2014)에서는 플라시보 효과를 의학용어로서 다음과 같이 정의한다(1990):

> *지속적인 훈련이나 교육 등으로 기대에 부응하여 나타나는 유익으로 필연적이지는 않지만 일반적인 효과라고 할 수 있다. 특히 이 효과는 제안의 힘으로 인해 발생한다.*

하워드 브로디 박사는 (2000a, p 14) 이 주제에 대해 쓴 책에서 플라시보를 다음과 같이 광범위하면서도 간결하게 정의하고 있다.

> *의학연구 분야에서, 플라시보는 연구된 양식이나 절차를 흉내내기 위해 고안된 어떤 것이지만 더블 블라인드 실험에서 제어역할을 하도록 하기 위해 비상징적 치료 속성 없이 진행하는 것이다. 치료 과정에서, 플라시보는 치료 방법 또는 그 상징적 가치로 인해 우리 몸에 영향을 줄 수 있을 거라는 믿음이 들어간 절차이다.*

플라시보가 항상 약에 대한 것이기 보다는 이 단어와 관련하여 연상하는 것들과 관련이 있다. 예를 들어, 환자에게 마취도 하고 벤 자국이 남기도 하지만 실제로 수술은 하지 않는 허위 수술 같은 것이 그것이다. 환자는 수술이 안 이뤄졌다는 사실은 모른다. 초음파는 더블 블라인드 플라시보 시험을 수행할 때 좋은 방법이다. 의사와 환자 모두 실제는 아니지만 뭔가 되고 있다고 느끼게 한다. 플라시보는 항상 완벽한 효과를 내는 것은 아니다. 예를 들어 정신과 의사의 기술을 시험하는 플라시보 실험에서 정신과 의사가 아닌 사람이 교수로 있고, 학생들은 그 교수가 정신과 의사라고 생각하는 경우이다. 여러분이 생각하듯, 더블-블라인딩 (환자도 의사도 플라시보 시험인지 모르는 상태)실험은 싱글 블라인딩보다 목표에 도달하기 훨씬 힘들다.

브로디의 정의 하반부는 치료법에 적용되는 것으로 플라시보 효과를 적용하는데 있어서 헬스 전문가들이 가장 많이 고려하는 부분이다. 헬스 케어 전문가로서 우리의 목표는 환자를 속이는 것이 아니라 환자와 의사간의 관계의 특별함을 깨닫게 하는 것이다. 플라시보 효과는 의사가 환자 자체의 치유 체계에 접근하여 그 역할을 증대시키도록 하는 것으로 지금뿐 만 아니라 이미 수천 년간 지속되어 온 것이다. 우리는 환자에게 있어서 그저 한 사람이 아니라 하나의 상징과도 같다. 2장에 나오는 기술들은 환자가 당신에 대해 인지한 것들을 새롭게 하는데 도움을 줄 것이며 동시에 당신은 환자의 치유 체계에 영향을 주게 될 것이다. 마지막 정의는 플라시보 효과 또는 반응에 대한 것이다. 다시 브로디의 간결한 정의를 참고하려고 한다. (브로디 2000a p9):

치료 환경의 어떤 것이나 사건으로 인한 의미 부여의 결과로 일어나는 몸의 변화

하버드 의과 대학의 플라시보 연구와 치료 관계 프로그램의 팀장인 테드 캡척과의 인터뷰에서 이런 질문을 했다. '플라시보 효과란 무엇입니까?' 그의 대답은 이 주제에 대해 우리가 내 놓을 수 있는 대답 중 가장 인상적인 대답일 것이다.

플라시보 효과는 플라시보 치료를 받을 때 사람들이 받는 긍정적 유익입니다. 이 정의의 문제점은 앞뒤가 안 맞는다는 것입니다. 비활성 물질이라 영향을 주지 못하는 것이 어떻게 영향을 끼칠 수 있겠습니까? 비활성 물질은 영향을 끼칠 수가 없다.

그러므로 플라시보는,

- 주의 집중
- 눈 마주치기
- 따뜻한 마음
- 동정하는 마음
- 의사-환자간 관계에서 의사의 자신감

이라고 할 수 있다.

플라시보는 다음과 같은 상징물들로 이루어진다고 말할 수 있다.

- 벽에 붙여진 의사 자격증
- 처방전 노트
- 청진기

또한 플라시보는 다음과 같은 절차를 필요로 한다,

- 진료실에서 대기
- 의사와의 면담
- 탈의
- 진찰
- 착의
- 진단
- 처방, 주사 또는 시술

결론적으로 플라시보 효과는 환자와 의사와의 관계에서의 기대, 바램 그리고 신뢰에 대한 것이다.

이런 정의를 보면 우리도 의사로서 우리가 해야 할 일을 점검할 수 있게 된다. 치료 환경 관리, 각각의 환자들의 플라시보 효과를 극대화 하기 위해 적절한 상징들을 제공하는 것이 그것이다. 곧 보게 되겠지만, 당신의 의료실을 좀더 전문적으로 보이게 하도록 하는 인테리어, 당신의 전문성을 인지시키는 것, 각 환자의 필요와 걱정, 환경을 아는 것, 그리고 그들의 기대에 부응하는 당신의 태도 등 모든 것이 그러한 일이 될 수 있다.

플라시보 시작하기(ENTER THE PLACEBO)

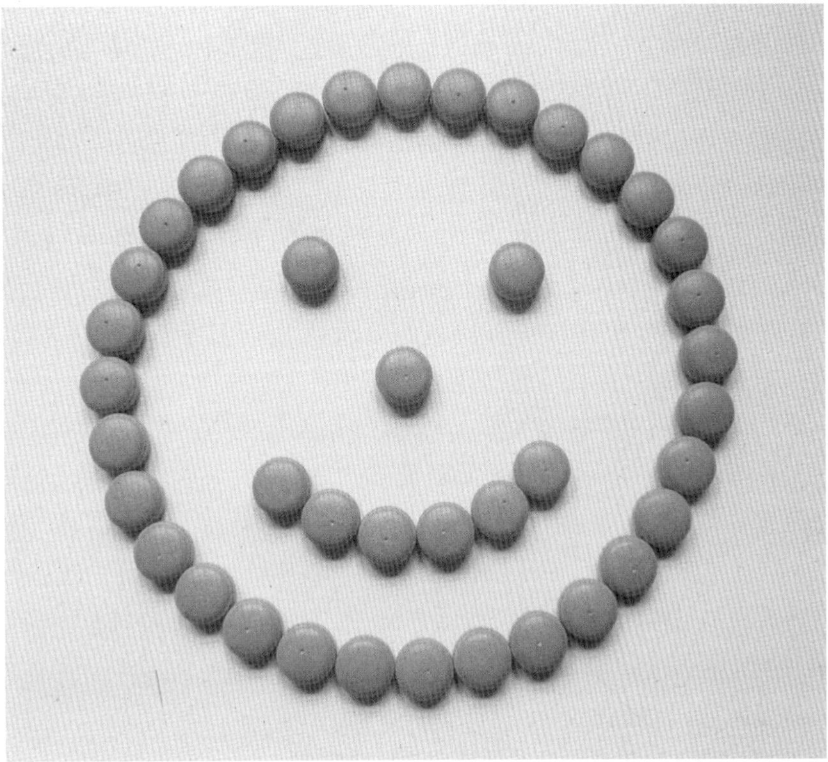

Fig 1.1

주목할 만한 플라시보 관련 연구들(Notable placebo studies)

플라시보의 놀라운 효과에 대해 강조하는 연구들이 있다. 다음 장들에서 플라시보 개념을 이해하기 위해 더 많은 연구들을 살펴보겠지만, 다음의 내용들은 당신을 찾아온 환자의 눈에 상징적인 형태로 나타나는 놀라운 힘에 대해 포용할 수 있게 해 줄 것이다.

- 다양한 사마귀 치료 사례를 살펴보면 플라시보를 적용한 경우 평균 27%의 치료효과를 보였고, 한 연구에서는 비활성 염색약을 투여한 결과 73%의 치료 효과를 보이는 것으로 나타났다. 살리신산을 국소에 투여하는 치료법으로 이를 활용하는 의사들 사이에서는 최고의 방법으로 여겨지는 치료법이다. 이 연구에서도 플라시보를 적용한 그룹에서 48%의 치료율을 보였다(깁스, 하베이 2006). 깁스와 하베이에 따르면 '플라시보를 적용한 그룹의 치료율은 편차가 있지만 고려해 볼 만한 수치이다.
- 사고방식(mindset)을 조정하여 운동과 건강의 관계를 시험하는 실험에서, 84명의 여성

의 신체적 건강상태가 운동에 의해 호전되었다는 것이 밝혀졌다. 이들은(그룹A) 호텔 방을 청소하는 일이 좋은 운동이며 일상적인 활동을 많이 하라는 의사의 권고에도 부합한다는 말을 들은 사람들이었다. 상대 그룹(그룹B)에는 이러한 정보를 주지 않았다. 행동에는 큰 변화가 없었지만, 4주 후에 A 그룹에 속한 사람들은 자신들이 이전보다 더 운동을 많이 하고 있다고 인식하고 있었다. 이들은 체중이 줄고, 혈압이 내려가고, 체지방율이 줄어들고, 허리-둔부 비율과 BMI(body mass index)지수가 줄어든 것으로 나타났다. 이 연구를 수행한 사람들은 이러한 결과가 플라시보에 의한 운동 요법이 건강에 영향을 준다는 가설이 신빙성이 있음을 보여주는 것이라고 말한다 (크럼, 랜저 2007).

- 십이지장 궤양으로 입원한 환자들을 대상으로 하는 연구에서, 증류수를 주입하며 궤양 치료에 특효가 있는 신약이라고 말해준 사람들 중 70%의 사람들이 1년 이상 상태가 좋아진 것으로 나타났다. 다른 그룹의 사람들에게는 같은 증류수를 주입하면서 아직 효과가 판명되지 않는 실험중인 약이라고 말하였고, 이 그룹에서는 단지 25%의 사람만이 상태가 호전되었다 (Volgyesi 1954).
- 한 연구에서 화학요법 치료를 받은 후에 메스꺼움이 일어날 수 있다고 말해준 그룹의 사람들은 그렇지 않은 사람들보다 5배나 더 메스꺼움 증세를 호소했다 (Roscoe 외, 2004).
- 수술을 받은 사람의 3분의 1과 정신적 고통을 겪고 있는 사람들 중의 50%는 플라시보 적용시 고통이 줄어드는 것으로 나타났다. 환자 중 4분의 3은 몰핀 주사를 맞으면 고통이 50% 줄어든다고 한다. 이러한 결과들은 플라시보 효과에 대한 인상적인 결과들이라고 할 수 있다 (Evans 1985).
- 사랑니를 뽑은 환자들은 더블 블라인드 실험에서 플라시보 적용을 위해 초음파 치료를 진행한 결과 염증이 경감한 것으로 나타났다. 크림을 발라 자가 마사지를 시킨 그룹에서는 이러한 효과가 나타나지 않았다. (Kirsh & Sapirstein, 1998)
- 결장염 환자의 52%는 11가지의 다른 플라시보 효과를 적용한 결과 S자 결장경으로도 장의 염증이 50%나 개선된 것이 확인되었고, 회복도 빠른 것으로 나타났다 (Meyers & Janowitz 1989).
- 류마티스 관절염 환자에게 플라시보를 적용한 연구에서 50%의 환자들의 관절 염증이 줄었고, 부기가 가라앉은 경우도 50%였으며, 40%의 환자에게서는 불편한 감이 줄어든 것으로 나타났다.
- 정신의학계에서는 지난 50년 동안의 연구에서 플라시보 효과가 동일한 수준으로 일관되게 나타나고 있다 (Brown 2013).
- 정신치료요법에 반응을 잘 하는 사람들은 플라시보에도 반응을 잘 한다. 심각한 우울증이나 정신 분열을 앓는 경우에는 플라시보 효과도 잘 나타나지 않는다.
- 플라시보 효과를 줄이는 연구를 하는 제약회사들은 지난 수십 년 동안 플라시보 효과가

더 강해졌다는 사실에 어리둥절 하고 있다 (Silberman 2009).

- 플라시보가 치료를 하지 않는 것과는 차원이 다르다는 사실에는 의심의 여지가 없다. 이는 다수의 연구에서 증명되고 있다 (Brown 2013, Kaptchuk 외 2010).
- 심박 조율기를 하고 있는 환자를 두 그룹으로 나누어 한 그룹에만 심박 조율기를 적용하였는데 8주 후에 거의 같은 비율로 환자 상태가 개선되었다 (Linde 외 1999).
- 무릎 골관절염을 앓는 180명의 환자들을 대상으로 한 연구에서, 무작위로 그룹을 나누어 각각 관절경 변연절제술, 관절경 세척술, 플라시보 수술을 받게 했다. 플라시보 수술을 받은 환자들에게는 관절경의 주입 없이 피부 절개만 하여 절제술을 하는 것처럼 가장했다. 24개월 후에 고통, 관절 기능, 걷기 시험, 계단 오르기 등을 평가한 결과 플라시보 수술을 받은 그룹과 실제 수술을 받은 그룹 사이에 큰 차이가 없었다 (Moseley 외 2002).
- 플라시보 위약을 처방하며 이 약이 비활성 약이라고 알려준 사람들이 아무 치료를 받지 않은 사람들 보다 증상의 개선이 눈에 띄게 나타났다 (Kaptchuk 외 2010).
- 플라시보 치료 후에 증상이 경감될 수 있다. 호르몬 치환 요법을 연구하는 여성 건강 협회에서, 플라시보 효과는 평균 5.7년 정도 지속되는 것으로 나타났다. 플라시보를 중단한 후 40.5%의 여성들에게서 증상이 호전됨을 보였고, 호르몬 치환술을 받은 경우는 63.3%의 여성들이 증상이 호전되었다 (Ockene 외 2005).
- 다수의 연구에서, 모든 처방을 플라시보로 한 경우가 80%만 플라시보 처방을 한 경우보다 증상이 훨씬 더 많이 호전된 것으로 나타났다. (실제 치료를 받은 그룹과도 유사한 결과인 것이다; 이 결과는 심장마비 생존자, 화학치료 후 감염자, 정신분열증 치료 등에서 나타난다.) (Moerman 2006)
- 독일에서 플라시보 치료를 받은 궤양환자의 60%는 내시경으로 확인한 결과 한 달 뒤 궤양이 치료된 것으로 나타났다. 반면 네덜란드와 덴마크에서는 20%의 환자만 궤양이 치료되었다 (Moreman 2006).
- 지적장애인의 공격적 행동을 제어하기 위한 항정신병약물 사용을 관찰하는 실험에서 플라시보가 약물 사용보다 더 효과가 있는 것으로 나타났다. 리스페달을 사용한 경우 58%, 할로페리돌을 투여한 경우 65%의 개선이 있었던데 비해 플라시보 그룹에서는 79%의 증상 개선을 보였다(Tyrer 2008). 이러한 결과는 항정신병약물이 플라시보 효과를 실제로는 감소시키는 것을 보여준다.

플라시보 반응을 둘러싼 흥미로운 현상들 (Interesting phenomenon surrounding the placebo response)

플라시보 약물 또는 치료에 대한 플라시보 효과를 둘러싼 흥미로운 현상들이 있다. 다음의 효과들은 여러 다른 연구들에서 나타난 결과들이다. 이 결과들은 항상 같은 양상을 띄기 보다는 다양한 결과들로 나타났는데 그 내용은 다음과 같다:

- 약이 다른 약보다 큰 경우에 플라시보 효과가 크게 나타나기도 하고 보통 사이즈 보다 작은 경우에도 효과가 높게 나타나기도 한다(Buckalew & Ross 1981, Thompson 2005).
- 흥분제에 대한 실험에서는 따뜻한 계열의 색상의 약에서 더 효과가 나타난 반면, 억제제 실험에서는 차가운 계열의 색상의 약에서 효과가 두드러졌다.
- 플라시보의 빈도를 높일수록 효과가 더 크게 나타났다. (조건화이론) (de Craen 외 1999)
- 헬스 전문가의 방문 빈도수를 높일수록 플라시보 효과가 증가했다.(조건화이론) (Thompson 2005)
- 대부분의 사람들은 플라시보가 고통에 대한 경험을 줄여줄 것이라 말하지만 그 반대(노시보)일 것이라고 말하지는 않는다 (Thompson 2005)
- 플라시보는 하나의 상징처럼 될 수 있다. 그 상징의 중요성이 커질수록, 플라시보 효과가 증가했다. 그 중에서 수술을 하는 것이 그 최정점에 있다.
    - 정제 알약 보다는 캡슐이 더 효과가 큼 (Hussain & Ahad 1970)
    - 먹는 약 보다는 주사제가 더 효과가 큼 (Grenfell 외 1961)
    - 따끔거리는 주사가 그렇지 않은 경우보다 더 효과가 큼 (Ernst 2001)
    - 의료치료기를 사용하는 경우가 주사제보다 더 효과가 큼 (Kaptchuk 외 2000)
    - 허위 수술의 경우 가장 큰 플라시보 효과를 나타냄 (Kirsh 2010)
- 새로운 신약 또는 치료법이 종종 기존의 치료법보다 효과가 좋았다. (Shapiro & Shapiro 2000)
- 치료의 고통스러운 정도가 플라시보 반응에 영향을 준다. 고통이 증가할 수록 플라시보 반응도 따라 증가한다(Levine 외 1979). 2001년에 수행된 연구에서도 외과적 시술을 하거나 불편하게 하거나 세밀하게 치료하거나 치료과정이 고통스러운 경우에 플라시보 효과가 증가하는 것으로 나타났다. (Ernst 2001)
- 의사가 직접 플라시보 치료를 이끄는 경우 일반 직원이 하는 것보다 플라시보 효과가 강하게 나타났다. 우편물을 통한 플라시보 효과는 아주 미미했다. (Thompson 2005)
- 잘 알려진 상표의 약물이 그렇지 않은 경우보다 플라시보 효과가 크게 나타났다. (Branthwaite & Cooper 1981)
- 치료비가 비싼 경우가 할인을 받는 경우보다 플라시보 효과가 크게 나타났다. (Waber 외 2008)
- 약물 투여 시간을 철저하게 지키는 사람들의 경우 증상이 더 잘 호전된다. 이것도 플라시보 효과의 일종이다. 이는 입원 환자에게도 동일하게 나타났다. (Simpson 외 2006)

- 오랜 기간 플라시보 치료를 받은 경우에 증상이 개선되는 경우가 많았다. (Ockene 외 2005)
- 플라시보 반응은 지역이나 문화에 따라 차이가 많은 것으로 나타났다. (Moerman 1983)

이런 내용들은 앞으로 다룰 내용들의 샘플에 불과하다. 도수 치료 적용과 관련해서 앞으로 계속해서 다양한 예들을 다룰 것이다. 이 놀라운 현상들에 대해 당신도 호기심을 갖고 지켜보기를 바란다.[2]

---

2 이런 예들에 대해 더 알고 싶다면, '플라시보:암호해독' 이라는 다큐멘터리를 볼 것을 추천한다. 이 1시간짜리 다큐는 플라시보 효과의 다양한 측면들과 환자, 의사들 그리고 이 분야의 권위자들과의 인터뷰를 담고있다. 웹검색으로 쉽게 이 다큐멘터리를 무료로 볼 수 있다.)

역사적 관점 (A HISTORICAL PERSPECTIVE)

치료의 역사는 플라시보의 역사와 관련이 깊다

Arthur K. Shapiro MD
(Shapiro 1959, p 303)

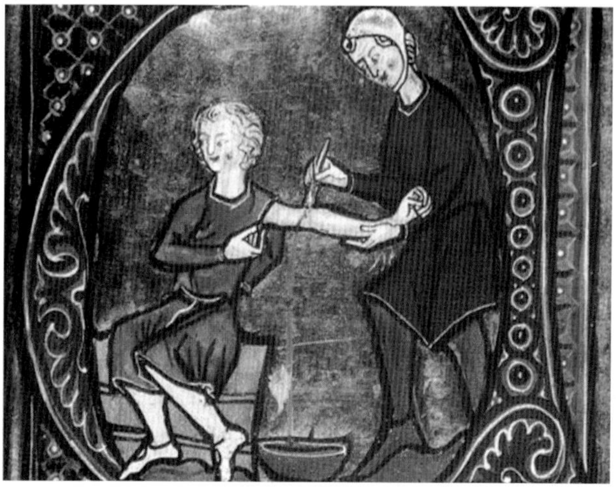

Fig. 1.2

현대 서양의학은 과학적 근거에 뿌리를 두고 있지만 그리 멀지 않은 과거에는 직관, 유행, 사회적 관행, 종교적 믿음, 규제 등에 더 영향을 많이 받았다. 과학이 발전한 시대이지만 그런 과거의 방법들이 검증되었는지 여부와는 상관없이 여전히 그런 방식으로 돌아가고자 하는 강한 바램이 있는 것도 사실이다. 아래는 이에 대한 흥미로운 사실을 보여준다.

간략한 의학 역사,

귀에 통증을 호소하는 환자에게,

기원전 2000년 – 자 여기 이 뿌리를 먹어 보세요

1000년 – 이 뿌리가 힘을 줄 겁니다. 그리고 기도하세요

1850년 – 기도는 미신일뿐입니다. 이 물약을 드세요

1940년 – 그 물약은 뱀의 기름이에요, 자 이 알약을 먹어요

1985년 – 그 알약은 효과가 없습니다. 이 항생제를 먹어야 합니다.

2000년 – 항생제는 인위적입니다. 자 이 뿌리를 먹어보세요.

20세기 이전(Pre-20th century)

20세기까지 대부분의 약은 의사가 처방해 주었고, 그렇지 않으면 종종 위험한 경우가 있었다. 지난 세기 동안 의사들은 의도하지는 않았지만 플라시보나 그보다 더 한 것을 처방하기도 했고 여전히 치료사로서 의사에 대한 인식은 건재하다(Frank & Frank 1991). 그들은 20세기까지 플라시보로 무장하여 당신에게 플라시보 효과가 얼마나 강력한지 말해왔다.

플라시보는 도대체 얼마나 오래되었을까? 플라시보는 믿음을 이용하는 것이기 때문에 언어가 통하는 이상 고통과 상처 그리고 질병과 싸우는 사람들에게 어느 정도 효과가 있었다. 플라시보라는 단어(라틴어로 'I will please')는 시편 116편에서' 내가 주를 기쁘게하다_I will please the Lord' 라는 문장이 '내가 주 앞에서 행한다_I will walk before the Lord'라는 말로 이상하게 번역되면서 영어로 유입되었다. 이 문장은 중세 시기 장례식의 저녁 기도에서 종종 읽혀졌다. 장례식에는 전문적인 문상객들로 저녁 기도회 때 노래하는 사람들을 고용하곤 했었는데 '플라시보를 노래하는 것' 이 비열한 아첨꾼을 비유하는 경멸적인 어구가 되었다. 19세기 초까지, '플라시보' 는 환자에게 유익을 주기 보다는 기쁨을 주는 약이라는 의미를 가지고 있었다.

헨리 비처(Henry Beecher)

플라시보는 1950년대 중반 헨리 K. 비처 박사의 노력으로 서양 의학에서 합법적인 것으로 발전하기 시작했다. 그는 세계 2차 대전 중 마취과 의사로 지냈다. 전쟁이라는 상황이 늘 그렇듯, 물자가 때때로 부족했다. 한번은 어떤 군인이 수술을 받아야 하는데 몰핀이 부족했다. 마취제 없이 수술하는 경우 환자에게 매우 고통스러울뿐만 아니라 심장 쇼크가 일어날 위험성이 매우 컸다. 한 간호사가 꾀를 내어 염분이 든 물을 투여하면서 환자에게는 몰핀을 투여한다고 말했다. 그 환자는 편안히 누웠고, 비처는 수술을 진행했다. 놀랍게도 그 환자는 고통을 덜 느꼈을 뿐만 아니라 쇼크에도 빠지지 않았다. 이러한 일은 비처가 의사로 전쟁터를 돌아다니는 동안 여러 다른 환자들에게도 동일하게 일어났다. 이에 매우 깊은 인상을 받은 그는 미국으로 돌아가 동료 의사들과 함께 하버드에서 이 현상을 연구하기 시작했다.

역사라는 것이 늘 그렇듯, 유사한 아이디어와 운동이 동시에 일어났다. 코넬에서는 헤리 골드가 협심증 치료에 있어서 플라시보 효과에 대한 연구를 진행하고 있었던 것이다. 루이스 라자냐는 플라시보에 대해 좀더 일찍 연구한 또다른 학자면서 비커와도 같이 연구를 수행했다. 그 때부터 플라시보가 본격적으로 사용된 것은 아니었고, 플라시보에 대한 과학적 접근이 시작된 때라고 말할 수 있다. 딜런 에반은 '플라시보-현대의학에서 정신력에 달린 문제(2004, p 2)' 라는 그의 책에서 이렇게 말한다:

> *비처가 연구를 시작하기 전에도 의사들은 두려워하는 환자들을 위해 일반적인 시술로 설탕알약이나 물 주입을 사용해왔지만 그의 연구의 가치를 알아보는 사람은 많지 않았다.*

임상실험에서 플라시보의 사용(Placebo use in clinical trials)

1955년에 비처는 미의학협회 저널에 '강력한 플라시보'라는 글을 올렸다. 이 글에서 비처는 임상실험에서 플라시보를 사용하는 것이 혁신적인 변화를 일으킬 것이라고 주장했다. 의학계는 비처의 주장에 귀를 기울이기 시작했다. 몇 년 안되어 무작위 플라시보 대조 임상 실험이 등장했다. 비처의 주장은 이런 것이다. 모든 개발된 약은 그 효과를 입증하기 위해 반드시 시험을 거쳐야 한다. 임상실험이 그것이다. 그러나 약물의 효과를 무엇과 비교하여 입증할 것인가? 만약 35%의 사람들이 설탕 알약을 먹고도 증상이 개선된다면 플라시보를 기준점으로 삼는 것은 어떤가? 이에 대한 기대치가 높아지기 시작했고, 아예 치료를 받지 않는 그룹보다는 플라시보 치료를 받는 그룹이 좀더 인도적인 처사로 보여지게 된 것이다.

이러한 가설을 명확하게 하기 위해 비처는 15개의 실험을 통해 결론을 도출한다. 우리는 통계기법을 사용한 그의 몇몇 실험이 엉성하다는 것을 알고 있으며 이러한 실험들은 일반적인 감기, 기침, 불안, 배멀미, 두통, 협심증, 수술후 통증 등의 증상에 한정되어 있다. 그는 또한 10개의 실험에서의 발견을 잘못 인용하기도 한다. 다행히도, 15가지 실험 중 하나에는 증상이 개선된 것이 플라시보 때문이라고 단언할 수 없도록 하는 장치인 '무치료' 그룹을 포함 하고 있다. 증상의 개선은 고통의 자연스러운 과정이거나 자연적 치료 또는 증상의 변동일 수도 있다. 만약 당신이 비처 연구의 결점 때문에 플라시보 효과에 대한 이 책을 구매한 것이 낭비라고 느끼고 있다면, 걱정하지 않아도 된다. 플라시보 효과는 매우 실제적이며, 이 후 다른 여러 실험들에서 극적이면서도 매혹적인 결과들이 나오고 있기 때문이다. 어쨌든, 의사들, 연구가들, 이 분야의 관리자들은 제약업계의 급속한 발전을 제어하고 관리해야 할 강한 필요성을 느꼈기 때문에 비처의 결론으로 건너뛴 것은 사실이다. 의약업계는 임상실험에서 플라시보 효과를 받아들일 준비가 되어 있었다.

흥미롭게도, 임상실험이라는 개념은 이보다 더 이전으로 거슬러 올라간다. 14세기 시칠리아의 프레드릭 2세는 그의 기사들의 소화력의 효과를 연구하기로 한다. 프레드릭은 두 기사에게 동일한 식단으로 식사를 하게 한 후 한 사람은 잠을 자게 하고 한 사람은 사냥을 하게 했다. 몇 시간 후에 그는 두 사람을 죽인 후 그들의 소화관을 부검했다. 놀랍게도 잠을 잔 경우에 소화가 더 많이 진행되어 있었다. (Greenhalgh 2001) (아마도 그는 곧 죽을 거라는 것을 몰랐던 것 같다.) 나는 프레드릭의 기사의 경우가 비교 연구의 탄생을 보여주는 것이라고 과하게 기뻐하는 것이 이상하게 느껴진다. 아마도 그들은 이 독특한 경우에서 '탄생'이라는 단어가 가장 적합했다고 생각했나 보다.

어쨌든, 18세기에 통계기법이 나타날 때까지 실험 결과들이 효과적으로 분석되지 않는 역사는 계속된다. 통계학을 받아들이는 데는 매우 오랜 시간에 걸쳐 어렵게 받아들여졌지만, 20세기 전반 비교연구를 수용하는 데는 더 큰 어려움이 있었다. 임상실험이라는 말은 1930년대 초까지만 해도 의학계에서 사용하지 않던 단어였다. 린포드 리스가 1949년 미정신과의사협회에 인술린 주입에 따른 코마환자에게 전기충격요법을 비교한 그의 시험에서 무작위 임상실험 형태로 알려지면서 임상실험이라는 말이 의학계에 처음 등장하였다(Healy 1997).

헨리 비처와 플라시보로 돌아가서, 약물과 치료를 비교할 필요가 있다. 약을 테스트 하는 경우는, 비활성 물질을 포함한 동일한 모양의 약을 조제하면 되기 때문에 단순하다. 하지만 치료의 경우에는 플라시보를 디자인 하는데 좀더 창의적인 접근이 필요하다. 하지만 대부분의 치료에서 플라시보는 그 치료의 중요한 부분을 환자에게는 알려주지 않고 제외시킴으로써 플라시보 그룹이라고 하는 경우가 많다. 요점은 임상실험에서 필요한 모든 요소들이 과학적으로 시험되어야 한다는 것이다. 이런 요소들은 더블 블라인드(환자와 의사 모두 어떤 것이 활성 약인지 모르는 경우), 무작위 방식 (활성 치료 또는 플라시보 그룹으로 무작위로 할당되는 경우), 그리고 플라시보 제어 (플라시보 그룹으로 일컬어지는 비활성 치료를 받는 제어된 그룹)를 포함한다. 이쯤 되면 아무리 꼼꼼하게 설계된 플라시보 실험이라 하더라도, 플라시보 그룹으로부터 흥미로운 결과들을 발견하게 될 것이라는 것을 예상하기 쉽다.

증거기반 의학의 도래(Evidence-based medicune arrives)

20세기 후반에는 증거기반 의학(EBM)이 등장했는데, 이는 의과적 치료에서 알곡과 가라지를 구분하기 위한 리트머스 종이 같은 것이었다. EBM의 중요한 목표중의 하나는 치료에서 효과가 없고 위험한 것들을 솎아내기 위한 것이다. 이렇게 해야 플라시보 효과를 맹목적으로 믿고 '뱀 기름'을 파는 장사꾼들로부터 환자들을 지켜낼 수 있기 때문이다. 이는 오늘날 제약 분야에서 치료의 효과를 심도 있게 분석하는데 있어서 엄청난 발전이라고 할 수 있다.

이제는 널리 받아들여지는 과학적 접근은 의학분야에서 이전 접근들보다 많은 유익이 있지만 그렇다고 과학적 접근만이 전부는 아니다. 직관을 놓치지 않는 것도 중요한데, 직관이 가설을 발전시키고 현상을 이해하는데 매우 유용하다는 것은 전문가들도 모두 인정하는 바이다. 그러나 어떤 가설을 증명하려면, 과학적 방법을 사용해야 한다. 과학이 있기 전에는, 대부분의 치료들이 일회적 증거에 기반했었다. 이런 형태의 증거는 멋진 치료본보기도 될 수 있지만 샘플이 하나밖에 없기 때문에 잘못 사용될 수도 있고 지나치게 과장되기도 한다. 예를 들어, 피를 뽑는 방식의 치료는 거의 삼 천 년간 유럽에서 아주 흔한 치료 방법이었다. 사실상 거의 모든 의사들이 그런 치료의 효과성을 개인적 경험에서 찾거나 피를 뽑은 후에 더 나아졌다는 일화들에서 찾곤 했다. 그 치료 때문이 아니라 다른 이유 때문에 좋아졌어도, 의사들은 피를 뽑았기 때문에 좋아졌다고 생각했다. 여기에 플라시보가 사용되지 않았다고 말할 수는 없다. 의사도 환자도 그런 치료가 효과가 있다고 믿었고, 그런 믿음 때문에 치료가 된 경우들이기 때문이다.

샘플이 하나뿐인 증거는 이제 엄격한 표준과 많은 환자수 그리고 심층 분석 등으로 인해 체계적 검토와 메타 분석이 가능해지면서 자리를 잃게 되었다. 이런 형태의 증거의 문제점은 이 연구자가 그 곳을 떠나지도 않을 것이고, 그 환자와 함께한 의사들에게도 말해주지 않을 것이라는 것이다. 메타 분석만 중요하다고 말하려는 것은 아니며 연구자가 연구에 함께 한 사람들에게 말해주지 않으면 증거가 전해질 때 정보가 유실될 위험성이 크다는 것을 말하는 것이다. 인생이 늘 그렇듯, 건강한 균형은 가장 좋은 접근이다. 예를 들어, 의사로서 당신은 현재 논의가 되고 있는 병리학에 대한 논문이나 그런 주제들에 대한 메타 분석들을 읽고 그러한 정보를 당신이 실제 환자들을 보며 경험하는 것들과 균형을 이뤄나갈 수 있을 것이다.

다윗과 골리앗(David and Goliath)

최종적으로 알아야 할 것은 임상실험에는 엄두도 못 낼 만큼의 비용이 들어간다는 사실이다. '임상 실험 연구 물가지수: 타당성 조사(Berndt & Cockburn 2013)'라는 제목의 보고서는 환자 한 명당 실험 비용이 16,567 달러(약 1,950만원)가 들고 매년 7.5% 씩 증가한다고 말하고 있다. 환자 당 총 비용은 연구 계약에 따라 후원업체가 지불하는 총 비용으로 환자 명 수대로 나눠져서 의뢰 기관에 등록된다. 이 보고서의 저자는 임상실험에 들어가는 비용의 변동을 이해하기 위해 경제적으로 의미 있는 단위의 분석으로서 환자당 총 비용에 초점을 맞춘다. 비타민이나 허브 치료 또는 도수 치료의 효험을 측정하려면 특허를 준비하여 어느 기관이나 업체로부터 상당한 후원을 받기 전까지는 비용문제 때문에 연구가 진행되기 어려울 거라는 걸 말해주는 연구인 것이다. 당신이 누군가가 특허도 없이 치료의 효험을 알아보는 연구를 할 것인지 (예: 유기농 영양제, 비타민 또는 도수 치료) 또는 제약 업체의 후원으로 특허를 낸 제품에 대한 연구를 할지 고민한다는 말을 듣는다면 다윗과 골리앗 요소를 명심해야 한다. 대형 제약 업체들은 투자할 돈이 많고 연구 개발에 투자하고 나서 회수하는 방법에도 능통하다. 이런 업체의 후원 없이 하는 연구는 투자비를 회수할 방법이 묘연하여 불이익을 안길 수 있다.

정보공개와 환자의 권리(Informed consent and patients' rights)

20세기 후반부터 임상실험에 있어서 환자의 권리에 대한 부분이 부각되기 시작했다. 원래 임상실험에 참여하는 환자는 플라시보가 사용되고 있는지 여부를 알 필요는 없다. 의학계에서는 온건주의적 요소가 역사적으로 늘 대세였다. 환자와 예비 연구가들에게 발생 가능한 위험성인 치료 부작용 같은 정보를 주는데 있어서 알고 있는 것이 상식적이다. 이는 적어도 히포크라테스 선서가 지배적인 시대에는 가능한 일이었다. 하지만 약물학으로 알려진 지식체계의 붕괴와 함께 비교 연구가 시작되었다. 현대 약학의 창시자인 존 가둠이 기존에 발전되어온 약물학의 지식 체계를 축소시킨 것이다. 의사와 연구자, 일반 대중까지 20세기 후반에 이르러서는 점점 패러다임도 이동하기 시작했다. 요즘에는 플라시보가 들어간 치료 과정의 경우 환자에게 동의를 구하도록 하고 있다. 이런 절차는 1962년 존 F 케네디 대통령에 의해 발의된 소비자 권리장전의 결과로 미국에 확산되었다. 이 법은 사람들의 안전할 권리, 알 권리 그리고 정보에 대해 듣는 권리를 신장시켰다.

어떤 이들은 이 시기 전에 시행된 비 윤리적 실험에 대해 궁금해 할 것이다. 1950년대 중반 두 개의 다른 연구에서의 허위 수술이 시행되었다. (Diamond 외 1958, 콥 외 1959) 1950년대 초에는 상당수의 협심증 환자들이 내유동맥 묶음술을 받았다. 특정 동맥을 묶는 이 수술은 심장으로 가능 혈액흐름을 좋게 하고 새로운 혈관이 나도록 한다고 인식되어 왔다. 병리학자들이 이 수술을 하더라도 새로운 혈관이 생기지는 않는다는 것을 발견했을 때, 사람들이 이 수술에 대해 의문을 던지기 시작했다. 비슷한 시기에 두 명의 다른 의사는 플라시보 그룹에게 허위 수술을 받게 하는 실험을 단행했다. 비교를 위한 플라시보 그룹의 사람들에게는 가슴 절개만 하고 묶음술은 하지 않은 것이다. 두 연구의 결과는 비슷했다. 묶음술을 받은 그룹과 허위 수술을 받은 그룹 모두에서 75%의 환자들이 협심증의 고통이 줄어들고 운동 내구력이 증가하고 혈관확장제 투여도 줄어든 것이다. 사실상 묶음술을 받은 경우와 받지 않은 경우의 결과가 크게 다르지 않은 것이다. 당신이 이 결과에 대해 어떻게 생각하든 놀라운 결과임에는 틀림없다. 의학계의 반응은 어땠을까? 협심증 환자를 대상으로 하는 내유동맥 묶음술이 크게 줄고 플라시보 효과에 대한 관심이 크게 증가하기 시작했다. 나는 다음과 같은 이유로 이 연구가 매우 흥미롭다고 생각한다:

1. 지금의 관점에서 보면 환자들이 플라시보 실험을 받게 될 것이라는 모르고 진행된 실험이기 때문에 매우 비윤리적이라고 할 수 있지만, 그렇다고 환자들에게 해가 된 것은 없었다. 결국 플라시보 실험으로 내유동맥 묶음술이 불필요하다는 것을 밝혀낼 수 있었다.
2. 이 실험을 또한 증거기반의학(EBM)의 필요성을 일깨워 준다. 감사하게도 현대의 증거기반 사례들 때문에, 환자들의 건강과 증상 개선이 확실하지 않은 이상 수술을 하지 않는 풍토가 만들어 졌다.
3. 결국 앞으로도 살펴보겠지만, 상징하는 바가 클수록 플라시보 효과가 증가하고 그것의 최고봉은 수술이다. 이 연구는 플라시보의 놀라운 힘을 보여준다.

이제 플라시보가 어떻게 작용하는지 살펴볼 차례다. 믿음이라는 개념부터 살펴보도록 하자.

믿음의 본질 (THE NATURE OF BELIEF)

믿지 않았다면 보지도 못했을 것이다.

마샬 맥루한

오랫동안 지속된다고 할지라도, 실제는 단지 환상일뿐이다.

알버트 아인슈타인

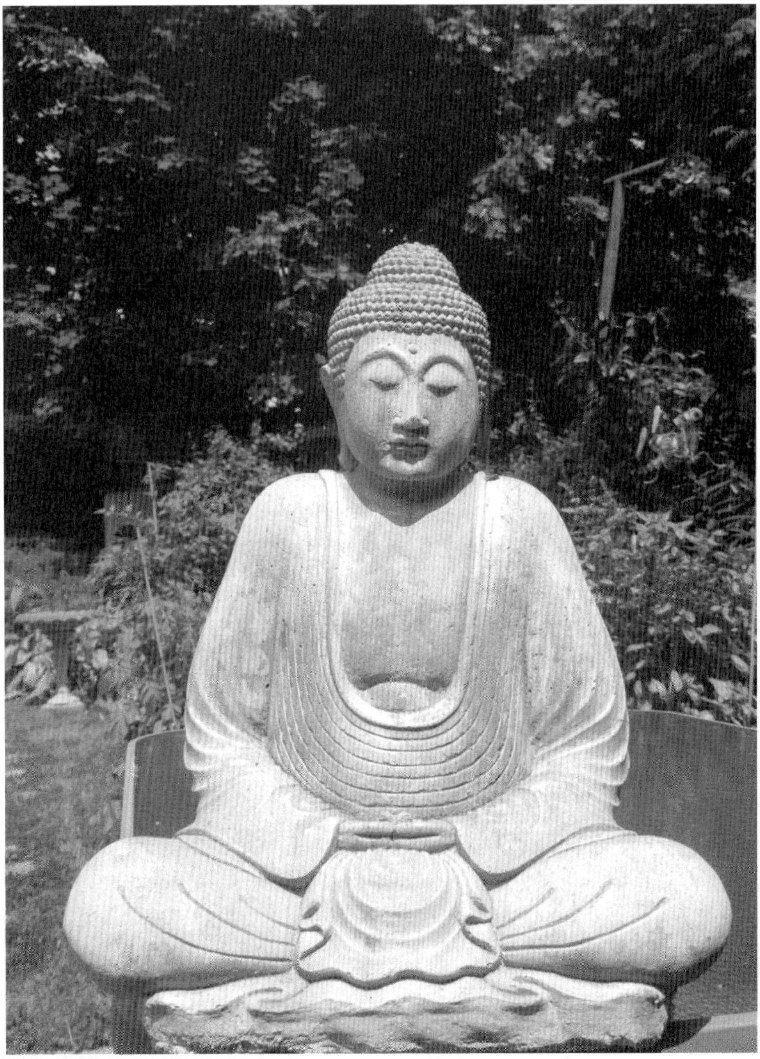

Fig. 1.3

불교 경전의 첫 문장은 이렇게 시작한다. '우리의 인생은 우리의 마음속에서 창조된 것이다.' 이 구절은 우리에게 새로운 가능성에 대해 긍정적이게 해 줄뿐만 아니라 과학적으로도 사실 우리 두뇌에서 일어나고 있는 일이다. 믿음이라는 것은 의식적이든 무의식적이든 우리 마음속에서 발전된 추상적 개념이다. 우리는 어떻게 세상을 보는 관점과 현실을 만들어 내고 발전시키고 있는 것일까? 우리의 뇌는 바깥 세상과 바로 맞닿아 있지는 않다. 뇌는 감각기관을 통해서 외부와 통신하는데 감각기관들은 빛, 압력, 온도 등에 반응하고 감각기를 통해 수집된 메시지는 뇌로 전달된다. 뇌는 매 초마다 엄청난 양의 정보를 전달받고 이 정보들로부터 무엇이 중요한지 중요한지 않은지를 결정한다. 이 중 중요하다고 인식된 정보들로부터 우리의 실제 또는 세상을 보는 우리의 관점이 형성되는 것이다. 동시에, 뇌는 신경과 화학 메시지들을 주고 받으며 몸 전체의 기능들을 모니터링 하면서 항상성을 관리한다. 이런 모든 일들은 무의식상에서 일어나지만 의식적인 생각 이 체계에 개입하여 자율적 과정들을 늘리거나 줄인다는 결정적 증거들이 있다. (Paul-Labrador 외 2006)

우리는 우리의 감각들이 무언가를 인지할 때 실제로 보고, 냄새 맡고, 맛보고, 만지고 또는 듣는다는 것을 당연하게 생각한다. 그러나 신경학 전문가들은 실제는 그렇지 않다는 것을 알게 되었다. 시력의 경우, 예를 들어, 빛의 광자가 시신경을 자극해 시냅스 연결부의 뉴로펩티드를 경유하여 신경을 통해 통신한다. 뇌는 정보를 처리하고 지각된 절차에 기반하여 과정의 정보가 지금 무엇을 보고 있는지 결정한다. 각각의 감각들이 마치 완벽한 오케스트라처럼 뇌와 통신하고 있다는 사실은 기적 같은 일이다. 이런 과정을 '인식'이라고 부른다. 요점은 우리가 어떤 것을 볼 때 실제로는 우리가 그 물체를 보는 것이 아니라 우리의 뇌가 만들어낸 그림을 보고 있는 것이라는 사실이다. 주목할 것은 여기에는 많은 과정이 있고, 여러 단계의 해석을 거친다는 것이다. 다른 기관들도 비슷하게 작동한다.

이것이 사소하게 보일지 모르지만, 해석, 이전 경험, 의식적 결정 이 모든 것이 감각기로 곧바로 무언가를 인지하든 의식적 생각으로 실제를 만들어 내든 개개인의 실제를 만들어 낸다. 이 주제에 대해서 너무 깊이 들어갈 필요는 없지만, 당신과 당신의 환자 모두 각각의 현실을 만들어 내며, 인식에도 가소성(plasticity)이 있다는 것과 흑백 세계관이 실제로는 그렇게 흑과 백으로 나뉘어져 있지 않다는 사실을 이해하는 것이 매우 중요하다.

지난 수십 년 동안 뇌와 관련된 연구는 극적으로 증가해왔다. 뇌라는 놀라운 기관은 1조 개에 가까운 신경 세포로 구성되어 있다. 각각의 뉴런은 천 개에서 6천개의 다른 뉴런과 통신할 수 있다. (약 100조 개의 연결인 셈이다!) 관찰된 바로는 뇌는 뉴런 연결을 갱신할 수 있고, 과거에 사용하지 않았던 뉴런에는 새로운 우선순위를 부여한다. (Karni 1995) 당신에게 새로운 습관이 생기거나, 새로운 일을 시작할 때마다 새로운 뉴런 회로를 만들어 내고 있는 것이다. 어떤 일을 더 자주 반복할 수록, 그 회로는 더 강화되고 우선순위가 올라가게 된다. 한 실험에서 장난감이나 미로가 있는 동굴에서 빠져나온 쥐들은 아무 것도 없는 동굴에서 빠져나온 쥐들보다 뉴런 연결이 더 발달되어 있었다. (Benson 1997) 이것은 질병과 부정적 사고 패턴 분야에 영향을 주었다. 우리 중 누구도 무한 루프에 빠질 필요도 없고 지난 방법들을 반복할 필요도 없어졌다. 우리는 더 건강한 사고 패턴을 만들어 낼 수 있고 변화를 일으킬 수 있다.

우리가 믿는 바를 바꾸게 되면 우리의 실제도 바뀌게 된다. '믿지 않았다면 보지도 못했을 것이다.'라는 유명한 말은 미디어 전문가인 마샬 맥루한이 1960년대에 한 말로 '내 두 눈으로 똑똑히 보기 전까지는 믿지 않을 것이다'라는 옛말을 바꿔 말한 것이다. 이는 간단하게 말해서 믿음의 속성이고 거의 매일 보는 일이다. 예를 들어, 나는 여러 번 내 차를 주차해 둔 곳을 지나쳐 가곤 했는데 내 차를 다른 곳에 주차한 것 같은 생각이 들어서 그런 것이었다. 심지어 내 2톤짜리 차가 내 눈앞에 있을 때도 아니라고 여겼을 때도 있었다. 이는 믿음의 속성의 크기를 말해주는 예이다. 우리가 믿음에 대해 이야기 하고 있는 이유는 플라시보 반응의 상당수에서 환자들이 그들이 받는 치료가 효과가 있을 것이라는 믿음을 키워나가기 때문이다. 아래 두 사례는 이를 잘 설명해 주고 있다.

생각을 바꾸면 몸무게도 뺄 수 있다.

알리아 크럼이 수행한 호텔 업무 종사자들을 대상으로 한 하버드 대학의 연구는 플라시보 효과가 얼마나 큰 힘을 갖는지를 보여주는 좋은 예이다. (Crum & Langer 2007) 이 연구는 마음가짐이 운동과 건강의 관계에 어떻게 영향을 주는지 알아보기 위해 7개 호텔 직원을 대상으로 수행되었다. 호텔 방을 청소하는 직원들은 하루 평균 15개의 방을 청소하는데 미 연방 의무감의 운동 요건을 충족하거나 초과하는 분량의 일을 하는 것이다. 이 직원들은 그들의 일을 운동이라고 생각하지는 않는다. 7개 호텔의 직원들은 무작위로 '알려진' 그룹과 '제어된' 그룹의 두 그룹으로 나뉘어 졌다. 첫 번째 그룹의 사람들에게는 운동의 장점을 말해주고 그들이 하는 일이 CDC가 권고하는 활력 있는 삶의 요건을 충족한다고 알려주었다. 또한 이들에게는 어떤 일을 할 때 얼마만큼의 칼로리가 소비되는지 등을 상세하게 적은 문서를 주고 그들이 하는 일이 미 연방 의무감의 권고를 초과할 만큼의 일이라는 것을 알려주었다. 이 문서는 영어와 스페인어로 쓰여졌으며, 라운지 게시판에 붙여놓기도 했다. 이 대상자들에게는 연구자들이 그들의 건강 상태가 어떻게 좋아지는지에 대한 연구를 하고 있다는 것까지 알려주었다. 두 번째 그룹에는 위의 정보 중 어떤 것도 알려주지 않았으며 두 번째 건강상태를 측정할 때 정보를 공개했다. 첫 번째 그룹에 속한 사람들의 경우 몸무게가 줄어들었고, 혈압도 낮아졌으며 체지방율, 허리와 엉덩이 둘레 비율, 신체용적지수도 좋아졌다. 운동과 건강과의 관계에 대한 믿음이 없었던 두 번째 그룹에서는 별다른 변화가 나타나지 않았다.

위 연구에서 두 그룹 사이에 운동의 양에는 차이가 없었다. 단지 그들이 믿는 바가 달랐을뿐이다.

좀더 최근에 알리아 크럼과 그 동료들이 수행한 연구는 위에서 분비되는 호르몬인 그렐린의 생성에 영향을 주는 마음가짐에 대한 것이다.(Crum 외, 2011) 그렐린은 배고픔 호르몬이라고도 불리는데 배가 고플 때 뇌에 신호를 주기 위해 분비되기 때문이다. 그렐린은 또한 몸의 신진대사를 낮추어 몸무게를 유지하고 줄이는데 중요한 역할을 한다. 흥미로운 것은 우리의 뇌에 이 호르몬을 증진시키거나 줄어들게 하는 능력이 있다는 사실이다. 두 그룹으로 나뉘어진 참석자들은 380칼로리의 밀크쉐이크를 마셨다. 쉐이크에는 임의로 620칼로리 또는 140칼로리라고 쓰여 있었다. 그렐린 수치는 기준치, 예상치, 사후측정치의 3가지 관점에서 정맥에서 추출한 혈액 샘플에서 측정했다. 첫 번째 구간에서 참석자들에게는 밀크 쉐이크의 라벨에 나오는 (잘못 표기된) 칼로리 수치를 읽게 하였다. 두 번째 구간에서 참석자들에게는 밀크쉐이크를 마신 후 평가해 달라고 했다. 그렐린 수치는 140 칼로리라고 쓰여진 쉐이크를 마신 경우보다 620 칼로리라고 써있는 쉐이크를 마신 경우에 3배 이상 떨어졌다. 620 칼로리 그룹에서는 쉐이크를 마신 후 그렐린 수치가 급격하게 떨어졌지만 140 칼로리에서는 그렐린 수치에 변화가 거의 없었다. 참석자들의 포만감은 그들이 실제로 무엇을 먹었느냐가 아닌 무엇을 먹었다고 믿었는가에 영향을 받은 것이다. 이 실험은 우리의 신념 체계가 체중 관리에 중요한 역할을 하고 있음을 보여준다.

믿음과 체중 조절에 관한 또 다른 연구는 존 가브리엘이 수행한 것이다. 그의 방법은 살을 뺐을 때의 비주얼에 초점을 맞춘다. 그는 이 방법으로 180kg의 사람이 100kg 가까이 감량했다고 주장했다. 이 사람은 체중감량에 실패한 후 다시는 다이어트를 하지 않겠다고 한 사람이었다. 체중감량을 위한 다른 방법을 찾다가 우연히 비주얼 요법을 알게 되었고 그 이전에 어떤 다이어트로도 해내지 못한 성공을 거두었다는 것이다. 그는 믿는 바에 변화를 주어 체중을 줄이고 줄인 체중을 유지할 수 있었다고 말하는 수천 명의 팔로어를 거느리고 있다.

믿음과 우울증(Belief and depression)

2002년도에 세인트 존스 워트의 하이페리큠 추출물의 성능에 대한 연구에서 주요 우울증을 앓는 340명의 성인을 대상으로 서트랄린(Zoluft)과 플라시보를 비교했다. 초기 연구에서는 두 그룹간의 큰 차이가 없었다. 2011년에 다른 연구자들이 동일한 데이터를 재 분석한 결과를 내놓았다. 그 내용은 치료 내용과 상관없이 플라시보 그룹보다는 실제 약물을 처방 받았다고 생각한 사람들에게서 더 큰 개선 효과가 나타났다는 것이었다. 원 연구에서 참석자들은 8주 후에 그들이 어떤 치료를 받았는지 추측해 보라는 질문을 받았다. 이 정보가 두 번째 논문에 영향을 주었다. 연구자들이 발견한 것은 실제 어떤 치료를 받았는지가 증상 개선에 영향을 주기보다는 그들이 받은 치료에 대해 어떤 믿음을 가지고 있는가가 개선에 상당한 영향을 주었다는 것이다. 하이페리큠을 먹었다고 생각한 사람들은 그들이 실제로 어떤 처방을 받았는지와는 상관없이 큰 폭의 개선이 있었다. 이것은 환자의 믿음이 증상의 개선에 얼마나 크게 작용하는지

보여주는 중요한 증거로 보인다. 하지만 이 연구를 수행했던 사람들은 다음과 같은 말로 논문을 마무리한다:

> *치료에 관련된 환자의 믿음은 실제 어떤 약을 처방했는지보다 증상 개선에 더 큰 영향을 준다. 또한 이 믿음의 강도는 치료 방식에 대한 환자의 생각과 실제 받은 치료 내용의 특별한 결합에 의존한다.*
>
> (Chen 외, 2011)

딜런 에반스(Dylan Evans)

딜런 에반스는 영국의 학자겸 작가로 자크 라캉의 이론뿐만 아니라 감정과 플라시보 효과에 대한 다수의 책을 저술했다. 에반스는 언어학을 전공했고, 런던대학 경제학과에서 철학으로 박사 학위를 받았다. 그의 책 '플라시보 효과'는 플라시보 효과에 대한 현상을 기록해 놓은 책들 중 최고라고 할 만하다. 그는 이 현상을 연구했던 사람들 중에 가장 회의적인 사람 중에 하나였다. 딜런 에반스에게 플라시보 효과는 믿음 효과라는 것으로 가장 잘 표현될 수 있는 것이었다. 그는 우리가 무언가를 믿게 되는 데에는 기본적으로 3가지 방식이 있다고 말한다:

1. **권위자의 말:** 예를 들어 의사나 그 분야의 전문가가 무언가를 말하면 당신은 그것을 사실로 믿게 된다.
2. **직접 경험**(이전의 경험들 또는 A를 하면 보통 B가 일어난다는 식으로 경험으로 알게 된 것들) 하지만 직접 경험으로 알게 된 것일지라도 전문가가 아니라고 하면 쉽게 그 믿음을 저버리게 된다.
3. **논리는 (경험에 기반하여) 새로운 믿음으로 자리잡게 하는 것이지만 때로는 논리에 따라 우리가 믿고 있었던 것 중 불일치하는 것을 알게 되어 그 믿음을 버리기도 한다.**

그는 그의 믿음 효과 이론을 뒷받침하는 근거로 이 주장을 내세웠지만 우리가 할 일은 믿기만 하면 된다고 하는 자조 이론을 펼치는 사람의 주장에 대한 반론으로 사용하기도 했다. 그는 만약 우리의 경험이 다르게 말한다면 그것이 사실이더라도 직접경험도 무시하게 되고 논리도 무시하게 된다는 것을 지적했다. 이것은 매우 그럴듯하게 들리고 시간이 지남에 따라 감소되는 플라시보 효과의 경향에 대해서도 설명해 준다.

브루스 립톤(Bruce Lipton)

브루스 립톤은 신념체계와 생물학의 관계를 연구하는데 많은 시간을 보냈다. 그의 책 '당신의 주인은 DNA가 아니다'에는 우리의 생각이 유전자 발현에 영향을 주는 메커니즘과 많은 사례들이 나온다. 립톤은 의과대학에서 학생들에게 세포 생물학을 가르친 경험이 있다. 립톤은 모든 세포과정이 일어나는 실제 장소인 세포막을 관찰했다. 요즘 뜨는 분야인 후생유전학(epigenetics)도 유기체에서 일어나는 대부분의 세포과정에 대한 제어가 DNA보다는 다른 곳에서 일어난다는 립톤의 주장을 지지하는 것처럼 보인다. DNA는 한계를 정해두지만 그 자체는 청사진이라기 보다 도서관에 가깝다. 후생유전학은 뉴클레오티드 배열에 변화를 주지 않는 게놈에 대한 기능 관련 수정이라고 할 수 있다. 그러한 수정의 예로 DNA 메틸화와 히스톤 변경이 있는데 둘 다 근본적인 DNA 배열은 건드리지 않고 유전자 발현을 조정하는 것이다. 이러한 변화는 세포의 수명이 다할 때까지 계속되거나 몇 세대에 걸쳐 지속될 수도 있다. 하지만 근본적인 DNA 배열에는 변화가 없으며 대신 비유전적 요인들이 유기체의 유전자가 다르게 행동하도록 하는 원인이 된다. 이에 대한 확실한 예는 90일 동안 식이요법과 생활습관에 변화를 준 전립선 암 환자에 대한 연구에서 찾아볼 수 있다. 이 연구에서 이러한 변화가 종양의 생성을 억제하는 500개 이상의 유전자 활동을 활성화 시켰다는 것을 발견하게 되었다. (Ornish 외 2008)

립톤의 이론을 지지하는 또 다른 떠오르는 분야는 신호변환유전자 분야이다. 신호 변환은 세포 겉면에 붙어있는 분자들의 스위치 같은 역할을 하는 세포막의 활동을 말한다. 이 과정은 세포 외부에 있는 분자가 세포 겉면에서 수용기로 작용할 때 일어난다. 이 수용기는 다음에 반응을 생성하는 세포간 분자의 역할로 바뀐다. 신호변환유전학과 후생유전학 모두 DNA가 관리 센터가 아니라는 립톤의 가정을 지지한다. 이것은 유전자 발현이 환경이나 경험에 의해 바뀔 수도 있다는 것을 의미한다. 립톤은 이것이 우리의 생각으로 유전자 발현을 바꿀 수 있다는 믿음의 작은 첫 걸음이라고 여긴다.

아래는 이 연구에 대한 사례이다. 이것은 당신과 당신의 환자가 받아들여야 할 강력한 개념이다. 이것은 생각만으로 질병에 대한 신체의 반응을 실제로 변화시킬 수 있다는 것이다.

> 2009년에 수행된 44개의 명상에 대한 연구는 립톤의 주장을 지지하고 있다. 연구에 참여한 사람들은 이 개념에 대한 의식적인 생각만으로 새로운 신경연결통로가 생성되어 뇌 구조의 생리학적 변화를 경험했다. (Luder 외, 2009) 생각에 의한 뇌생리학의 변화는 다른 연구에서도 관찰되었다. (Lazar 외 2005, Holzel 외 2008)

다수의 연구에서 생각이 신체 면역 반응에 영향을 주는 것을 보여주는 연구도 있다.

> 2003년에 수행된 연구에서, 25명의 대상자가 8주동안 명상을 하였다. 대기 명단에 있는 16명의 사람들도 명상을 하는 사람들과 같은 시기에 시험되었다. 8주가 지난 후, 두 그룹의 사람들에게 독감 예방 주사를 놓았다. 그들은 명상그룹에서 긍정적 영향과 관련된 패턴인 좌뇌 전면이 활성화 되는 시간이 비 명상그룹에 비해 상당히 증가했다는 것을 발견했다. 그들을 또한 독감백신에 따른 항체 증가가 대기그룹에 있던 사람들보다 명상 그룹에서 크게 증가하였다는 것을 발견했다. 결국 좌뇌가 활성화 되었다는 것은 백신에 의한 항체가 증가하였다는 것을 보여준다(Davidson 2003) .

이런 연구 결과들은 의식적인 생각이 결국 내부 신체의 변화를 주는 능력을 가졌다는 것을 보여주는 것 같다. 하지만 어떻게 이 이론을 적용할 수 있을까? 신념 체계를 변화시키는 것도 중요하지만 우리는 또한 잠재 의식 속에서 계속 여러 생각을 하고 있다는 것도 고려해야 한다. 보통 우리가 하는 행동의 5%만이 의식적 사고의 통제를 받고(Bargh 2009), 나머지는 6세 이전에 취득한 잠재의식이나 무의식의 지배를 받는다. 만약 당신의 환자가 기존의 치료 방식이나 행동 패턴에만 기대어 쉽게 바뀌지 않는다면 무의식이나 잠재의식 때문일 수도 있다. 립톤은 이것을 아무도 통제하지 않는 거대한 녹음기와 재생기가 있는 공간으로 생각했다. 이것에 변화를 주거나 영향을 줄 수도 있지만 긍정적인 생각이나 의식적으로 신념을 변화시키는 것만으로는 충분하지 않다. 이에 대해서 다음 장에서 더 다루고 이 장의 마지막 주제인 '여기로부터 이제 어디로 가야 하는가?'라는 장으로 나아갈 것이다.

치료하는 사람의 신념 체계(Practitioner's belief system)

우리의 면역 체계가 엄청난 양의 에너지를 필요로 하기 때문에 우리 몸이 전체 면역 반응에 관여하도록 되어 있지 않다는 것은 플라시보 효과에서 눈여겨볼 만한 일이다. 결과적으로 우리 몸은 제한된 자원을 필요에 따라 할당하고 심각도에 따라 면역체계에 제한된 자원을 보내기도 한다. 이러한 관점에서 보면, 치료사로서 우리는 환자들이 이미 가지고 있는 치료 능력과 자원을 동원시키도록 도와주어야 한다. 당신의 환자가 이미 놀라운 치료 능력을 가지고 있다고 믿는다면, 당신은 의식적이든 무의식적이든 그런 믿음을 그들에게 나타내게 될 것이다.

이 장에서 다룬 내용을 계속되겠지만 너무 깊게는 들어가지 않으려고 한다. 하지만 좀더 나가기 전에, 한 가지 중요한 것을 강조하고 싶다. 당신은 치료사로서 항상 당신의 믿음을 의식해야 한다. 당신은 환자에게 의식이든 무의식이든, 깨닫는 것이든 못하는 것이든 모든 종류의 신호를 전달해야 한다. 다수의 연구에서 치료사의 믿음이 치료 결과에 영향을 주는 것으로 나타났으며 심지어 플라시보 효과라는 것을 아는 상태에서도 영향이 있었다. 이 때문에 치료사의 믿음이 결과에 영향을 주지 못하게 하기 위해 더블블라인드 실험을 하는 이유이다. 이 흥미로운 주제에 대해서는 2장에서 다루게 될 것이다.

신체/정신 의학(BODY/MIND MEDICINE)

근래의 여러 연구 결과로 볼 때, 플라시보 반응이 복잡한 정신적 활동이 신체 상태에 변화를 주는 신체와 정신의 상호관계를 이해하는 훌륭한 모델이라는 것은 틀림없다.

페브리지오 베네데티 (2012)
튜린 의학대학 생리학/신경과학 교수

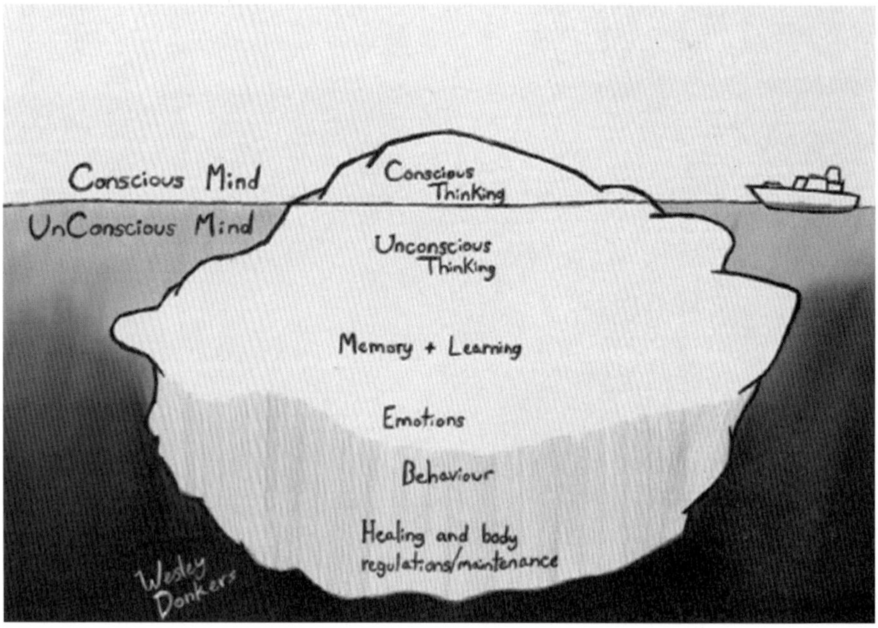

Fig. 1.4

몸과 마음은 분리되어 있는가? (The body and the mind: are they separate?)

몇 년 전, 나는 켄 디치트발드의 책 '바디마인드'를 읽었다. 책 제목에 매우 이끌렸던 것이 사실이다. 이 책은 내게 생물에너지학과 다른 신체와 정신의 복잡한 관계에 접근하는 새로운 방식들을 알게 해 주었다. 하지만 무엇보다 이 책은 나로 하여금 몸과 마음을 따로 생각하는 방식을 버리게 했다. 어떤 면에서 몸과 마음을 분리해서 생각하는 것이 더 자연스러워 보인다. 르네 데카르트는 그의 이원론적 사고 방식 때문에 종종 희생양이 되곤 했다. 데카르트는 지난 몇 세기 동안 서양철학에서는 가장 중요한 사람 중에 한 사람으로 간주되고 있다. 철학자뿐만 아니라 물리학, 생리학, 수학 분야에서도 그의 업적은 엄청났다. 그의 수학적 이론은 지금까지도 지속되고 있으며 현대 기하학, 미적분학뿐만 아니라 광학에서 사용되고 있다. 그가 비난을 받아온 것은 육체는 물리학 법칙을 따르는 물리적인 부분이고 정신은 물리 법칙을 따르지 않는 비물질적 영역으로 간주한 이원론적인 사고방식 때문이었다. 데카르트는 오직 인간만이 정신을 소유하고 있으며 이 정신은 송과선(pineal gland)과 상호작용하여 육체에 영향을 준다고 주장했다. 다른 위대한 철학자들처럼, 많은 부분 옳았지만 결점이 없는 것은 아니었다. 모든 동물에게 송과선이 있다는 것이 밝혀졌고, 지각이 있는 모든 존재는 정신을 가지고 있다고 여겨지고 있다. 육체로부터 정신을 분리하는 것은 일부 과학적 실험을 목적으로 가정할 수는 있겠지만 철학적 관점에서 완전한 분리는 질병으로 간주된다. 이것은 나의 견해이긴 하지만 나는 진정한 건강은 그 사람의 다른 모든 것과 연관되어 있다고 믿는다. 이는 우리의 가치 체계로 볼 때 좋은 것이나 나쁜 것 등 모든 것을 말하는 것이기 때문에 이 개념을 고수하는 것은 다소 무섭게 들릴 수도 있다. 하지만 다른 방식으로 가능한지는 모르겠다. 철학이나 개인의 신념을 따르기 보다 나는 좀더 실질적인 아이디어를 따라가 보고자 한다.

나는 여기서 이 책을 읽은 당신이 대부분은 도수 치료를 하고 있고 몸과 마음이 서로 분리되어 있다고 보는 데카르트적 사고보다는 전인적 관점에서 몸과 마음이 분리될 수 없고 모든 체계가 통합되어 있다고 믿는 사람이라고 가정하려고 한다. 이것이 도수치료사로서 상식적인 것이고 현대 과학도 이를 재차 확인시켜주고 있다. 하지만 이런 가정에 대해 늘 찬반이 있고 이 천년 전 철학자들의 말에서도 이 논쟁의 흔적을 찾아 볼 수 있다.

> *몸으로부터 영혼을 분리하여 인간의 몸을 치료하는 것은 우리 시대의 크나큰 오류가 아닐 수 없다.*
>
> 히포크라테스의 접근에 대한 플라톤의 의견

> *불행하게도 전제론적 관점과 이중론적 관점을 두 가지 상반된 관점의 지지자들은 사태를 오히려 악화시키는 경향이 있다. 양측은 너무나 자주 어떠한 근거도 없이 그들의 주장의 명백성을 주장해왔다.*
>
> (Evans 2004, p 17)

사실 우리의 뇌는 외부와 단절되어 있지 않다. 신경 조직은 사실상 몸의 다른 모든 조직들과 연결되어 있고 통신한다. 우리의 뇌가 면역 체계와 직 간접적으로 통신하고 있다는 1980년도의 발견은 정신 신경 면역학 분야의 발전을 이끌었다. 신경 조직은 몸의 구석구석에 포진해 있기 때문에 단순한 생각도 당신의 몸상태에 변화를 줄 수 있으며 상당수의 연구 결과가 이 사실을 뒷받침하고 있다.

캔대스 퍼트(Candace Pert)

몸과 마음의 연결에 대한 또 다른 흥미로운 사실은 캔대스 퍼트 박사가 감정의 생물학을 연구하면서 나오게 되었다. 그녀의 이전 연구는 엔돌핀의 발견을 주도하기도 했다. 퍼트는 처음에 신경전달물질이 뇌의 변연계에서만 발견되는 강한 감정과 연관되어 있다고 가정했다. 대신 그녀가 발견한 것은 이런 화학구조가 몸 전체 어디에서나 흔한 것이라는 것이다. 사실, 뇌뿐만 아니라 몸 전체가 감정을 경험한다. 몸에 대한 데카르트적 사고를 버리기는 쉽지 않지만 새로운 발견들이 나올 때마다 몸과 마음을 분리하는 것은 너무나 독단적이고 잘못된 생각처럼 보인다. 분리에 대한 생각을 버릴 때 생각이 몸에 영향을 준다는 개념이나 플라시보 효과가 맞아 떨어지게 된다. 이를 강조하는 이유는 당신이 치료와 당신의 환자들을 대하는데 있어서 플라시보 효과를 진정으로 믿지 않는다면 긍정적인 치료 결과도 기대하기 어렵기 때문이다.

무의식과 잠재의식(The unconscious and the subconscious mind)

육체-정신 의학 분야에서 좀더 흥미로운 주제는 무의식에 대한 것이다. 마사지 치료사로서 이 분야에 대한 교육을 하지 못한 상태에서 이 주제에 대해 말하는 시점에 무의식에 대해 언급하는 것은 매우 중요하다. 나는 스튜어트 타우즈가 세미나에서 모든 상처에는 의식적, 무의식적 요소가 모두 있으며 무의식적 생각이 우리 환경이 얼마나 안전한지 또는 움직임이 안전한지에 대해 결정하게 해 준다고 했던 말을 기억한다. 그 말을 들을 때 나는 치료 절차상의 다른 많은 것들을 생각하느라 정확히 이해하지 못했다. 또한 나는 무의식에 대해 거의 알지 못하고 있었던 때였다. 이 분야에 대한 엄청난 호기심에도 불구하고, 의식적 생각이 도달하지 못하는 영역에 대한 개인적인 통찰력을 갖는 것은 쉽지 않았다. 고등학교 이후에 나는 칼 융의 무의식에 대한 개념에 관심을 갖게 되었다. 무의식에 정의에 대해서는 정신 의학 분야에서도 매우 다양했다. (Miller 2010) 하지만 유익한 논의를 통해 어느 정도 합의된 정의를 도출하는 것이 필요했고 다음과 같은 문장으로 정의되었다. 무의식이라는 용어는 심리학에서 우리의 의식이 미치지 못하는 영역의 생각을 지칭할 때 사용한다.

어린 시절의 충격적인 사건, 억압 받은 기억 또는 기억나지 않는 저 멀리의 일들은 무의식 기억의 예들이다. 이런 기억들은 정신 분석학적 방법들이나 비슷한 냄새나 유사한 장소들에 있을 때 의식위로 떠오른다. 무의식은 기억뿐만 아니라 생각도 포함한다. 이런 무의식적 사고들은 우리 삶의 성공이나 실패를 수용할 때나 어떤 일을 수행할 때 우리 몸에 내제되어 있는 것이다. 잠재의식과의 주된 차이는 우리가 사건이나 생각을 선택할 수 있다는 것이다. 우리 사고 속의 잠재의식 부분은 주소나 전화번호, 당신의 첫 번째 애완견의 이름 같은 순간적 의식 부분이 아닌 의식의 일부로 볼 수 있다. 이 글을 읽기 전에 당신은 이러한 사실들을 인식하지 않았지만 누군가가 그것들에 대해 묻는다면 당신의 잠재의식으로부터 의식의 영역으로 가져와야 할 것이다. 이것이 무의식과 잠재의식의 기본적 차이라는 것이다.

엄격한 신경학적 관점에서 무의식과 잠재의식의 가장 중요한 측면은 우리 몸에서 일어나는 많은 일들이 무의식 또는 잠재 의식에 의해 제어 된다는 것이다. 우리 몸에서 일어나는 대부분의 일은 의식의 도움을 필요로 하지 않는다. 열량 소비, 혈압 조절, 소화, 치료, 면역활동, 체온 조절, 운동제어와 숨쉬기 까지 나열하고자 하면 끝이 없다. 잠드는 일도 무의식의 과정 중 하나이다. 하지만 많은 일들이 의식과 무의식의 조화로 제어된다. 운동을 예로 들어보면, 걷기 운동을 배우는 중이라면 상당한 의식이 수반되지만 그 운동이 익숙해 지면 무의식적으로도 운동을 할 수 있게 된다. 또 다른 예로, 숨쉬기는 무의식으로 가장 잘 관리되고 있는데 의식적으로 숨쉬기 패턴에 변화를 줄 수도 있다. 결국 우리 몸에서 일어나는 일들은 정도의 차이는 있지만 어느 정도 의식의 간섭을 허용하고 있다.

이제 이러한 사실이 우리가 하는 일에 어떻게 적용될 수 있을지 보도록 하자. 상처가 난 후에 할 수 있는 많은 치료들이 있다. 어느 정도는 의식적으로 이런 치료를 하게 된다고 할 수도 있다. 하지만 만약 당신의 환자에게 몸의 조직들이 완벽하게 치료되었다고 말하고 그들이 당신이 전문가라고 믿는다면 그들의 의식적 사고가 반영된 것이다. 만약 그렇지 않다면 잠재의식 또는 무의식적 요소가 있는 것이다. 그들의 본능이 이 영역을 지키고 있다. 당신이 고용하는 많은 치료사들이 상처의 이런 요소들에 대해 직접적으로 신경계에 변화를 주었거나 의식, 잠재의식, 무의식에 동시에 변화를 주었다고 할 것이다. 이것의 좋은 예들로, 신경언어프로그래밍, 수동적 스트레치 치료, 펠덴크라이스, 알렉산더 기법, 트리제닉스(trigenics), 신경근 통합과 구조 정렬(NISA), 신경근 치료 등이 있다. 이런 치료들의 목표는 운동에 대해 다시 프로그램 하거나 마음에 '다시 움직여도 괜찮다'고 말하며 몸과 마음 사이의 단절을 제거하는 것이다. 이것은 플라시보 효과에 있어서도 명백하다. 몸과 마음 사이의 장벽을 제거하고 신체-정신 체계를 통해 몸이 이미 알고 있는 방식대로 치료하게 하는 것이다.

잉그리드 바시(Ingrid Bacci)

잉그리드 바시 박사는 만성 통증에 관한 많은 책을 썼고 신체-정신 접근에 깊이 뿌리내리고 있다. 스트레스 관리에 대한 그녀의 몸 중심 접근과 만성 통증은 새로운 기법을 찾는 의사들 또는 자가치료에 관심 있는 환자들을 위한 상당수의 실제적 사례를 포함하고 있다. 그녀의 책 '손쉬운 통증 완화' (Bacci 2005)에는 다음과 같은 말이 나온다.

> *정신은 뇌의 기능이라기 보다 의식 너머에서 일어나는, 몸을 통해 정보가 지나다니는 흐름이라고 할 수 있다. 잠재의식은 실제적으로 몸 그 자체이다.*

이것은 잠재의식이나 무의식의 심리학적 개념을 그려내는 흥미로운 방식이라고 할 수 있다. 잠재의식과 무의식은 사실 뇌가 하는 어떤 일 그 이상이다. 그들은 실제로 몸 전체에 존재한다.

의식은 몸을 인식하고, 잠재의식은 의식망 아래에서 몸의 정보의 흐름을 포함하며, 무의식은 몸의 모든 기억과 경험을 포함한다.

당신이 몸과 마음을 불가분의 관계라고 여긴다면, 생각이 우리의 건강과 치료에 까지 영향을 줄 거라는 가정은 자연스러운 것이다.

결론 (Conclusion)

(이 책 전체를 포함해서) 이 장의 핵심은 헬스 전문가로서 당신의 육체와 정신 사이의 관계에 대해 가지고 있었던 장벽을 허물 수 있도록 돕는 것이다. 몸과 마음이 하나라는 것을 인식하기 시작했다면, 곧 환자들에게서 개선된 치료 결과를 보게 될 것이다. 이 책에서 몸과 마음의 관계에 대해 더 깊이 파고들기보다, 이 주제에 대해 더 생각해 볼 수 있는 책들을 아래에 소개하고자 한다. 이 책들은 저자에 따라 개념적인 부분에 치중한 경우도 있고 좀더 과학적 접근을 하는 경우도 있다. 당신은 분석가 일 수도 있고 개념적 사고를 하는 사람일 수도 있다. 이 분야의 책들을 더 읽기 원한다면 당신의 사고 방식에 맞는 책을 고르기를 권한다.

플라시보의 효과(PERFORMANCE OF THE PLACEBO)

가변성(Variability)

의료업계에서는 플라시보를 지난 반세기 동안 약물의 효과 입증을 위한 임상실험에서 약물을 테스트하는 기준선으로 사용하였다. 플라시보 보다 더 나은 성능을 보일 때 유용한 치료라고 여긴 것이다. 그러면 플라시보의 효과는 어느 만큼인가? 그 대답은 범위를 정하기 어려울 만큼 대단하다는 것이다. 맥퀘이와 캐롤이 5개의 플라시보 제어 실험에서 고통 경감 점수를 실험했는데 개인차가 0에서부터 100%까지 다르게 나타났다. (McQuay 외, 1995)

의학 인류학자인 다니엘 모어맨은 문화의 따라 플라시보 효과가 다르게 나타나는 것에 주목했다. 그는 같은 약(시메티딘)에 대해서 플라시보 대조 그룹과 31개의 연구를 수행했다. (Moerman 1983; 이 약은 헬리코박터 파일로리균이 발견되기 전까지 1970년대에 궤양 치료제로 사용되었다.) 1달 후에 환자의 상태를 확인하기 위해 내시경이 사용되었고 이 실험은 많은 국가에서 수행되었다. 약에 대한 반응은 거의 비슷하게 나타났다. 하지만 플라시보 효과의 결과는 덴마크에서 10%, 독일에서 90% 등 국가에 따라 다르게 나타났다. 놀라운 것은 평균치는 30%였다는 것이다. (이는 플라시보 효과를 언급할 때 가장 많이 듣는 숫자 중 하나이다; Evans 2004).

동일한 실험에 대해 왜 다른 결과가 나타나는지에 대한 여러 추측이 있었지만 짐작컨대 태도나, 상황이나, 개인적 차이가 이런 큰 편차를 설명해 줄 수 있을 것 같다. 어느 쪽이든, 31개 연구에서 나타나는 결과의 편차는 꽤 의미심장하다.

약물 실험에서는 전형적으로 플라시보를 적용한 그룹에서 실제 약물을 투여한 그룹보다 편차가 크게 나타난다. 이것에 대한 대표적인 예는 이미 언급한 적이 있는 모어맨의 연구 일 것이다. 이 연구에서 플라시보 그룹에서는 증상 개선율이 10~90%로 편차가 컸지만 약물을 적용한 경우에는 70~75%로 편차가 작았다. 이는 약물 실험에서 플라시보의 효과가 실험을 어떻게 설계했는지, 연구자의 자세, 참여자의 자세, 적용되는 병리학 등뿐만 아니라 심지어 실험이 수행된 나라의 문화에 까지 영향을 받는다는 것을 보여준다. 편차가 너무 크면 모든 사람이 수긍할 만한 수치를 제시하는 것은 통계학자에게 매우 어려운 일이 되지만 보통은 35%정도라고 말한다. 이 분야의 선구자인 헨리 K 비처 박사가 1955년에 이 숫자를 제시했지만 그의 연구에서도 편차는 15~58%로 나타났다. (Evans 2004) 여기에 더해, 그가 사용한 방법론이나 수식들이 질문을 불러 일으키기는 하지만 지금까지도 여전히 종종 인용되고 있다.

장점(On the upside)

5개의 다른 외과 수술 연구를 보면 참석자들의 관심이 매우 높았으며 70%의 환자들이 기대 이상의 반응을 보여주었다. (Roberts 외, 1993) 이 연구에 참석한 환자들은 기관지 천식, 구강내 단순 포진, 십이지장 궤양을 앓는 사람들이었다. 수술을 받은 사람들은 나중에 수술 효과가 줄어들거나 효과가 없는 경우도 있었다. 하지만 연초에 수술을 받은 환자들은 아마도 높은 기대 때문이었는지 회복이 좋았다. 우리는 환자의 기대에 대한 부분을 2장에서 살펴볼 것이다.

통증 관리를 위한 플라시보 연구에서는, 75개의 관련 기사를 리뷰했고, 플라시보 효과가 유효한 경우도 60%에 달했다. 그 연구진들은 플라시보에 대한 그와 같은 응답률은 평균치보다 매우 높은 것이었다는 것을 알게 되었다. (Turner 외 1994) 이것은 도수 치료사들도 시험해 볼 만한 분야이다. 환자들의 치료 가능성을 최대화 하고 통증을 줄이도록 돕는 것은 우리 환자들의 관심 속에 존재한다. 딜런 에반스는 플라시보 평가에 대해 매우 엄격한 기준을 제시한 그의 책 '플라시보: 현대 의학에 있어서 정신력의 문제'에서 실질적 치료가 없는 플라시보 사례들을 무가치한 것으로 말하고 있으며 많은 통증 관련 플라시보 사례를 검토 한 후, '플라시보 마취는 실제다' (Evans 2004a, p28)라고 말하고 있다. 그는 또한 이렇게 말한다(Evans 2004a, p 30)

… 아무도 플라시보에 반응이 없는 통증을 찾지 못했다. 오히려 플라시보가 다양한 범위에서 효과가 있다는 사실이 발견되고 있다.

플라시보 효과는 더 강해지고 있는가?
(Is the placebo effect getting stronger?)

근래 수십 년간 플라시보 효과가 점점 강해진 것으로 나타났다는 주장이 있었다. (Silberman 2009) 표면적으로는 고려해 볼 만한 주제임이 틀림없다. 어떻게 플라시보 효과가 강해지는 것일까? 아무도 정답은 모르지만 다음과 같은 몇 가지 이유를 들어 볼 수 있을 것이다.

1. 이론적으로는 더블 블라인드 실험이었지만 환자들이나 치료사들은 쉽게 어떤 것이 실제 약물을 사용하는 것인지, 위약인지를 추측할 수 있었다. 만약 환자들이 처방 받은 약을 위약이라고 생각한다면 이론적으로 환자들은 증상이 개선될 것이라는 기대가 줄어들게 된다. 현대 연구들은 위약 여부를 쉽게 추측하기 어렵기 때문에 위약을 처방 받더라도 실제 약으로 여기는 경우가 많다.
2. 다른 이유로는 요즘 개발되는 약들은 부작용이 적은 경향이 있기 때문이다. 이러한 사실은 위의 이유와 더불어 위약을 판별하는데 어려움을 주게 된다. 심지어 위약을 먹었는데도 실제 약물의 부작용이 나타나는 경우도 있다. 소위 위약이 약물학 적으로는 활성화될 수 있지만 그 조건에 대해서는 실험이 된 바가 없다. 이 때문에 환자들이 위약 여부를 판별하기가 더 어려워 졌다.
3. 플라시보 성능이 좋아진 또 다른 이유로 제약 업계의 엄청난 성공을 들 수 있다. 약물 실

험을 하려면 약물을 투여한 적이 없는 사람들을 찾아야 한다. 예를 들어 북미에는 스타틴(콜레스테롤 저하제), 항우울제, 혈압 조절약을 투여 받는 인구가 계속 늘어나는 추세에 있으며 약물 실험을 위해 점점 약물 사용이 적은 해외로 나가고 있다. 그래서 점점 더 많은 연구들이 아프리카, 인도, 중국, 동유럽 등지에서 수행되고 있다. 하지만 우리가 알기로 플라시보 효과는 문화에 따라 때때로는 극과 극으로 다르게 나타나기도 한다. 그래서 다른 나라에서 실험한 경우 플라시보 효과가 극적으로 높아질 수도 있는 것이다. 회복에 대한 환자의 소망과 전문적 치료에 대한 기대는 의료시설이 잘 보급되지 않은 국가일 수록 더 크다. 플라시보 효과를 실험하기 위한 더 없이 좋은 토양인 것이다.

4. 해외에서 수행하는 약물 실험에 드는 비용이 증가하고 위에 언급한 이유로 플라시보 효과가 국가나 문화에 따라 다르게 나타날 수 있다.
5. 여기에 더해서 해외에 있는 의사들은 실제로 환자 차트를 빠르게 작성하기 때문에 증상이 약한 환자들을 데려올 가능성이 크다. 이런 환자들은 플라시보 효과에 반응이 더 좋은 것으로 알려져 있다.

1990년대 초에 수행된 연구들에서는 환자들이 위약 여부를 아는 것이 쉽지 않도록 실험이 설계되지 않은 한 플라시보의 실제 효과에 대해 정확하게 기술하지 않았다. 이런 현상을 극복하기 위한 방법으로 연구자들은 몸의 감각에는 변화를 주면서도 혈압이나 혈당에는 변화를 주지 않는 약을 만들어 냈다. 대체로, 현재까지는 플라시보가 효과가 있는 것으로 나타났다. 허버트 벤슨은 그의 책 '세월이 흘러도 변하지 않는 치료: 생물학과 믿음의 힘'에서 가슴통증, 피로, 현기증, 두통, 요통, 복부 통증, 손발 저림, 무기력, 체중 감소, 기침, 변비 같은 질병에서는 플라시보 효과가 매우 크게 나타났다고 말하고 있다. (Benson 1997)) 우리가 생각한 것 보다 플라시보 효과가 더 커질 수 있을까? 흥미로운 것은 26개의 연구를 검토한 결과 23개 연구에서 환자들과 의사들에게 누가 위약을 처방 받았는지 추측해 보라는 질문에 꽤 높은 정확도가 나타난 것이다(Fisher & Greenberg 1993). 어떤 연구에서는 환자의 78%, 의사의 87%가 누가 실제 약을 처방 받았는지 정확하게 알아맞혔다(Rabkin 외 1986). 언급한 대로, 이런 발견들은 플라시보 활성화에 대한 하나의 논의이고 부작용이 있는 플라시보는 좀더 사람들을 잘 속이기 때문에 좀더 정확한 결과를 이끌어 낸다.

시스템 내의 선입견(Built-in biases within the system)

플라시보는 만병통치약은 아니다. 플라시보 효과가 전혀 나타나지 않는 영역도 있다. 이런 경우가 메타 분석에 포함되어 플라시보 효과가 큰 사례들과 섞이면 (Hrobjartsson & gotzsche 연구(2001)) 플라시보 효과가 작다는 잘못된 해석이 나올 수도 있다. 이런 방식이 플라시보 효과를 측정하는데 적합하지 않다는 것은 확실하다. 모든 경우에 효과가 입증된 그런 약은 존재하지 않는다. 페니실린의 경우 하부 요통에는 효과가 거의 없다. 플라시보가 인간의 모든 질병을 치료할 것이라고 기대하는 것은 상식적이지 않다. 이런 전제는 어떤 약물에도 적용할 수 없다. 그렇다면 왜 사람들은 플라시보에 기대를 거는 것일까? 의사로서 당신은 두 증상의 연관성을 찾지 않는 한, 턱관절 장애를 치료하기 위해 손목골 증후군에 사용하는 기법을 적용하지는 않을 것이다. 같은 이유로, 손목골 증후군 치료를 폭로하는 기사를 읽고 실망할 것이다. 그것은 약관절 장애와 아무런 관련이 없기 때문이다.

고려해야 할 또 다른 사항은 많은 연구들이 플라시보가 약물보다 효과가 좋은 경우나 약물의 효과가 플라시보 효과와 큰 차이가 없는 경우가 있었음에도 출판되지 않았다는 것이다. 2003년도에 국립 암 연구소는 2003년도 표어로 모든 임상실험에 대한 결과를 등록하고 출간할 것을 지속적으로 요구했다(Reynolds 2003). EBM(증거 기반 의학) 의 몇몇 옹호자들은 모든 약물 실험 결과를 출간하도록 요청 받기도 했다. 그들은 저널이나 등록기관에 임상실험 보고가 활발하지 않은 것이 의학 발전을 저해하는 것이며 환자에 대한 윤리적 의무를 저버리는 것이라고 보았다. 이런 문제는 인내의 과정이 필요했으며 많은 이슈를 낳았다. 예를 들어, 우리가 접하는 플라시보의 성과는 평균치를 능가하는 임상실험에 한정된 경우가 많은 것이다.

통증과 염증(Pain and inflammation)

도수 치료를 할 때, 우리는 만성적이고도 극심한 통증을 호소하는 환자들을 많이 만난다. 극심한 염증 반응은 종종 종기(부어오름), 발진, 발열, 통증을 동반한다. 이러한 증상들은 확연한 플라시보 효과를 기대하기가 쉽지 않다. 하지만 상당수의 연구에서 이런 증상들에도 플라시보가 효과적이라는 것이 나타나고 있다. 많이 인용되는 연구는 사랑니 시술 후에 염증과 통증이 나타나는 환자들을 대상으로 플라시보 시술로서 자외선 치료를 하는 경우이다. 연구자들은 자외선 치료기를 세팅하면서 의사도 환자도 누가 실제 자외선 치료를 받는지, 플라시보 치료를 받는지 모르도록 하였다.(Hashish 외 1986) 자외선으로 셀프 마사지를 하게 한 제어 그룹에서 사랑니 수술 후 통증들을 경험하지 않는 것으로 나타났다.

서두에 언급한 것 같이, 수술을 받은 환자 중 약 $\frac{1}{3}$ 가량과 외상후 통증을 경험한 환자들의 50%는 플라시보 적용시 통증이 줄어드는 것으로 나타났다. 몰핀의 경우 $\frac{3}{4}$ 가량의 환자에서 50%의 통증 경감 효과가 나타났다. 류머티스 관절염 환자들을 대상으로 플라시보를 적용한 결과 관절의 염증이 50%가 줄었고, 40%의 환자들에게서 붓기와 압통이 50%가량 줄어들었다. 이 결과를 어떻게 해석하든지 간에, 이 플라시보에 대한 매우 실제적이며 인상적인 결과라고 할 수 있다. 플라시보에 대해 비판적인 사람들도 두통, 수술 후 통증, 무릎 통증 등에 나타나는 플라시보 효과에 대해서는 인정한다.(Hrobjartsson & Gotzsche 2001) 딜런 에반스도 이렇게 말했다(2004):

플라시보 반응에 대한 모든 클레임들은 결국 플라시보가 통증을 덜어준다는 사실을 강조하는데 일조하고 있다.

개흉과 폐엽절제 암환자를 대상으로 강한 진통제 부프레노핀을 투여한 그룹과 플라시보 그룹을 비교한 실험이 있었다. 첫째 날에는 모든 환자들이 30분 간격으로 통증이 줄어들 때까지 부프레노핀을 투여 받았다. 다음 날 통증이 다시 시작 될 때, 환자들에게 무작위로 소금물을 주입하거나 아무 조치도 취하지 않았다. 아무 처방도 받지 못한 환자들은 통증이 심해졌지만, 플라시보 그룹의 환자들은 1시간 뒤 상당한 수준으로 통증이 줄어들었다. 플라시보 반응에서 일어나는 한가지는, (특히 통증에 있어서) 첫 약물 주입시 몸에 학습된 경험이 있다면 플라시보가 보다 효과적이라는 것이다. 이런 현상을 '길들이기(conditioning)'라고 부른다. 플라시보는 그러한 훈련을 흉내 내려는 시도이다.

기능 (Function)

기능은 도수 치료사들이 특별한 관심을 기울이는 부분 중에 하나이다. 우리에게 오는 환자들은 통증이 줄어든 만큼 기능적으로도 개선이 된다. 이 둘은 보통 연관성이 있지만 항상 그렇지는 않다. 정골요법 같은 몇몇의 접근법들은 기능에 초점을 맞추다 보니 고통이 따라온다는 것을 전제한다. 반면 마사지는 통증을 줄이는데 목적이 있기 때문에 기능은 그에 따라서 개선될 것이라고 전제한다. 바디워크에 접근하는 여러 방법이 있다는 사실은 플라시보 효과를 적용하기에 좋은 분야라는 것을 말해준다. 우리는 어떤 특별한 기법이 좋은 결과를 가져올 것이라고 생각한다 하지만 좋은 결과가 나오는 이유 중 상당부분은 그 기술에 대한 우리의 자신감에서 비롯한다. 다른 헬스 전문가들과도 이야기 해 보면 똑같은 기법을 썼는데도 어떤 사람에게는 성공적인 결과가 나오고 정 반대의 결과가 나오기도 한다는 것은 흥미로운 일이다.

2008년에 수행된 골관절염 연구에 대한 메타 분석에서는 198개의 임상실험에 193개의 플라시보 그룹 (환자 16,364명) 그리고 14개의 비치료 그룹군 (환자 1,167명)에 대한 분석이 이루어 졌고 다음과 같은 결론을 이끌어 냈다. (Zhang 외 2008)

플라시보는 골관절염 치료에 있어서 특히 통증, 뻐근한 증상 그리고 자가 보고 기능(self-reported function)에 효과가 있다.

그렇다 플라시보는 분명 효과가 있다. 특히 근골격계 질환 부분에서 효과가 잘 나타나는 것으로 보인다.

플라시보 효과를 최대화 하는 조건 (Condtions reporting the greatest placébo effects)

내가 자주 받는 질문 중 하나는 어떻게 하면 플라시보 효과를 최대로 끌어올릴 수 있느냐 하는 것이다. 플라시보는 지난 50년 동안 꾸준히 심리 치료에 상응하는 효과가 있는 것으로 알려져 왔다. (Brown 2013) 심리치료에 잘 반응하는 조건들은 플라시보에 잘 반응하는 조건들과 동일하다. (불안/공포 장애, 경미한 우울증) 심각한 우울증이나 정신 분열증 같은 중증 정신적 질환에서는 플라시보에 의한 개선이 없었다.

플라시보 효과에 대한 가장 집중도 높은 연구는 고통과 무통각증을 둘러싼 플라시보 반응의 신경 생물학적 메커니즘에 대한 것이었다. 호흡기관과 심혈관계, 면역 및 내분비계, 파킨슨병 그리고 우울증 분야에서 떠오르는 새로운 모델에 대한 것도 있다. 천식, 크론병, 궤양, 과민성 대장 증후군(IBS), 관절염에도 플라시보가 꽤 효과가 있다는 것이 연구로 밝혀지고 있다. 하지만 이 책의 독자들은 근골격계 문제에 더 관심이 많을 것이다. 다행인 것은 두통 같은 극심한 만성적 통증, 염증 및 기타 관련 질환에 플라시보 반응이 매우 잘 나타난다고 말할 수 있다는 것이다. 이것은 다음 장에서도 다루겠지만 정신 생물학적 방식이 적용되기 때문인 것으로 보인다. 도수 치료사들에게 그들의 환자들이 더 나은 치료 결과를 얻게 될 것을 기대하게 하는 좋은 소식인 것이다.

도수치료에서 플라시보 효과(The placebo effect in manual therapy)

잘 알듯이, 도수 치료는 다양한 증상에 다양한 전문가들에 의해, 다양한 조건에 따라 진행된다. 그래서 도수치료에서는 하나의 정답만이 존재한다고 할 수 없다. 상당수의 임상 연구에서 잘못된 연구 설정때문에 결론에서 충돌이 일어나는 연구들이 종종 있다. 그래서 우리는 2010년 이후로 출간된 도수치료에 대해 체계적으로 리뷰 된 건에 대해 살펴볼 것이다. 이런 관점에서 플라시보 효과가 성공적인 치료에 있어서는 눈 여겨 볼 만한 것이 있다는 것은 좋은 소식이다. 나쁜 소식은 체계적 리뷰의 결론 부분에서 종종 연구의 방법론에 대한 아쉬움이나 보고서의 품질에 대해 우려하는 언급들이 나타나고 있다는 것이다. 도수치료 분야의 연구들이 여전히 걸음마 수준인 것은 사실이다. 아직은 더블 블라인드 실험은 불가능 하고 싱글 블라인드라 하더라도 연구가 쉽지 않은 형편이다. 기존 연구를 검토한 학자들은 향후 비교 실험이 수행되어야 한다는 의견을 단 경우도 있었다.

2010년 리뷰에서 '도수 치료의 효과:영국 사례 보고서'는 49건의 최근 관련 리뷰와 16건의 증거기반 임상 가이드라인 및 아직 리뷰되지 않은 46건의 RCT와 가이드라인을 다루고 있다. 저자들을 도수치료를 위한 RCT 증거를 포함하는 26개의 조건에 대한 카테고리-근골격계 조건 13개, 만성 두통 유형 4개, 비근골격계 관련 9개-를 살폈다. 다시 한번 저자들은 문맥적 효과(치료 결과에 영향을 주는 환자-의사간 관계에서 나오는 효과를 지칭하는 용어)가 가미되

었음을 언급한다. 결론적으로 저자들은 다음과 같이 말한다(Bronfort 외 2010):

추가적으로 의사와 환자간의 상호작용이 치료에 적용되는 다른 효과와 별개로 작용한다는 상당한 증거들이 있다. 이런 현상을 문맥 효과(contextual effect)라고 한다. 문맥적인 것 또는 치료의 불특정 효과라고도 불리기도 하는 이것은 치료를 하는 사람이 누구인지, 진단에 대해 어떤 식의 설명이 주어졌는지, 치료사의 열정은 어느 정도 인지, 환자의 기대치는 어느 정도인지에 따라 다르게 나타난다.

'도수 치료에서의 플라시보 반응: 무에서 유를?'이라는 제목으로 발표된 2011년 리뷰에서는 도수치료에 대한 94건의 연구 논문들이 검토되었다. (Bialosky 외 2011) 이 연구의 저자들은 플라시보가 성공적 치료의 요소임을 설명해 준다고 여기고 있다. 이 연구의 결론을 인용해 본다:

도수 치료사들은 플라시보를 중재적 개념뿐만 아니라 도수치료와 관련된 치료 효과를 부분적으로 설명해주는 잠재적 메커니즘으로 여기고 있다. 그들은 허위 치료나 효과가 없는 방식보다는 통증을 줄이는 목적으로 플라시보 반응을 최대화 하려는 시도를 하고 있다.

'요통에 대한 보안 대체 의학'이라는 제목의 2010년 리뷰에서는 265개의 RCT와 5개의 비 RCT건을 살펴보고 있다. 결론은 방대하지만 이 보고서에서 특별하게 수행된 치료법이랄 것은 없었다. 플라시보 치료는 치료를 하지 않는 것보다는 일관성이 있지만 몇몇 경우에는 플라시보나 허위 치료보다는 실제적 치료가 더 효과가 있었다. 저자들은 보완 대체 의학의 보고서 수준과 연구 수행 방법에 있어 더 심혈을 기울여야 한다고 말하고 있다.

'경부통 및 요통 대체 의학의 안정성, 비용적 효율성 및 효험에 대한 메타 분석과 리뷰'라는 제목의 2012년 보고서는 147건의 RCT와 5건의 비 RCT를 살펴보고 있다.(Furlan 외 2012) 이 보고서는 보완 대체 의학(CAM)에 의한 치료가 치료를 하지 않거나 위약을 쓰거나 단기적으로 통증을 줄이는 방식보다 효과가 크다고 말하고 있다. 연구자들은 이러한 치료들이 허위 치료와 비교했을때 훨씬 더 효과가 있다는 것은 아니라고 말한다. 그들은 또한 CAM 치료가 다른 방식에 비해 항상 우위인 것도 아니라고 분석했다.

플라시보에 대응한 도수 치료에 대한 최악의 결과는 극심한 요통증이 있는 성인 환자들을 대상으로 척추 도수 치료(SMT)를 수행한 20건의 RCT를 다룬 2013년 보고서에 나온다. (Rubinstein 외 2013) 이 연구의 주요 결론은 통증, 기능적 상태, 인지된 회복에 대한 것이다. 그 다음으로 중요한 결론은 업무 복귀와 삶의 질과 관련된 부분을 다루고 있다. 연구자들은

SMT 가 허위 SMT, 보조 요법에 비해 중증 요통에 더 이상 효과가 없다고 결론을 내리고 있다. 또한 SMT가 다른 치료법보다 효과가 덜 할뿐만 아니라 평가 기준에 미치지 못하고 있다고도 말하고 있다. 2013년 보고서에는 플라시보가 요통 치료에 있어 척추 도수 치료만큼의 효과가 있다고 보고 있다.

이상의 연구결과들은 도수 치료와 보완 대체 의학에 종사하는 우리들을 겸허하게 한다. 이 보고서에서 주목 받고 있는 도수 치료법은 없다. 게다가 상당수 연구들은 연구 기법이 부족하거나 보고서의 수준이 높지 않았다는 사실도 간과할 수 없다. 이러한 치료들은 종종 단기간 내에서 플라시보 약물 보다는 효과가 큰 것처럼 보일 수 있지만 치료의 규모 면에서 허위치료보다 효과가 더 좋은 것 같지 않다. 결론적으로 이 보고서에 나타나는 CAM 의 장기적 유익에 대한 증거는 없는 것으로 보인다. 장기적 유익이 없다는 말이 아니라 이런 치료가 효과가 적다는 것을 말하는 것이다. 그래서 잘 설계된 비교 연구가 수행 될 필요가 있다. 다른 말로 하면 CAM 치료와 도수 치료는 활성 요소가 제거된 허위 치료에 비해 성능이 더 낫다고 보기는 어렵다는 것이다. CAM 치료와 도수치료에서 주목할 만한 플라시보 효과를 찾아야 할 때이다.

결론 (Conclusion)

플라시보 효과가 실제적이고 측정 가능하다는 것은 명백한 것으로 보인다. 이 사실은 도수 치료 분야에서도 그럴 것이다. 플라시보 효과가 치료의 주요한 요소가 될 것이고 상당한 수준의 치료 결과를 내는데 영향을 주게 될 것이다. 플라시보 효과는 통증, 근골격계 통증, 기능 장애, 급성 장애 및 이러한 징후를 가진 모든 만성 염증에 상당한 효과를 보여준다. 플라시보 효과의 힘과 치료 성과적 역할을 고려할 때, 이 현상에 대한 지식을 갖추지 않는 것은 어리석은 일이 될 것이다. 헬스 전문가로서 당신이 이미 사용하고 있는 치료 방식에 환자의 건강과 치료 가능성을 증진하기 위한 방편을 플라시보를 적용하는 것은 신중한 일이 되어야 함은 물론이다.

플라시보 효과는 얼마나 지속되는가? (DO PLACEBO EFFECTS LAST?)

플라시보를 통해 일시적이고 주관적인 개선이 이뤄질 거라는 것은 누구나 쉽게 생각해낼 수 잇다. 하지만 근본적인 변화와 지속성은 어떤가? 다시 한번 말하지만 플라시보 효과는 그 양상이 다양하고 전반적으로 주관적이면서 객관적인 결과가 종종 나타나고 어떤 경우는 그 결과가 연구 기간 이후까지 지속되기도 한다. 예를 들어, 위궤양 실험(Volgyesi 1954)에서 조직 변화가 일 년 이상 지속되었던 경우가 있었다. 그랜트 톰슨은 그의 책 '플라시보 효과와 건강'에서 공황장애, 협심증, 류마티스 관절염 치료에 대한 실험에서 플라시보 효과가 30개월간 지속되었다고 말하고 있다. (Thompson 2005)

조건 반사의 소멸(Pavlovian extinction)

일련의 연구들은 플라시보나, 실제 약물이나 어떤 치료 절차가 있었든지 간에 기대되는 결과가 성취되면 긍정적인 각인이 되어 그런 행동이 강화될 것이라고 말한다. 조건 반사의 소멸이라는 말은 동물에게 긍정적이든 부정적이든 한번 각인된 효과나 습관화된 행동이 더 이상 지속되지 않고 감소하는 것을 의미한다. 조건 반사가 소멸되면 플라시보도 그 의미가 상실되고 영향력도 줄어들게 된다. 대부분의 연구에서 자극이 한번 제거되면 소멸 단계가 시작된다. 의료계에서 많은 사람들이 약이 너무 비싸거나 약물에 의한 부작용이 환자의 삶의 질에 영향을 주는 경우에 플라시보 사용을 지지하고 있다는 사실을 말하고 싶다. 상당수의 연구에서 플라시보가 약물과 함께 적절히 사용된 경우 플라시보가 효과적이었다는 것이 드러나고 있다. 플라시보 효과가 잘 나타나는 영역에서는 약물 비용을 거의 반으로 줄일 수 있다. 암 치료를 위한 약물은 종종 환자의 삶의 질을 떨어뜨리곤 한다. 이런 경우 플라시보는 약물의 부작용을 최소화 하는데 도움을 준다. 몇몇 실험에서는 환자들이 약물을 처방 받으면서 실제 약과 위약이 섞여 있었다는 사실을 알고 있는 경우도 있었다. 이것은 위약이라는 사실을 알고도 플라시보 효과가 나타나고 있음을 보여주는 것이다.

의례적인 절차, 습관, 믿음을 통한 효과 유지 (Maintaining effects though ritual, habit or belief)

이론적으로 플라시보 효과는 훈련과 기대를 통해 일생 동안 지속될 수 있다. 식단을 조절해야 하는, 아니면 그냥 조절하고 있거나 그게 맞다고 생각하는 나이가 지긋하신 분이 계시다고 해보자. 훈련을 통해 습관을 만들어 내는 일은 아마도 역사시대 이전으로까지 거슬러 올라갈 것이다. 또한 플라시보 이론의 훈련은 같은 개념을 가지고 있다. 만약 플라시보 효과가 정해진 행동들과 관련이 있고, 어떤 사람에게 그런 행동들이 나타난다면 플라시보에 반응할 준비가 되었다고 볼 수 있다.

크럼의 2007년 연구의 13페이지 앞쪽에는 삶의 방식과 체중 감소를 연결하고 있다. 이 연구의 주제는 행동의 변화 없이 생각만으로 체중을 줄이는 법에 대한 것이다. 이 연구의 결과는 플라시보 효과를 통해 운동이 부분적으로 또는 전체적으로 건강 상태에 영향을 줄 수 있다는 가정을 지지한다(Crum & Langer 2007). 이 논문이 충분히 다루지 못한 부분은 그 효과가 지속되는지 여부에 대한 것이지만 요점은 만약 마음 상태가 준비되면 그 반응은 계속될 수 있다는 것이다.

연구 기간 동안 지속되는 효과 (Effects that last for the duration of the study)

1986년 35명의 협심증 환자를 대상으로 한 플라시보 연구에서(단기간 작용하는 니트로글리세린을 제외하고) 협심증 방지 치료를 6개월간 진행했다. 27명의 환자들에게서 플라시보 효과가 성공을 거두었다. 심각한 심장 질환이 나타나지 않은 것이다. 6개월동안 협심증 환자 수가 77%가 줄었다.

운동 시험 개선도 나타났다. 이 효과는 연구기간 내내 지속되었다. 이 연구의 제약이라고 한다면 연구기간이 짧다는 것뿐이었다.

2002년에 무릅괴사 조직 제거 허위 수술이 이뤄졌다. 180명의 환자 전원에게 무릅 골관절염이 있었고 각각의 환자들은 관절경 괴사조직제거술, 관절경 세척, 플라시보 수술의 3가지 치료 중 한가지로 치료를 받았다. 치료 결과는 24개월 동안 5가지 질문의 자가 체크리스트에 환자들이 점수를 매기는 것으로 평가되었다. 3개 질의는 통증에 대한 것이었고, 나머지 2개는 기능에 대한 것이었다. 주관적 테스트로는 걷기와 계단 오르기가 수행되었다. 165명이 환자가 이 평가들을 다 수행하였다. 이 연구가 수행되는 24개월 동안 실제 수술을 받은 사람들이 플라시보 수술을 받은 사람들보다 더 나은 점수가 나온 영역은 한 군데도 없었다. (Moseley 외 2002)

또 다른 최근의 연구는 건선 치료제인 로시글리타존의 장기간 효과를 확인하기 위한 연구로 96주간 진행되었다. (Ellis 외 2007) 이 약의 성능은 그렇게 좋지는 않았지만 이 연구 결과로 '로시클리타존에 반응이 없는 건선환자를 대상으로 한 플라시보 반응'이라는 논문을 내게 되었다. 이 연구에 따르면 플라시보 반응을 보인 환자들은 연구 기간 내내 상태 개선이 지속되었다고 한다.

여기 플라시보 효과가 무엇인지에 대해 결정할 필요가 있는 사례가 있다. 나에게는 개인적으로 그런 경우가 있었고 이 글을 읽고 있는 당신에게도 치료가 시작되고 나서 증상이 개선된 사람들은 증상의 개선이 지속되는 경우가 있었을 것이다. 한 달에 한번 정기적으로 나에게 마사지 치료를 받으러 오는 사람들 중의 상당수가 증상이 상당히 호전되었다. 이런 사례들은 일회적이기도 하고 증명된 바도 없지만 나에게는 이런 일들이 플라시보 효과가 어느 정도 작용했다는 것을 보여주는 것이었다. 가끔 TV나 신문에 심각한 병에 걸렸다가 갑자기 괜찮아 졌다고 하는 이야기들을 본 적이 있을 것이다. 이는 나아질 것이라는 믿음의 힘을 보여주는 것이고, 이들은 치료에 몰두하는 사람들이었다. 이런 모든 사례도 또한 일회적이지만 이 외에도 이런 비슷한 경우가 수천 번이 일어나고 있고 이런 사례들이 증거가 되고 있다는 것을 염두에 두어야 할 것이다.

2008년에 칸과 그의 동료들은 3,063명의 우울증 환자들을 대상으로 하는 항우울증 치료제에 대한 8가지의 플라시보 실험에 대한 메타 분석을 수행하였다. 이 연구에서 플라시보로 우울증 개선 상태가 12주 이상 지속된 사람들은 우울증이 다시 재발하지 않는다는 것을 발견했다. 그들 중 4/5는 우울증이 재발되지 않는 상태가 4개월간 지속되었다. 거의 75% 사람들이 6개월에서 1년 후에 병원을 재방문했을 때도 우울증이 재발되지 않았었다. (Khan 외 2008)

캐나다에서는 양성전립선비대증 환자 613명을 대상으로 28개의 센터에서 2년간의 연구가 진행되었다. 환자들에게는 피나스테라이드를 투여하거나 플라시보 위약이 처방되었다. 의사들은 위약을 먹은 환자들 중 33명이 전보다 나아졌고 평균적으로 전립선이 8.4% 커졌는데도 기능이 나아졌다. 전립선이 커지면 오히려 소변의 흐름을 방해하지만, 플라시보 위약을 먹은 환자들이 오히려 기능이 개선되었던 것이다. 몇몇 환자들은 이 위약을 계속 투여 받고 싶어했다.

결과의 지속성의 관점에서 오랜 기간 효과가 지속되는 치료나 약물은 적다는 것은 자명하다. 예를 들어, 수백만 명의 사람들이 매일 두 번 씩 혈압약이나 당뇨약 또는 혈전치료제 등을 복용하고 있고 기적이 일어나지 않는 이상은 남은 생애 내내 이 약들을 복용해야 한다. 이 약을 중단하게 되면 질병으로 인해 건강이 악화되게 된다. 또 다른 예는 내가 마사지 치료사로서 수행하고 있는 연조직 치료(soft tissue treatment)이다. 이 치료는 관절 가동 범위를 넓히고 업무와 관련해 누적된 트라우마를 줄여준다. 하지만 환자가 업무 방식이나 인체공학적 변경이 없는 상태로 업무에 복귀하게 되면, 치료 효과는 줄어들게 된다. 환자가 극도의 스트레스 상태로 돌아가게 되면 교감신경계를 진정시키는 치료도 소용이 없게 되는 것이다. 플라시보든 아니든 치료의 지속성에 대한 비판은 늘 있다.

임상 실험 기한의 제약(Trial length limitations)

임상 실험의 또 다른 문제는 장기간에 걸친 후속 작업이 사실상 어렵다는 것이다. 임상실험에는 일정상의 한계가 존재하고 1년을 초과하는 경우가 거의 드물다. 연구 막바지가 되면 환자들은 증상이 개선 되었는지 여부를 말해줘야 한다. 환자 중 한 명이라도 플라시보 처방을 받았다는 것을 알게 되면 볼장 다 본 것이다. 그런 상황에서는 좋든 나쁜 것이든 어떤 효과라도 중단되게 된다. 만약 환자들이 실제 치료를 받지 않았다는 생각이 들게 되면 대부분의 경우 증상이 재발되곤 한다. 연구를 어떻게 계획할지도 중요하지만 비용이나 실현 가능성을 판단하는 것도 중요하다. 연구 기간이 길어질수록, 비용은 증가하게 된다. 아마도 가장 많은 비용이 소요된 연구는 1976년 간호사들의 건강 상태에 대한 연구였을 것이다. 이 연구는 간호사로 등록된 121,700명의 여성들의 여러 건강 지표들을 추적했다. 이 예외적인 연구는 지금도 진행중이다. 이런 대규모의 연구는 정부 지원 없이는 진행이 어려운 경우가 많다. 이런 종류의 연구들에는 치료군이 적기 때문에 통계학자들은 주어진 정보 안에서 플라시보 효과를 추측해 내야 한다.

이런 관점에서 당신은 도대체 어떻게 플라시보를 당신의 치료에 적용할 수 있을지 궁금해할 것이다. 이후에 윤리적인 부분도 간단하게 다룰 것이다. 걱정 말라! 당신의 치료에 플라시보를 적용할 윤리적 방안들이 많이 있다. 속임수를 쓰지 않으면서도 플라시보 치료 효과를 지속할 그런 방법 말이다.

플라시보의 객관적 결과들 (OBJECTIVE RESULTS FROM PLACEBOS)

플라시보 결과는 환자의 마음가짐에 의해서만 좌우되는 것은 아니다. 아주 실제적이고 측정 가능한 변화들이 생겨나면 이러한 변화들은 수많은 연구들에 의해 문서화 되어 있다. 여기 몇 가지 예를 발췌해 본다.

- 내유동맥 묶음술 실험에서(Diamond 외 1958, Cobb 외 1959), 운동부하가 증가하고 혈관확장제 사용이 75% 가량 줄어들었다.
- 위궤양 실험에서(Volgyesi 1954) 내시경으로 관찰한 결과 조직의 변화가 관찰되었다.
- 사랑니를 뺀 후 자외선 실험에서 (Hashish 외 1986) 붓기와 치료 기간이 단축된 것으로 나타났다.
- 허버트 벤슨이 이끄는 팀이 진행한 협심증 환자에 대한 플라시보 실험에서 60~80%의 환자들에게서 운동 부하가 좋아지고 니트로 글리세린 사용과 ECG 결과가 개선된 것으로 나타났다.(Benson & McCallie 1979)
- 다른 연구에서는 처음에 아드레날린 주입을 받던 환자들에게 식염수를 주입해도 자연살 세포(natural killer cell) 기능이 증가한 것으로 나타났다.(Kirschbaum 외 1992)
- 캐나다에서 진행된 연구에서는 플라시보가 파킨슨 환자의 도파민 수치의 일시적 증가를 관찰 할 수 있었다.(de la Fuente-Fernandez 외 2001)
- 딜런 에반스가 정리한 플라시보에 영향을 받는 조건들은 다음과 같다: 염증, 위궤양, 불안심리, 우울증, 거의 모든 종류의 통증(Evans 2004)
- 동물을 대상으로 한 실험에서 플라시보와 실제 약물을 연결하여 실험한 후 나중에 따로 따로 실험했을 때, 면역 세포의 저하(Ader & Cohen 1975), 혈압의 변화 등이 감지되었다. 동물을 대상으로 하는 실험에서는 신념 체계에 대한 고려가 없기 때문에 흥미로운 결과라고 할 수 있다.
- 플라시보가 가미된 면역 체계 억압이 다양한 조건 실험에서 입증되었다.(Albring 외 2012, Schedlowski & Pacheco-Lopez 2010)
- 플라시보 효과의 메커니즘에 대한 철저한 조사가 몇몇 의과대학에서 수행되었고 매우 실제적이고 측정가능한 생리학적 변화가 있음이 밝혀졌다. (Benedetti & Amanzio 2013, Polle 외 2011, Meissner 2011) 이에 대해서는 생리학적 경로와 이론 장에서 더 살펴볼 것이다.
- 최신 문헌에 대한 2011년 리뷰 자료에 따르면, 플라시보 치료를 받는 환자 뇌의 생화학적, 세포적 변화가 약물 주입에 의한 것과 매우 유사하다고 한다.(Benedetti & Amanzio

2011)

이러한 연구들은 모두 플라시보 치료가 행해질 때 실제로 생화학적 변화가 있음을 말해주고 있다. 특히, 염증의 경우 플라시보 반응이 매우 잘 나타난다. 이런 결과는 환자들 중 만성적 통증으로 염증까지 나타나는 환자를 대상으로 하는 도수 치료에서 매우 유용하다고 할 수 있다.

반면 통증의 경우는 주관적인 증상으로 개인별로 다르고 객관적 측정이 어려운 부분이 있다. 하지만 이 또한 도수 치료에는 좋은 소식이라고 할 수 있다. 통증의 주관성은 플라시보 효과에 빠르게 대응하게 할 수 있기 때문이다. 사실, 다수의 연구에서 문화적 차이에 따라 통증의 정도에 차이가 있다는 것이 밝혀졌다. (Moerman 2000, Sternbach & Tursky 1965, Bates 외 1993, Wolff & Langley 1968) 이런 연구들은 통증이 주관적 경험이라는 사실을 뒷받침한다.

통증의 주관성과 상대성을 보여주는 또 다른 연구는 전쟁 중에 부상당한 군인(Anzio 교두보)과 민간인에게 비슷한 상처가 났을 때를 비교한 실험이다.(Beecher 1956) 이 실험에서 민간인의 90%가 진통제를 투여해야 할 만큼 고통스러워 했지만 군인의 경우는 25%만 진통제가 필요했다. 한가지 알 수 있는 사실은 군인들은 죽을지도 모르는 전쟁터에서 벗어나 병원 침대에 누워있는 자체만으로 매우 만족감을 느꼈다는 사실이다. 군인과 민간인이 느끼는 고통의 의미가 다르다는 것이다.

플라시보 효과는 이렇듯 매우 실제적이다. 2011에 하버드 의과대학은 플라시보만 연구하는 PiPS(Program in Placebo Studies and the Therapeutic Encounter)센터를 설립했다. PiPS는 베스 이스라엘 의료센터에 위치 하고 있고 플라시보 분야의 권위자인 테드 캡척이 소장으로 있다. 이 센터의 목적은 플라시보 반응을 연구하는 학자들을 한데 모으고 치료과정에서 환자-치료사간 관계와, 상상, 희망, 믿음, 설득, 연민, 감정이입의 힘을 연구하려는 것이다. PiPS 연구는 종합적 접근을 시도하고 있으며 기초과학, 심리학 및 의료 역사의 학제간 연구뿐만 아니라 분자 생물학, 신경과학, 병상 간호를 포괄하고 있다. 하버드가 이 현상에 공을 들이고 있다면 플라시보 효과가 실제적이고 안전하다고 가정해도 좋을 것이다. PiPS에서는 플라시보가 개입되는 경우에 대한 미래의 연구들도 주도하게 될 것이다.

2011년에는 플라시보 신경 생물학 분야의 리더인 페브리지오 베네데티가 이끄는 튜린 의과대학의 신경과학과에서 '플라시보 반응: 말과 형식이 환자의 뇌에 주는 영향'이라는 연구가 수행되었다. 다음의 말은 의료분야에서 일하는 사람이라면 누구에게나 해 줄 수 있는 말이다. (Benedetti & Amanzio 2011):

플라시보 효과 또는 반응은 치료 및 약리학적 연구에서 출발하여 본질적으로 과학적 조사를 기반으로 하는 생물학 분야로 발전되었다. 플라시보 효과 연구와 그 반대 개념인 노시보 효과는 기본적으로 치료 및 환자, 치료 결과에 중요 역할을 하는

심리사회학적 맥락의 연구라고 볼 수 있다.

이 연구의 결론부에는 다음과 같은 말이 나온다:
최근의 연구는 환자의 뇌에서 일어나는 플라시보가 개입된 생화학적인 세포 변화가 약물을 투입했을 때의 상태와 매우 유사하다는 것을 밝혀냈다. 이러한 결과는 임상실험 및 의료계에 상당한 영향을 미치게 될 것이다.

이 분야의 리더들은 플라시보 효과와 약물 효과를 동등한 것으로 여기기 때문에 치료 성과에 중요한 역할을 하고 있다. 이것은 당신의 분야에도 이 주제가 중요하다는 것을 보여준다.
수백 건의 연구를 리뷰한 후에 딜런 에반스가 한 말을 다시금 인용하고자 한다. (Evans 2004, p. 30)

플라시보에 완벽하게 반응하지 않는 통증을 찾은 사람은 아무도 없다.
이 말은 플라시보가 광범위하게 활용되고 있다는 것을 보여준다.

결론적으로, 우리는 플라시보를 환자의 신념체계에 영향을 주는 주관적 작용일뿐만 아니라 실제적이며 객관적이며 측정 가능한 신체의 변화라고 이해한다.

노시보 효과(THE NOCEBO)

건강 서적을 읽을 때는 주의하라. 오타가 있어 죽을 수도 있지 않은가?

마크 트웨인

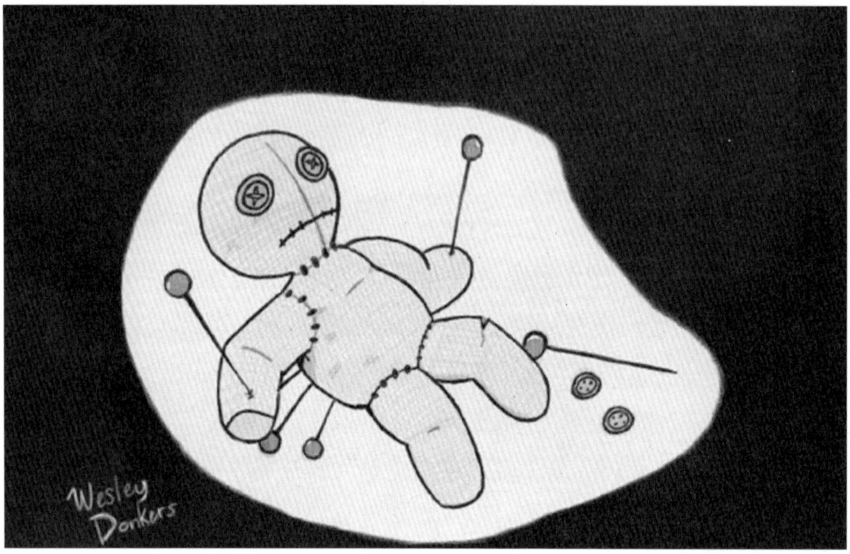

Fig. 1.5

긍정적인 면에는 늘 부정적인 면이 따라다닌다. 플라시보도 부작용이 있을 수 있다는 것은 놀라운 사실은 아니다. 우리의 생각이 우리의 건강에 영향을 미칠 수 있다면 안 좋은 생각은 건강을 악화시킬 수도 있다. 이 세상에 긍정적 측면만 있는 것은 거의 드물고 플라시보도 예외는 아니다. 플라시보 효과를 고려하려면 긍정적 결과 대신 부정적 결과를 경험해야 했던 사람들의 사례도 살펴보아야 한다.

- 설탕물을 주며 구토제라고 말하자 80%의 사람들이 구토 반응을 보였다. (Hahn 1997)
- 77개의 문건을 검토한 결과(Pogge 1963) 졸음, 두통, 신경과민, 불면증, 메스꺼움, 변비 등의 부작용이 일어났다. 이런 증상들은 플라시보 부작용으로 종종 거론되는 증상들이다.
- 또 다른 논문 검토에서는 메스꺼움, 설사, 피부 발진 등이 플라시보의 부작용이 보고 되었다. (Wolf & Pinsky 1954)
- 노시보 효과의 또 다른 예는 유명한 옻나무 실험이다.(Ikema & Nakagawa 1962) 일본

옻나무는 북미산 덩굴 옻나무와 유사한 피부 반응을 일으킨다. 이 나무 아래를 지나가거나 옻을 생산하는 공장에서 일한 사람은 종종 피부 반응을 경험한다. 연구자들은 옻이 극도로 적은 양으로도 알레르기 반응을 일으키는 것에 놀라워했다. 57명의 고등학생을 대상으로 한쪽 팔에는 옻나무 잎사귀를 올려 놓고 다른 팔에는 밤나무 잎사귀를 올려놓았다. 그리고 학생들에게는 반대로 이야기 해주었다. 놀랍게도 50%의 학생들이 밤나무 잎사귀를 올려놓은 팔에서 가려움증, 발진, 부어오름, 어떤 경우는 구진(papules) 같은 증상이 나타났다. 대부분의 학생들이 옻 잎사귀에 알러지 반응이 있었지만 이 실험에서는 옻에 대한 알러지 반응이 매우 적었다.

- 또 다른 노시보 사례는 천식환자들에게서 기관지 확장제인 이소프로테레놀을 환자마다 다른 메시지와 다른 간격으로 투여하는 실험에서 볼 수 있다. 기관지 확장제를 먹었다고 생각한 환자들 중 20%는 공기 흡입량이 줄어들었다.
- 가장 극적인 노시보 효과는 부두 저주를 받은 사람들에게 치명적으로 나타난다. 부두 죽음은 저명한 영국 생리학자 월터 캐논이 1942년에 처음 사용한 용어이다. (Cannon 2002) 아프리카로부터 남아메리카, 아시아, 호주에 이르는 많은 나라에서는 부두 저주를 받게 된 것을 알게 된 사람들이 몇 일 후 사망에 이른 사례들이 보고 되고 있다. 짐작하듯이 저주를 받았다는 것을 모르는 사람들은 죽지 않았다. 짐작컨대, 부두 죽음이 신념체계에 영향을 주었다고 볼 수 있다. 이러한 현상은 서양의 가치관이 유입된 이후 그 효력이 상실되었다.
- 2003년 횡단조사에서 (Ockene 외 2005)는 1996년 설립된 여성 건강 촉진(WHI, Women's Health Initiative)의 일환으로 40개 임상센터에 있는 8,405명의 여성을 대상으로 에스트로겐과 프로게스테론을 주입하거나 플라시보 처방한 실험을 다루었다. 이 유명한 연구는 복합 호르몬제 치료가 건강에 끼치는 악영향이 유익보다 많다는 것이 밝혀진 직후 2002년 7월에 중단되었다. 횡단 조사는 실험이 중단된 후로 약 8개월동안 진행되었다. 실제 호르몬을 받은 사람의 경우 63.3%의 사람들이 금단 증상을 보였고, 플라시보 그룹의 경우 40.5%의 여성에게서 금단 증상이 나타났다.
- 2012년 발행된 '의학에서 노시보 현상: 매일의 임상 실험에서의 관련성'이라는 제목의 보고서는 2012년까지 나온 노시보 효과에 관련된 연구들을 다루고 있다. 그 연구들의 결론은 이런 현상들이 상당히 많이 일어나고 있으며 치료 일선에 있는 사람들은 환자들에게 치료의 잠재적 부작용에 대해 말해줘야 할지 아니면 노시보 효과를 최소화 하기 위해 말을 아껴야 할지 딜레마에 빠져있다는 것이다. 전문가들은 치료사들에게 현재의 치료가 효과적이라는 사실을 환자에게 강조하고 가능한 부작용에 대해 상세히 설명하기 보다 간략히 설명하라고 제안한다. 또한 의학 학부 과정, 레지던트 과정 등 이어지는 의학 과정에서 커뮤니케이션 훈련을 통해 의사들이 말을 통해 환자들에게 치료에 따른 손상보다

는 이로운 점이 무엇인지 잘 설명하는 법을 배우도록 해야 한다고 말한다. 이것은 우리가 이 책을 읽고 있는 이유이기도 하다!

환자들이 플라시보 약을 받으면서 부작용에 시달리는 이유 중 하나는 임상실험 동의서에 싸인할 때 쭉 나열되어 있는 부작용의 목록 때문이다. 물론 환자 자체의 건강 상태의 일반적인 변동이나 다른 사회적 요인들도 영향을 줄 수 있다. 여성 건강 촉진의 사례에서 에스트로겐+프로게스틴 실험은 이러한 호르몬 주입이 건강상에 끼치는 위험이 이로움 보다 크다는 조사 결과 때문에 2002년 7월에 중단된 것을 보았다. 이런 조사 결과에 대한 미디어의 과장된 보도가 여성들로 하여금 더 노시보 효과에 빠지게 했을 수도 있다. 플라시보든 노시보든 이 논문에서는 본문에서나 결론에서 거의 언급되지 않고 있다. 이 추측은 데이터를 더 가까이서 들여다본 다른 조사자들에 의해 나온 것이다. 몇몇 연구들에서 플라시보가 곁가지로 나오는 경우가 종종 있다. 플라시보 보다는 실제 약물에 더 집중하기 때문에 과소평가되고 있을뿐이다.

임상실험 동의서와 노시보 효과 (Informed consent and the nocebo effect)

노시보 증상의 씨앗은 어느 순간 환자들의 머리에 심겨진다. 예를 들어, 만약 당신이 TV에서 어떤 약에 대한 광고를 보면서 법적으로 언급해야 하는 부작용과 주의사항에 대해 들었다고 해보자. 아마 당신은 저런 약을 누가 먹을까 하고 생각할 것이다. 오늘날의 의료 환경에서 투명성은 어쩔 수 없는 것이지만 이것이 노시보 효과의 뿌리가 되고 있다. 그래서 환자에게 부작용을 최소화 하는 방법으로 치료가 이루어 질 것이라는 것을 말해주는 것이 중요하다. 잠재적 부작용을 기재해 놓은 동의서에 싸인을 받는 작업은 매우 사려 깊게 이루어 져야 한다. 학교에서는 학생들이 자격시험에 합격하는 것에 더 관심이 있기 때문에 이런 것을 가르쳐 주지 않는다. 당신이 하는 말은 잠재적으로 씨가 될 수 있다. 그러므로 단어 사용에 유의해야 하고 플라시보 효과를 극대화 하면서 노시보는 최소화 하도록 주의를 기울여야 한다.

플라시보 효과에 대한 비판(CRITICISM OF THE PLACEBO EFFECT)

이 책을 읽는 사람들은 플라시보 효과를 전혀 믿지 않는 소수의 사람들이 있다는 사실을 알 필요가 있다. 이 사람들은 소수이긴 하지만 그들의 생각을 고찰해보는 것은 중요한 일이다. 이 소수의 사람들은 플라시보로 인한 높은 치료 비율이 병의 자연적인 치료, 증상의 변화, 질병의 자연적 과정, 평균값으로의 통계적 회귀 또는 잘못된 연구 방식에 있다고 본다. 그러한 예들을 하나씩 살펴보도록 하자

병의 자연적 치료(Spontaneous remission)

자연적 치료라는 말은 마치 우리 몸에 치료 능력이 있다는 말처럼 들린다. 이 비판은 플라시보 효과의 의미를 축소시키려는 의도처럼 보인다. 우리 중 누구라도 우리에게 찾아오는 환자들이 질병으로부터 자연적으로 나아지는 것을 거부할 사람은 없을 것이다. 이런 일은 예외적이긴 하지만 대증요법에 의해서든 아니든 치료가 이루어 진 것으로 인식된다. 플라시보 효과가 상당 기간 과소평가 되었던 것처럼, 자연적 치료도 그래왔다. 환자의 건강 상태가 극적으로 나아졌다는 사실은 분명하다. 자연적 치료(Spontaneous Remission, SR)라는 것도 플라시보 효과처럼 매우 편차가 크다.

SR현상이 가장 높은 비율로 나타난 경우는 100명 중 45명의 이형 협심증 환자들의 상태가 급작스럽게 나아진 사례이다. (Walters 외 1983) 암의 경우도 어떤 암의 경우는 자연적으로 치료가 되는 경우도 있다. 논란이 되고 있는 연구는 침윤성 유방암 환자의 20%가 자연적으로 치료되었다는 내용이다. (Zahl 외 2008) (이 결론은 노르웨이 4개 주의 여성을 두 그룹으로 나누어 비교한 결과로 나오게 되었다. 첫 번째 그룹은 초기 검사를 받았고 두 번째 그룹은 받지 않았다. 초기 검사에서 22%의 영향도가 감지되었지만 6년 후에는 두 그룹에서 영향도 비율이 비슷하게 나타났다.) 일반적으로 십만 명 중에 한 사람 정도 암이 자연 치유되었다는 보고는 종종 있지만 실제 SR 비율이 얼마 정도나 되는지 궁금할 것이다. 2014년 6월 기준으로 PubMed 데이터 베이스에서는 자연치료라는 단어가 포함된 논문이 20,082건, 제목에 자연 치료가 포함된 경우는 595건이나 되었다. 이러한 사실은 주류 의학계에서도 이런 현상을 무시할 수 없음을 보여준다. 자연치료(또는 일시적 치료)에 관심이 있다면 더 많은 논문을 찾아낼 수도 있다. 학계에서는 이 현상이 실제하지만 플라시보 효과보다 더 이해하기 어려운 현상으로 보고 있다. SR이 나타난 많은 경우에 환자들에게서는 급성 검염과 열이 나타났다. 어떤 사람들은 SR을 기적으로 여기기도 하지만 이 메커니즘을 이해하는데 도움이 되지는 않는다. 핵심은 SR이 일어나고 있고 문서들도 많이만 여전히 난해하다는 것이다. SR은 플라시보는 아니지만 플라시보의 사촌쯤이나 아니면 아버지나 대부일지도 모른다. 만약 정말 어떤 병이 자연적으로 치료가 되었

다면 통계적 예외로 여겨 무시하기 보다는 현상을 과학적으로 바라보고 왜 이런 일이 일어났는지 고찰해 보는 것이 필요할 것이다.

증상의 변화 (Fluctuation in symptoms)

플라시보에 대한 비판 중 중요하게 다루어야 할 것은 증상의 변화라는 현상이다. 우리 몸은 정적인 기계가 아니다. 우리 몸은 복합적인 유기체로 3.72 x 1,013개 이상의 세포들의 집합이다. (Bianconi 외 2013) 이 세포들은 개별적으로 또 집합적으로 항상성을 유지하기 위해 노력한다. 우리는 늘 유동적인 상태이기 때문에 건강 상태도 좋아졌다가 나빠졌다 할 수 있다. 이는 연구 막바지에 데이터가 수집될 때 보여지는 통계적 편차의 일부로 설명될 수도 있다. 하지만 여러 연구들에서 일관적으로 나타나고 있는 것은 플라시보 효과가 다른 것 보다도 병적 이상 현상에 더 작용한다는 것이다. 몇몇 조건들은 거의 존재하지 않는 것들이다. 증상에 변화가 있고 이것이 플라시보 효과를 설명하는 것이라면, 전반적인 모든 조건을 살펴볼 것이 아니라 특정한 이상 측면만 고려해야 하지 않을까?

질병의 자연적 과정 (Natural course of the illness)

이 주장의 요지는 어떤 사람들의 경우는 질병의 자연적 과정 때문에 병이 나아진다는 것이다. 이것에 대해 논의 하려면 치료 하지 않는 그룹과의 비교가 필요하다. 질병의 자연적 과정이 연구에서 나타나는 잡음을 설명해 줄 수 있는 반면 플라시보 효과는 경우에 따라 매우 다르게 나타난다.(어떤 경우는 실제 약물을 사용하는 것보다 더 좋은 결과가 나오기도 한다.) 만약 질병의 자연적 과정이 통계적 현상을 설명해 줄 수 있다면 플라시보 반응이 어느 조건에나 상관없이 비슷하게 나와야 할 것이다. 하지만 플라시보 반응은 조건에 따라 매우 다르게 나타나고 같은 조건이라도 연구 방법에 따라 또 다른 결과가 나온다. 또한 이미 플라시보 반응을 확인하는 실험에는 대조군으로 치료를 받지 않는 그룹이 포함된다. 만약 플라시보 반응도 질병의 자연적 과정에 따른 결과라고 한다면 플라시보 그룹과 비치료 그룹간의 차이가 없어야 할 것이다.

평균값으로의 통계적 회귀(Statistical regression to the mean)

이 개념은 통계학자들만 이해할 수 있는 어려운 개념일 수도 있다. 하지만 어느 정도 기본 개념에 대해서는 이해하는데 어려움이 없다. 이 이론은 만약 첫 번째 측정에서 편차가 크면 두 번째 측정시에는 좀더 평균값이 가깝게 나타나고 반대로 두 번째 측정에서 편차가 크면, 첫 번째 측정시에는 평균에 가깝게 나온다는 것이다. 한 예를 살펴보자. 어떤 연구에서 상위 5%에 속하는 사람들만 대상으로 다시 실험하게 되면 점수가 적게 나올 가능성이 크다. 마찬가지로 하위 5%에 속하는 사람들만 재실험하는 경우 점수가 더 높게 나올 것이다. 어떤 경우에도 평균으로 회귀하는 것을 볼 수 있다. 단순히 운과 자연적인 불규칙 변동에 의한 결과로 말이다. 의료계에서 이것이 의미하는 바는 상태가 좋지 않은 환자라도 애초에 극단 범위에서 조사되었다면 정상적 수치로 회귀하는 경향이 있다는 것이다. 이런 현상은 통계에서 늘 일어나는 일이지만 여전이 왜 특정 조건에서 플라시보 반응이 강하게 나타나는지, 또 다른 조건에서는 플라시보 반응이 왜 잘 안 나타나는지에 대해서는 설명해 주지 못한다. 통계적인 고려가 대체 건강 분야에서는 확실히 유효할 수는 있어도 종종 일반적인 것에서 특정한 것을 도출한다거나 적절한 비판적 분석 없이 그들의 관점을 지지하는 정보를 받아들이는 우를 범하기도 한다. 비판적 사고는 중요하지만 때때로 현재 의료 상황에 맞지 않는 극단적 결론에 도달하기도 한다.

잘못된 연구 방법(Poor study design)

플라시보 효과에 대한 또 다른 비판은 대부분의 연구에서 비치료 그룹과의 비교가 제시되지 않는다는 것이다. 비치료그룹과의 대조 없이는 플라시보 효과에 의한 개선이라고 확실히 말하는 것은 불가능하다. 비치료 그룹군을 추가하지 못하는 이유는 비용적인 측면도 있지만 윤리적인 측면도 있다. 환자에게 치료를 하지 않는 것은 도리에 맞지 않는 일이다. 플라시보가 치료를 받지 않는 것보다는 낫다는 것이 정설이 되어 이제는 플라시보 치료가 많이 행해지고 있다. 요즘은 플라시보도 다 알려준 상태에서 진행하고 있고, 몇몇 연구에서는 매우 창의적이고도 흥미로운 방식으로 비치료 그룹군을 연구에 포함시키고 있다. 잘못된 연구 방식의 설계는 어느 때나 일어날 수 있고, 이는 과학발전에 기여하지 못하게 된다. 가장 일반적인 설계 문제는 샘플 크기가 작다는 것이다. 그 외에도 연구가 잘못된 방향으로 흘러가는 요인들이 있다. 하지만 요즘은 임상실험 자체가 매우 비용이 많이 들기 때문에 연구 설계를 잘못하는 경우도 예전보다 많이 줄어들었다. 비용이 많이 든다는 말은 연구를 시작하기 까지 많은 단계의 승인을 거치면서 다양한 사람들에게 의해 철저히 검토된다는 것을 의미하기 때문이다.

Hrobjartsson과 Gotzsche

1990년대 후반, Hrobjartsson과 Gotzsche 두 사람은 플라시보 효과가 실제하지 않는다는 것을 증명하기 위한 연구에 돌입했다. 플라시보 그룹과 비치료 그룹간의 적절한 비교를 위해 130건의 연구를 3개 그룹으로 나누었다. (Hrobjartsson & Gotzsche 2001) 이 연구는 천식으로부터 담배 중독, 폐경기 증후군, 심지어는 부부간의 불화까지 40개의 조건에 대해 살폈다. 그들은 플라시보 효과를 이진방식(Yes 또는 No / + 또는 –)과 연속 방식의 2가지 방식으로 측정했다. 이진 방식의 연구에서는 통계적으로 유효한 결론이 도출되지 않았다. 또한 이들은 이 모든 조건들로부터 플라시보 효과의 평균을 구하고자 했기 때문에 플라시보 효과가 나타나지 않았다는 결론에 이르렀다. 하지만 연속적 방식으로 환자의 방식을 측정한 경우의 결과는 매우 다르게 나타났다. 몇몇 의학 조건에서 플라시보 효과가 상당하게 나타났던 것이다. 이 방식은 플라시보 효과를 측정하는데 가장 좋은 방식이다. 플라시보는 만병통치약이 아니다. 플라시보로 모든 병을 치료하거나 모든 의료 민원을 처리하는 것은'아닌 것이다. 이 사실을 간과하게 되면 플라시보에 대한 우스운 결론에 도달하게 된다.

전에도 언급했듯이, 만약 당신이 자외선 치료나 마사지, 카이로프랙틱 치료 등 효과가 있다고 믿는 것이 있더라도 요추 압박이나, 추간판 헤르니아 디스크, 뇌종양 등에 사용하라고 말하지는 않을 것이다. 플라시보가 맞는 영역이 있고, 제한적인 경우도 있고, 아예 안 맞는 경우도 있다. 어떤 치료법이 모든 질병을 고치지 못한다는 이유로 과소평가 받아서는 안 된다. 이것이 플라시보 효과에 대한 Hrobjartsson과 Gotzsche의 비판이다. 세상의 어떤 약도 40개의 다른 조건에서 모두 같은 효과를 나타낼 수는 없다. '플라시보: 현대 의학에서 정신력의 문제' 라는 책을 쓴 딜런 에반스는 플라시보에 대한 가장 비판적 시각을 견지한 사람이었다. 그의 책에서는 플라시보의 다양한 문헌들에 대해 다루지만 믿음의 비약은 찾아보기 어렵다. Hrobjartsson과 Gotzsche의 메타 분석을 살펴본 그의 결론은 다음과 같다: '이 연구들은 플라시보가 치료상의 효과가 있다는 것을 뒷받침하는 좋은 증거를 제시하고 있다' (Evans 2004a, p. 26). 비치료 그룹 없이 수행된 어떤 연구의 결론들은 매우 인상적이다. (예를 들어, 허위로 동맥 결찰술을 받은 사람들의 70%가 효과를 경험했다; Diamond 외 1958, Cobb외 1959), 플라시보 효과가 없다고 주장하는 것은 논리적이지 않고 마치 지구가 평평하다고 주장하는 것처럼 들린다.

결론 (Conclusion)

플라시보 효과는 측정하기 매우 어려운 개념이다. 이런 현상을 일으키는 원인이 무엇인지 알기 어렵기 때문이다. 이 개념은 증상의 개선에 있어서 애매모호한 개념일 수 있기 때문에 이에 대해서 지나치게 의존하는 사람들은 환자의 건강을 증진시키기 위해 이 현상에 집착할 수도 있다. 플라시보 효과에 대한 비판에는 어느 정도 사실이 존재하지만 플라시보 효과는 여전히 도수치료 같은 분야에서도 증상을 개선시키는 강력한 방안으로 떠오르고 있다. 의미론적인 비판은 존재하지만 내 의견은 우리 환자들의 상태가 호전되고 이런 현상이 다른 사람들에게도 전해질 수 있다면 행복할 것이라는 것이다.

생물학적 특성과 이론(BIOLOGICAL PATHWAYS AND THEORIES)

근래의 연구들을 볼 때, 플라시보 반응이 복잡한 정신 활동이 몸의 변화를 가져오는 육체와 정신의 관계를 이해하는 탁월한 모델임을 알 수 있다. 정신의학과 생리학이 문제의 핵심인 이유는 질병에 영향을 주는 단어나 문장을 사용하기 때문이다. 예를 들어 정신의학은 적어도 두 가지 치료 방식-말과 약처방-을 다룬다. 최근 플라시보 연구에서 나타난 흥미로운 사실은 말과 약물이 거의 같은 메커니즘을 가지고 있으며 거의 유사한 생물학적 특성을 보인다는 것이다.

(Benedetti 2012)

현대 이론(Current theories)

플라시보 효과는 무엇이고 왜 존재하는 것일까? 단순한 질문이지만 그 대답이 단순했다면 이 현상에 대한 수 많은 책이나 논문도 없었을 것이고, 이 메커니즘을 이해하기 위한 실험에 수천만 달러를 쏟아 붇지는 않았을 것이다. 그 동안 발전되어온 흥미로운 이론들이 있다. 생물학적 경로는 어떤 이론들이 발전되어 왔는지를 보여주는 실마리다. 예를 들어, 플라시보 효과는 코티솔 생산을 증가시킬 수 있다. 이 사실은 사랑니를 뽑은 환자들에게 자외선 치료의 효용성을 확인하는 실험에서 밝혀졌다. 가짜 자외선을 쬐었는데도 자외선 치료를 받았다는 믿음 만으로 염증 반응이 줄었기 때문이다. (Hashish 외 1986) 그 이후부터, 수술 후 붓기를 가라앉히는 등 코티솔 분비량과 관련된 플라시보 효과에 대한 실험이 많이 행해졌다. 하지만 코티솔은 문제를 해결하기는커녕 문제만 일으켰다. 우리 몸은 스트레스를 받으면 코티솔 분비가 증가하는데, 염증뿐만 아니라 모든 측면의 면역 시스템이 영향을 받는 것이다. 이것은 물론 병에 대한 저항력을 저하시키고 장기적인 관점에서 불필요한 면역 반응을 일으킨다. 역으로, 플라시보 효과가 코티솔 분비를 줄어들게 할 수도 있다는 연구 결과들도 많다. 그렇게 되면 교감신경계 활동이 줄어들고, 면역체계에 브레이크를 풀게 한다. 이런 관찰에 따라 플라시보 효과가 면역 체계의 활동을 늘리기도 하고 줄이기도 하는 의식을 제어하는 메커니즘이라는 이론이 세워졌다.

또 다른 이론은 영국 캠브리지 대학의 생리학자인 니콜라스 험프리가 주장한 체내의 에너지 할당에 관한 것이다. 그는 인간이 생존력을 높이기 위해 주요 자원에 대한 소비를 제어하도록 설계된 고도의 '건강 관리 체계'가 인체에 내제되어 있다고 주장한다. 그러므로 플라시보 효과가 내부 체계의 새로운 속성이라는 생각은 상대적으로 적은 감염에 대해서 면역 반응에 너무 많은 자원을 투자하는 것을 피한다고 보는 것이다. 하지만 필요하다면 우리 몸이 의식적으로 면역과 치료 반응을 끌어 올려 즉시 위기가 감지되지 않더라도 자원을 치료하는데 할당하도록 한다는 것이다.

통증이라는 것을 더 살펴보면 또 다른 이론도 생각해 낼 수 있다. 통증은 통증 부위의 재건을 위해 불필요한 활동을 억제시키고 휴식을 취하도록 한다. 플라시보 효과는 통증을 억제해야 하는 순간에 효과적일 수 있지만 활동을 억제해야 하는 측면에서는 어느 정도는 있어야 한다. 하지만 사람들은 의식적으로 잠재적인 위험을 알 수 있고(예, 상처가 아물어야 한다는 것을 알지만 즉각적인 위험에서는 벗어나고 싶어하는 것) 살기 위해 통증을 무시할 수도 있다. 이런 경우에 플라시보 효과는 활동을 위해 치료를 지연시킬 수 있다. 이것은 메커니즘이 된 플라시보 효과에 대한 아이디어가 내부 건강 관리 시스템에 의식적인 영향을 줄 수 있고, 인지된 즉각적인 위기에 생존 능력을 발휘한다는 것을 말해주고 있다.

하지만 왜 플라시보 효과가 치료사와 환자 사이의 상호작용에 더 현저한 차이를 보이는 것일까? 패브리지오 베네데티는 건강관리가 영장류의 사회성과 관련이 있다고 추측한다. 베네데티는 상당한 시간을 플라시보 효과를 연구하는데 사용했다. 그의 생각은 이런 '내적 건강 관리 체계'가 그룹 내 다른 사람들과의 교감에 의해 활성화 될 수 있고, 삶의 질을 높이고 질병을 고치는 진화적 이점으로 작용한다는 것이다. 그는 믿음이라는 것도 개인이 자신의 치료를 그룹내 다른 사람들에게 맡기는 계약의 암시적 측면으로 인식한다. 이 시점에서 영장류의 사회적 그룹내에 몇몇 사람들이 아픈 사람들을 돌보는 이타적 행동을 보이는 것에 대해 언급해야 하겠다. 원시사회에서는 주술사들이 이런 일을 했지만 현대 사회에서는 전문 건강 관리사들이 감당하고 있다.

베네데티의 이론으로부터 만약 그룹내 어떤 사람의 지위가 올라가고 이 사람에 대한 신뢰가 높아지면 플라시보 효과도 올라간다는 결론을 내릴 수 있다. 이 같은 사실은 의사들에게도 적용된다. 어떤 전문의의 지위가 높을 수록 플라시보 효과도 올라간다. 관찰된 사실에 따르면 이는 사실로 나타났다. 물론 추측이지만 이 이론이 어떻게 정립되었는지 보여준다. 과학/기술 자유기고가인 필립 헌터(플라시보 효과나 내적 건강관리 체계가 진화적 이점을 준다는 이론을 지지함)는 다음과 같이 말함으로써 이 주제에 대한 생각을 드러냈다(Hunter 2007):

> *그러므로, 내부 건강 관리 체계의 역할은 신뢰 받는 그룹 멤버에 의해 확인되고 리스크가 평가된 자연적 경고를 무시할 때 발견하게 된다. 문제는 환자에게 어떻게 확신을 주어 임상이나 수술 치료를 해나가느냐 하는 것이다.*

이러한 주장들은 모두 추측에 근거한 것이다. 이 주제에 대해 확정적인 것은 없지만 도대체 왜 플라시보가 존재하는지에 대해서 이야기 해주는 하나의 흥미로운 근거이기는 하다. 플라시보 효과가 드러날 때 신경학적, 화학적으로 더 조사가 되어야 한다. 다음은 플라시보 효과가 감지될 때 몸에서 일어나는 반응들에 대한 것이다.

생물학적 경로(Biological pathways)

전두엽 피질의 개선

전두엽 제어가 부족하면 플라시보 반응에도 제약이 따른다는 것은 확실히 알려진 사실이다. 뇌의 전두엽 피질은 복잡한 의식적 행동, 감정 표현, 판단, 온건한 사회적 행동을 계획하는데 깊이 관여한다. 이 영역은 내부적 목표에 따라 생각과 사고의 오케스트라의 중심으로 여겨진다. 알츠하이머 병의 특성 중 하나는 전두엽 활성화 제어부에 손상이 오는 것이다. 베네데티와 그의 동료들은(2006b) 전두전엽이 뇌의 다른 부분과 연결이 원활하지 못할 때 플라시보 반응이 현저히 줄어드는 것을 관찰했다.

정의

물이 더 들어와서 진흙탕이 되기 전에 몇 가지 정의들을 더 살펴봐야 한다. 지금까지는 이해하기 쉽도록 모델, 메커니즘, 경로(pathways) 같은 단어를 사용해왔다. 하지만 이 단어들은 더 깊은 연구 결과를 논하기에는 혼란스러움만 더할뿐이다. 이 장에서는 플라시보 효과를 유발하는 생물학적 경로에 대해 살펴 볼 것이다. 이러한 생물학적 경로에는 신경내분비 경로, 감염 경로, 엔돌핀 경로, 정신 신경 면역 경로 등이 있다. 여기서는 계속 경로라는 단어를 사용하겠지만 학계에서는 보통 심리학적 현상을 표현할 때, 메커니즘이라는 단어를 사용하고 있다. 이것은 우리가 어느 정도의 정신 단련을 요구하는 주제를 다루고 있다는 것을 고려할 때 다소 혼란을 줄 수 있는 부분이 있다. 메커니즘은 플라시보 효과를 일으키는 심리사회학적인 계기 또는 현상을 표현하는 좀 더 넓은 의미를 담고 있지만 생물학적 경로도 포함하고 있다.

학계에서는, 경로라는 단어가 플라시보 효과를 유발하는 실제 계기인 심리학적 현상을 배제하는 것처럼 보이기 때문에 이 단어는 내적으로 플라시보 효과를 일으키는 계기 다음에 오는 것을 표현할 때 사용한다. 이 장에서는 플라시보나 치료 반응이 일어날 때 몸에서 나타나는 일에 대한 이론이나 모델에 대해 다룰 것이다.

아래의 용어들에 대해 다시 정리하고자 한다.

모델(Model) – 아직 증명되지는 않았지만 플라시보 효과와 관련된 메커니즘

메커니즘(Mechanism) – 기대, 조건화, 의미화 같은 생물학적 과정을 일으키는 심리학적 요인, 심리적 감정 요인과 그런 효과가 나타나는 모든 생물학적 과정의 시작부터 끝까지에 해당하는 모든 것

경로(Pathway) – 우리 몸이 어떤 효과를 일으킬 때 사용하는 신경생물학적 경로(신경, 내분비, 면역, 감염 등)

이러한 정의를 염두에 두면서 우리가 앞으로 논의할 주제를 선명하게 밝혀주는 페브리지오 베네데티의 말을 인용하고자 한다.

플라시보 효과는 치료가 잘 될 것이라는 기대나 파블로프 조건화 같은 다른 메커니즘에 영향을 줄 수 있는 정신생물학적인 현상이다. 그러므로 우리는 플라시보 효과가 한 가지 형태만 있는 것이 아니기 때문에 조건이 다를 때는 다른 메커니즘을 찾아야 한다. 최근의 조사 방법이 면역 체계, 운동장애, 우울증 등에 대한 연구를 성공적으로 수행해 왔음에도 지금까지는 이 복잡한 현상의 기저에 있는 대부분의 신경 생물학적 메커니즘이 통증, 통각상실증 같은 분야에 대해서만 조사되어 왔다. 전반적으로 플라시보 효과는 복잡한 정신적 활동, 기대 등이 여러 다른 신경 체계와 어떻게 상호작용하는지를 이해하는 좋은 모델로 부상하고 있다.

(Benedetti 외 2005)

플라시보 효과는 어떻게 동작하는가? 최근 몇 십 년 동안 수많은 질문들이 쏟아져 나왔다. 이 분야에 대한 연구가 급부상하게 된 몇 가지 이유가 있다. 한 가지는 약학회사들이 플라시보 효과를 이해하고자 하는 연구에 투자를 아끼지 않게 되었기 때문이고, 최근에 정신과 치료 약물들이 플라시보 효과에 그 자리를 내주고 있기 때문이다. 이러한 변화의 주된 이유는 메커니즘을 들여다 볼 수 있는 진단과 이미지 도구를 쉽게 접하게 된 것이다. 정신신경면역학과 관련된 분야들이 기술의 발달로 급속한 진전이 있었고, 플라시보 효과에 대한 연구에도 상당한 도움을 주었다. 이에 대해서는 이 장 끝부분에서 다루게 될 것이다.

최근까지 몇몇 플라시보 실험은 경로와 메커니즘 이론과 관련이 있었기 때문에 플라시보 계기와 메커니즘은 서로 상호 보완적으로 발전했다. 플라시보가 개입된 통증에 대한 연구는 다음과 같은 내적 요인들을 포함할 수 있다: 오피오이드, 카나비노이드, 도파민, 콜레키스토키닌. 이러한 요소들은 다른 방편으로 통증에 대한 인식을 중재한다. 긍정적 단어의 사용은 긍정적 기대감을 이끌어 내고 진통제 플라시보 반응을 일으키는 오피오이드나 카나비노이드 체계를 활성화 시킨다. 반대로 부정적 단어의 사용은 콜레키스토키닌을 활성화 하고 과민적인 노시보 반응을 일으키는 도파민의 비활성으로 부정적 기대를 부추긴다. (Tracey 2010)

뇌 스캔 기술은 플라시보 효과의 결정적 증거를 제시하면서 21세기 초 플라시보 반응과 관련된 여러 가지 뇌 구조와 영역을 밝혀냈다. 스콧의 연구팀은 (2007) 도파민 분비를 일으키는 중격의지핵의 활성화를 확인했다. 페트로빅의 연구팀은 (2005) 입쪽 전방의 대상 피질과 측면의 안와전두 영역이 감정적 플라시보와 플라시보 통각상실과 관련이 있음을 보였다. 콩의 연구팀은 (2006) 쌍방 전방 대상 피질, 측면 전두엽 피질, 오른쪽 전전두엽 피질, 연상회(緣上回), 하좌위 두정소엽이 플라시보 통각 상실과 연관성을 밝혀냈다. 주비에타의 연구팀은 (2005) 상하부 전방피질, 배측면 전두피질, 섬피질, 중격지의핵이 플라시보 통각상실과 관련이 있음을 밝혀냈다. 지금까지 언급한 연구에서 제시한 플라시보 반응에 대한 증거의 유효성은 철저히 검증되어야 하지만 플라시보 반응이 얼마나 복잡하게 이루어지는지를 보이기에는 충분하다고 본다. 실험이라는 것이 늘 그렇듯이 이 연구들은 우리 몸이 부상이나 질병으로부터 항상성 상태로 가는 모든 시스템과 관련된 복잡한 미로의 한 점의 불과할 수도 있다. 통증 의학과 관련된 수많은 퍼즐 중 하나일 수 있다는 것이다. 알츠하이머의 한 유형인 치매로 고통 받는 환자를 대상으로 한 실험에서 기대와 관련된 뇌의 전두엽 피질은 플라시보 반응과 확실히 연결되어 있는 것이 알려져 있다. 전두엽 기능이 손상되면, 기대감을 일으키는 방식의 플라시보 반응이 줄어든다고 한다. (Benedetti 외 2006b)

메커니즘에 대해 확정적인 것이 적고 고도로 기술적이기 때문에 이 장에서 메커니즘이나 경로에 대해 너무 깊이 들어가지는 않을 것이다. 확실한 것은 다양한 경로가 있다는 것이다. 당신이 여기에 나오는 이론들을 실제로 적용할지 여부는 알 수 없다. 아마도 경로에 대한 기본적인 지식을 모으는데 그칠 수도 있다. 일단 경로에 대한 개념이 서면, 실제 치료에서 다양하게 적용할 수 있다. 이 책이 이론에 대한 책이기 보다는 실적용에 초점을 맞추고 있기 때문에 숲에서 길을 잃기 보다는 제안된 이론들을 조금씩 다룸으로써 숲이라는 그림을 그려보고자 하는 것이다. 이 주제에 대해 흥미를 갖게 되면 관련 연구를 찾아보게 되어 있다. 베네데티가 2011년도에 쓴 '플라시보가 어떻게 환자의 뇌를 변화시키는가'라는 제목의 보고서를 읽어보길 권한다.(Benedetti 외 2011; 전문이 공개되어 있다)

좀더 심화된 내용을 원하는 독자라면 PubMed(http://www.ncbi.nlm.nih.gov/pubmed)에서 원하는 주제를 찾아 볼 수도 있다. PubMed는 미국립건강원과 미국립의학도서관이 관리하는 무료 데이터베이스로 생명과학과 생체의학 관련된 주제로 참고자료와 논문 초록을 제공하는 MEDLINE에 접속할 수 있다. 이곳은 대부분의 의학연구 관련된 자료들을 볼 수 있는 곳으로 모든 논문의 초록이 공개되어 있으며 상당수의 논문 전문을 받아 볼 수 있다. 전문을 받기 어려우면 지역이나 대학 도서관을 이용하면 된다. 나 같은 경우는 학계에 있지는 않지만 대학가에 살고 있어 대학 도서관에서 전문을 볼 수 있었다.

여기 플라시보 반응 경로에 대한 서로 대립되는 또는 상호보완적인 이론들이 있다:

- 엔돌핀 경로
- 부교감 신경계
- 정신 신경 면역적 경로
- 급성기 염증 반응

엔돌핀 경로

엔돌핀은 보통 우리 몸에서 진통제(예: 몰핀)와 유사한 형태로 통증 완화제로 작동한다. 엔돌핀은 뇌의 수도주변 회백질과 로스트로벤트럴(rostroventral) 부에서 생성된다. 일정양의 엔돌핀이 분비되면 통증을 줄여주지만 많이 분비되면 행복감을 느끼게 한다. 이 경로를 플라시보와 연관 지어 살핀 몇몇 연구가 있었다. 연구자들은 플라시보를 이용하여 환자들의 통증이 경감되도록 실험을 설계했다. 그리고 나서 환자들에게 나록손을 투여해서 세포 표면의 엔돌핀 수용기에 붙게 해 엔톨핀의 접촉을 막았다. 나록손 투여 후에 통증을 줄이는 플라시보 효과도 급감했다. (Levine 외 1978) 전에도 언급했듯이 뇌연구는 최근 수십 년간 급속도로 발전했다. 현대의 진단 장비들은 살아있는 뇌를 들여다 볼 수 있게 해준다. 플라시보 상태의 환자의 뇌를 스캔해 보면 μ-opioid 수용체가 활성화 되어 있는 것을 확인할 수 있다. (Zubieta 외 2005)

확실히 엔돌핀 경로는 특히 통증의 완화가 필요할 때 플라시보와 관련되어 있다. 이 경로가 치료와 관련되어 있는지 여부는 확실치 않지만 통증을 줄여주는 것은 확실하다. 플라시보 효과가 통증을 줄이는데 탁월한 것처럼 보이는 것은 가장 강력한 진통제가 아편이라는 사실과도 연관되어 있으며 이 이론을 지지해 주고 있다.

교감/부교감신경 경로

또 다른 유명한 이론은 부교감 신경계의 활성화 또는 교감신경계의 비활성화이다. 우리의 교감신경은 우리를 활동적이게도 하지만 이 신경계의 만성적 자극은 다음과 같은 것들과 연관이 있다 (Brody 2000a):

- 고혈압
- 동맥경화증
- 심장 통증/ 심장 마비
- 골다공증
- 기억상실
- 노화촉진
- 위궤양
- 섬유 근육통 / 만성 통증
- 습진
- 감염 취약성

교감신경 경로가 있는 뇌의 주요부는 편도체, 해마, 시상하부이다. 흥미롭게도 이러한 구조들은 변연계의 주요 부분들이기도 하다. 학교 다닐 때 변연계를 배웠던 생각이 나는 사람도 있을 것이다. 감정은 전체적인 신경계와 관련이 있지만 변연계는 우리의 감정의 생애주기를 관할한다. (기억의 형성과 관련이 있다) 변연계는 대뇌 바로 밑 시상 양측에 존재하는 복잡한 구조체로 시상하부, 해마, 편도체 및 그 주변의 기관들로 이루어져 있다. 변연계는 또한 실질적이거나 단순한 자극에 대한 교감신경의 반응을 활성화하는 부분이기도 하다.

편도체와 해마는 둘 다 우리가 경험하는 모든 감정에 매우 민감하며 뇌의 피질 또는 생각을 담당하는 부분과 긴밀히 연결되어 있다. 어떤 생각이라도 편도체에서 바뀔 수 있으며 해마는 시상하부와 함께 생각에 따른 감정에 따라 저항할지 도피할지를 결정하도록 하는 일을 할 수 있다. 시상하부는 편도체와 해마 바로 밑에 위치하며 혈액 내 관문 바로 바깥쪽에 있어 혈류에서 일어나는 외부 반응에 매우 민감하다. 교감신경계는 부신의 자극에 따른 결과로 활성화되기 시작한다. 이런 체계를 종합한 것이 시상하부 뇌하수체-부신 축 또는 HPA 로 알려져 있다. 시상하부로부터 신경과 내분비의 두 가지 경로가 나온다. 뇌하수체를 통한 내분비 경로는 부신피질이 코티솔을 분비하도록 신호를 보내고 많은 것들 중에서 면역체계와 염증 반응을 제어한다. 신경 경로는 부신수질에 카테콜아민을 분비하도록 신호를 보내 (아드레날린은 조금도 없다) 심박동수, 혈압, 호흡과 대사율을 증진시킨다. 이런 증상들에 더해서 우리 몸의 교감 신경계는 우리가 근골격계 통증이라고 알고 있는 근긴장을 더하게 한다. 이런 증상은 요추, 경추부, 어깨나 환자가 불편함을 느낀 특정한 부분에 나타난다. 지속적인 스트레스는 편도체가 많은 일을 하도록 하여 더 강력해 지게 한다. 어떤 이는 의도적이라고 하겠지만 초과 근무는 하부 피질이 피질을 제어하도록 하게도 한다. 이 사실은 치료를 하는 사람으로써 기억해 두는 것이 좋다. 뇌의 신경가소성 때문에, 어떤 부위든 지나친 자극이 주어지면 생리학적 변화가 일어나게 된다. 과하게 자극된 HPA 축은 자기 자신에게 피드백을 하는 경향이 있다. 여기서 중요한 것은 건강하지 못한 패턴이 결국은 건강한 패턴을 대체할 수 있다는 것이다. 과도한 교감신경 반응이 고착화되면 그런 패턴은 깨뜨릴 필요가 있다.

그러므로 교감신경 경로의 자극을 줄임으로써 HPA 축을 통해 부교감신경이 일어나게 하여 일반적인 근골격계 통증, 두통, 경추나 요추 통증에 대해서도 플라시보가 성공적이라는 것이 설명이 되는 것이다. 이 경로는 고혈압, 만성통증, 위궤양, 면역 체계 강화 그리고 혈당 수치의 정상화에 있어서 플라시보가 성공적으로 적용될 수 있다는 사실도 설명해 줄 수 있다.

교감/부교감 신경의 경로에 대해서는 잘 알려져 있는 반면 이에 대한 플라시보와의 연계는 아직 연구 단계이다. 하지만 플라시보와 관련한 연구들이 점점 더 많이 진행되고 있다. 페브리지오 베네데티는 2006년에 낸 '통각 노시보 효과의 생화학적/신경내분비 근간'이라는 보고서에서 다음과 같이 말한다:

허혈성 팔 통증(ischemic arm pain)실험과 신경 생물학적 접근을 사용함으로써 우리는 노시보 통각과민증이 시상하부 뇌하수체-부신 축(HPA)의 활동항진상태와 연관되어 있다는 것을 발견했다. 이는 부신피질자극 호르몬과 코티솔 혈장 농도 측정을 통해 가능했다. 노시보 통각과민증과 HPA 활동항진상태 모두 불안감을 더하는 벤조디아제핀 다이아제팜에 의한 것이었다.

이러한 발견은 HPA 축 이론을 지지하고 있으며 치료사인 우리에게 직접적인 영향을 주고 있다.

가장 많이 연구된 분야는 명상이다. 부교감신경 경로는 명상 상태에서 자극을 받는 메커니즘 으로 벤슨은 다음과 같은 것들을 열거했다 (1997, p.131)

- 신진대사율 저하
- 혈압 저하
- 심박수 저하
- 호흡 저하
- 근긴장도 저하
- 느린 뇌파(slow brain waves)의 증가

명상이 주는 유익에 대해서는 환자 자체의 치료 반응을 최대화하는 방법에 대해 2장 마지막에서 다룰 것이다.

정신신경면역 경로

면역체계는 이 책에서 다루게 될 가장 복잡한 용어일 것이다. 면역체계를 면역 세포처럼 기본 구성 요소들을 생성하는 것이라고 해야 할지, 위험을 인지하는 능력이라고 해야 할지, 침입자들을 살피고 방어하는 수많은 보초들이라 해야 할지, 복잡한 내부 신호 체계 또는 특별한 위험에 대해 싸우는 군인들이라고 해야 할지 그 개념이 매우 복잡하다. 면역체계는 뇌에 맞먹을 정도로 자체적으로 지적 존재로 묘사되어 왔다. (Ewald 2000) 면역 체계는 놀라울 정도로 지적이며 1980년대에 뇌와 면역체계가 상당히 많은 신경과 연결되어 있음이 발견되면서 정신신경면역학(psychoneuroimmunology, PNI)라는 분야가 생겨나기도 했다.

PNI는 면역 체계 자체의 많은 내부 신호 체계를 밝혀냈을뿐만 아니라 면역체계와 뇌 사이의 서로 피드백이 되는 시스템이라는 것이 밝혀졌다. 교감신경 반응처럼, HPA 루프는 신경과 내분비 가지들로 되어 있다. 이 가지는 뇌하수체를 통해 다니는 내분비 가지와 뇌 깊숙한 곳에서 감정을 다루는 센터에서 나타난다. 신경 가지는 자율경로를 이용한다. 이러한 통신은 무의식 레벨에서 일어나지만 감정 센터와 통신하는 대뇌피질 경로에서 일어나는 의식의 영향을 배제할 수 없다. 혈액 뇌 관문 바깥쪽에 위치한 시상하부는 면역 체계가 인터류킨 1, 인터류킨 6, 면역 체계 활동의 위험을 뇌에 알려주는 종양괴사인자를 분비하는 것을 직접적으로 느낀다.

면역 세포의 외부에는 감정 상태와 연관이 있는 뉴로펩티드의 수용체들이 점점이 박혀있다. 즉, 사람의 면역체계가 감정에 반응한다는 것이다. 뇌와 면역 체계 사이에는 서로 엄청난 정보를 주고 받고 있고 면역체계는 이 정보에 따라 미세하게 조정하기도 하고 점검하기도 하며 몸의 균형을 맞추기도 한다. 이 경로에서 시상하부와 뇌하수체가 관련이 있다는 것 때문에 어떤 연구자들은 면역 체계에 일정 수준을 유지하기 위한 이상적인 '설정값'이 있다고 추측하기도 한다.

하워드 브로디는 PNI 이론이 플라시보 효과와 함께 일어나는 일들을 가장 잘 설명해 줄 수 있는 것이라고 주장하기도 한다. (Brody 2000a) 엔돌핀, 카테콜아민과 코티솔은 시상하부에 의해 모니터링 되고 정신신경정신적 피드백 루프의 부분이 된다.

PNI 연구에서 많은 것들이 밝혀졌지만 플라시보와의 직접적 연관성을 설명하기 위해 더 증명되어야 할 것들이 많이 있다. 이런 점에서 여전히 많은 논란을 낳고 있다.

급성기 염증 반응

딜런 에반스는 급성기 반응이라는 또다른 메커니즘을 제안했다. 에반스는 그의 책 '플라시보: 현대 의학에서 정신력에 달린 문제'에서 이 이론에 대해 이야기 하고 있다. 에반스는 플라시보 효과가 가장 확실하게 나타나는 조건들(통증, 부기, 궤양, 우울증, 불안)은 모두 급성기 염증 반응을 동반한다고 말한다. 그는 이런 반응이 일반적인 염증의 징후들 보다 심하지만(종양, 발적, 열, 비탄한 가정) 요즘은 '질병 행동(sickness behaviour)'라는 증상의 집합으로 인지되고 있다.(Kent 외 1992) 질병 행동은 무기력, 무관심, 식욕감퇴, 통증과민 등을 포함한다. 그는 또한 인터류킨-1ß 같은 화학물질이 시상하부-뇌하수체-아드레날린 루프 같은 급성기 피드백 루프에 포함되어 있다고 말한다. 우울증 증상들은 질병 행동과 매우 비슷하고 우울증과 불안심리 사이에는 강한 연결성이 존재한다. 에반스는 이러한 것들을 염증의 조건들로 보는 생화학적 논의를 상세히 열거한다. 이 책에서는 그의 이론을 상세히 살펴보는 것 보다 그의 책에서 우리가 관심있어하는 플라시보와 관련 메커니즘에 대해 살펴보고자 한다.

결론 (Conclusion)

플라시보 경로와 메커니즘 관련 주제들을 고려할 때, 대학에서 병리학을 가르치는 사람으로서 두 가지 법칙이 늘 있어왔다. 첫째는 '거의 모든 질병이 염증으로부터 시작한다는 것'이고 둘째는 '각각의 이론들에는 모두 진실이 담겨 있다'는 것이다. 이러한 생각은 몸에서 무슨 일이 일어나는 지 이해하는데 도움을 주었고 새로운 이론이 나올 때 열린 마음으로 볼 수 있었다. HPA축이 플라시보 효과와 관련이 있다는 것이 밝혀졌고 면역 반응과의 관련성은 확인이 진행되고 있다. 면역 체계는 아주 복잡하고 초기 급성기 반응에서 나오는 모든 것을 포함하며 몸을 공격하거나 방어하는 신호로 밝혀졌다. 뇌는 면역 체계가 무엇을 하고 있는지, 그에 대해 영향을 받는 것은 무엇인지 감시하고 있다. 이것은 과학적 용어로 플라시보 효과를 이해하는 가장 서술학적 이해일 것이다.

만약 확정적인 플라시보 경로가 밝혀지면 플라시보 효과를 극대화 하고 효과가 잘 나올지 미리 예측도 가능할 것이다. 하지만 우리가 사람들의 신념체계에 대해 이야기 해왔지만 결국 그것들은 쉐도우 복싱 연처럼 될 것이다.

신념은 정적인 것이 아니고 의심하지 않는 정신적 과정으로 아주 복잡하다. 경로와 메커니즘에 대한 명확한 답은 언젠가는 얻게 되지 않을까.

플라시보 응답자(THE PLACEBO RESPONDER)

현대 의사이든 주술사든 그가 속한 사회 공동체에 속한 누군가를 믿는 사람은 그렇지 않은 사람보다 반드시 이익을 얻게 된다. 때때로 이러한 순수한 사회적 관계는 약에 의한 효과만큼 큰 영향을 준다.

의학박사 페브리지오 베네데티
튜린 의학 대학 생리학 및 신경과학 교수

플라시보에 다른 사람들보다 더 잘 반응하는 플라시보 응답자 같은 사람이 존재할까? 1950년대, 학계에서 플라시보라는 단어가 처음 사용될 때, 학자들은 사람들이 플라시보에 반응하는 요인을 찾고 있었다. 목표는 이런 특성이나 요인들을 찾고 연구 결과를 왜곡하는 것처럼 보이는 예상치 못한 '플라시보 와일드카드'를 연구 대상에서 제외시키는 것이었다. (Brody 2000a) 이를 위해 나이, 성별, 성격적 특성 및 교육 수준이 고려되었다. 어떤 연구들은 연구 설계와 결론 모두 꽤나 흥미로운 것도 있었지만, 대부분 50년도 더 된 연구들이고 그 이후의 연구결과는 모순적인 결론에 도달한 경우가 많았다. 그래서 최근의 연구를 중심으로 살펴보려고 한다.

이 책에서 플라시보 효과에 대해 배우게 될 때 당신은 아마도 아래 실험(Kelley 2009)에서 증가그룹에 속하는, 플라시보에 강하게 반응하는 사람들만 기대할지도 모른다.

2009년에 행해진 과민성 대장 증후군에서의 플라시보 효과가 환자와 치료사에게 미치는 영향에 대한 연구에서 289명의 환자에게 무작위로 3주동안 다음과 같이 하도록 했다:

1. 대기 그룹 (96명): 환자의 증상은 주기적으로 모니터링 했지만 치료는 하지 않았다
2. 제한 그룹 (97명): 감정을 드러내지 않는 의사가 1주일에 2회씩 플라시보 침술을 수행했다
3. 증가 그룹 (96명): 마음이 따뜻하고 공감능력이 뛰어난 의사가 1주일에 2회씩 플라시보 침술을 수행했다

환자들은 무작위로 이 3개 그룹 중 한 그룹으로 배정되었다. 이 실험에서 외향적이고, 쾌활하며 개방적인 여성의 경우에 플라시보 반응이 강하게 나타난 것으로 확인되었고 증가 그룹에서만 효과가 나타났다.

실험에서와 같이 좀더 '남의 영향을 받기 쉬운' 개인이나 그룹을 결정하려는 연구들이나 다니엘 모어맨의 연구('플라시보의 성능')에 의심의 눈초리를 보낼 것이다. 통증에 대한 반응이 문화적으로, 개인적으로 다를 수 있기 때문이다. 하지만 그런 차이점에 대한 논란을 부추기기

위한 것이 아니라 메커니즘이 어떻게 작동하는지 이해하기 위한 의도이기 때문에 이런 형태의 연구에 대해 낙담하거나 걱정할 필요는 없다. 국민성이 좀더 개방적이고 신뢰를 잘하는 문화에서 플라시보 반응이 더 높게 나타날 것이고 배타적이고 의심이 많을 수록 효과는 낮게 나타날 것이다(Evans 2004). 20세기 초에는 플라시보에 잘 반응하는 사람은 쉽게 영향을 받는 사람이거나 연약한 사람으로 인식되었다. 실제로 적절한 상황이 주어지면 사실상 모든 사람들이 플라시보 반응을 보이게 된다. 뿐만 아니라 어떤 상황에서는 플라시보에 반응하는 사람이 다른 상황이 되면 반응하지 않기도 한다. 플라시보에 반응하도록 영향을 주는 요인은 특정한 상황이나 환경에 의존적이라는 것을 알 수 있다(Frank & Frank 1991, Brody 2000a). 이를 잘 보여주는 실험은 산모의 3가지 유형의 통증(분만통, 산후통, 스스로 가하는 통증(self-induced pain))을 줄이는 플라시보에 대한 연구이다(Liberman 1964) 이 연구에서 비치료 그룹군에 비해 플라시보 치료를 받은 경우 통증이 경감되었지만 특정 개인과 3가지 상황에서의 통계적 상관관계는 없었다.

묵인(Acquiescence)

임상 심리학자인 세이무어 피셔와 로저 그린버그는 플라시보에 더 잘 반응하는 성격적 특성을 가진 사람들을 '묵인자(acquiescence)'라고 명명했다(Fisher & Greenberg 1997, Fisher & Fisher 1963). 묵인 지수가 높은 사람들은 전형적으로 개방적이고 쉽게 잘 믿으며, 거리낌이 없고 타인 중심적인 사람들로 묘사된다. 문제가 되는 상황에 직면하면 이런 유형의 사람들은 문제를 혼자 풀기 보다는 주변 사람들과 함께 풀어가는 것을 선호한다. 흥미로운 것은 이 사람들의 경우 실제 약물에 대한 반응도 더 잘 나타난다는 것이다(Fisher & Greenberg 1997). 반대로, 잘 믿지 못하고 혼자 있기를 좋아하는 사람들은 플라시보 반응이 잘 나타나지 않는다(Lasagna 외 1954). 이것이 사실이라면 어떤 환자들의 경우에는 플라시보 접근이 잘 안 되는 경우가 있을 수 있다는 것을 말해준다. 하지만 2장에 나오는 기법들을 보면 이런 환자들이라도 그들의 내부 치료사를 끌어들여 플라시보가 효과를 낼 수 있도록 하는 방법들을 찾아볼 수 있다.

묵인과 유사한 심리학 개념은 '통제 소재(Locus of control)'이다(Rotter 1990). 외부 통제 소재를 가진 환자들은 좀더 묵인자가 될 가능성이 높다. 제롬 프랭크의 말이다(Frank & Frank 1991):

> *통제 소재라고 불리는 성격적 특성은 다른 형태의 치료에 대한 상대적 반응에 영향을 주는 것으로 보인다. 내적 통제 소재인 사람의 대부분은 인생의 좋은 일이건 나쁜 일이건 그들의 노력이나 인내하는 성품의 결과로 인식한다.*
> *반대로 외적 통제 소재의 사람들은 인생에서 일어나는 일들을 우연이나 운명 또는 다른 강력한 어떤 것에 의한 것이라고 생각한다.*

1978년 리버만은 숙달 지향성(mastery orientation, 통제 소재와 유사한 개념)과 플라시보 반응 사이의 연관성을 증명하고자 했다. 그 결과 외부 지향적 사람들이 플라시보가 행해졌을 때 내부 지향적 사람들보다 큰 차이로 더 많이 개선되었다는 사실을 보여주었다.

묵인, 통제 소재, 숙달 지향성과 같은 개념은 모두 플라시보 반응에 있어서 신뢰의 개념을 말해주고 있다. 환자의 내부 치료사에 접근하길 원한다면, 환자가 당신과 당신의 능력을 믿도록 해야 한다. 이것은 외적 통제 소재의 입원환자의 경우에 더 쉽지만, 가능한 방법을 동원해서 내성적이고 수줍음이 많고 신중한 환자들에게도 믿음을 심어주는 것이 중요하다.

어린 아이들의 경우 성인들 보다 플라시보 반응이 더 잘 나타난다. 주의력 결핍 및 과잉행동 장애(ADHD), 편두통, 우울증, 불안증세, 천식과 같은 증상인 경우 아이들은 플라시보에 평균보다 높게 반응했다(Brown 2013). 왜 이런지에 대해서는 추측이 가능하지만 이것이 묵인 이론과 딱 들어맞지는 않는다. 아이들을 떠올릴 때 개방적이고 잘 믿고 거리낌없음 같은 단어들이 쉽게 생각난다. 이러한 단어들이 묵인을 설명해 준다.

불안(Anxiety)

환자의 불안 수준은 일관되게 플라시보 반응에도 영향을 준다. 불안감이 클수록 플라시보에도 더 잘 반응한다(Evans 1974). 이것은 경로로서 부교감신경이 플라시보 반응과 관련이 있음을 보여준다. 이는 불안 지수가 높은 환자들을 어떻게 대해야 하는지를 시사한다. 항불안제에 대한 1997년 연구에 나타난 말을 살펴보자:

> *일반적 불안장애를 위한 새로운 치료법의 개발은 플라시보 반응 비율이 높아지면서 점점 설 자리를 잃고 있다. 그 결과, 반대적인 상황으로 항우울제에 대한 승인은 많아졌지만, 미 식약청에서 지난 15년 동안 승인된 항불안제는 1건뿐이었다.*

제약업체들은 플라시보 반응율이 높아질수록 시장에 신약을 출시하는데 어려움을 겪는다. 안타깝게도 일반 대중들은 약물 치료 없이도 우울증이 거의 개선될 수 있다는 사실을 알지 못한다. 바꿔 말하면, 불안증세를 치료하는데 있어서 플라시보 보다 효과가 좋게 나타난 경우는 매우 적었고 그마저도 부작용 때문에 사용하기가 힘든 경우였다.

완전히 다른 분야의 전문가인 친구에게 플라시보 반응에 대한 이야기를 했더니 이와 유사한 경험을 이야기 해주었다. 기술 자문인으로 있는 그는 문제가 본질적으로 너무 복잡하고, 시간적 압박에 늘 그렇듯 비용적 제약으로 인해 불안 수준이 높아지는 상황에 처했었다. 그는 이 상황에서 이렇게 말했다고 한다. '좋아 모두들, 난 여기 있어. 쉽지 않은 문제라는 것 잘 알아. 하지만 할 수 있어. 이건 내 전문분야야, 그리고 이 문제를 다 풀 때까지 여길 뜨질 않을 거라고!' 이렇게 말하자 불안감이 감소되면서 불가능해 보였던 문제가 갑자기 해결할 수 있는 작은 단위의 문제들로 나눠지더라는 것이다. 이것은 실제적인 플라시보 반응이다. 신뢰가 재빨리 자리를 잡은 것이다.(문제를 풀 수 있는 능력에 대한 신뢰와 문제를 해결하기 까지 자리를 뜨지 않겠다는 자신감) 갑자기 두려움이 사그러들고 HPA축이 몸에 치료 신호를 보내기 시작해서 호의적인 모드로 바뀐 것이다.

하버드내 플라시보 연구와 치료 작용 프로그램의 소장인 테드 캡척은 2008년 '플라시보 반응자는 존재하는가?'라는 제목의 논문을 썼다(Kaptchuk 2008a). 이 논문은 1950년대 이래로 이 주제에 대한 논문과 글들을 검토해 이 주제에 대한 연구가 역사적 유물로 평가될 만큼 오래되었다는 것과 연구에 사용된 방법론에 대한 오류들을 지적했다. 그는 플라시보 반응자에 대한 명확한 결론을 내리지는 않았지만, 새로운 연구가 수행되어야 할 필요성과 방법론을 제시했다. 딱딱한 실험 환경 설정과 잘 돌봐주는 의사들이 있는 따듯한 분위기의 실험환경 설정에는 많은 차이가 존재한다. 딱딱한 환경에서는 플라시보 응답자라고 해도 반응을 이끌어 내기가 쉽지 않다. 따뜻하고 동정 어린 치료 환경에서는 불안, 묵인, 환자 외향성, 기분 좋음, 개방성 같은 앞에 언급한 특징들이 입원환자들로 하여금 이 책의 2장에 제시된 기법들에 더 잘 반응하게 하는 요인이 될 수 있다.

필요가 있는 곳에 시장이 있고, 약물 실험 비용을 줄이기 위한 목적으로 플라시보 반응자를 줄여야 할 필요성이 생겨난다. 누가 플라시보 반응자인지 결정하기 위해 신경인지적 접근을 사용하는 웹기반의 소프트웨어 프로그램을 사용한다. 이 소프트웨어는 플라시보 반응자들을 임상실험에서 제외시킴으로써 임상실험에 드는 비용을 줄여 임상실험에 성공률을 높여준다. 플라시보 효과를 줄여주는 이런 소프트웨어나 다른 접근법들이 성공적이라 하더라도 대부분의 사람들은 이런 접근에 대해 불쾌하게 생각할 수도 있다. 1950년도에 비처가 세운 개념은 약물이 플라시보를 최소한으로 배제해야 한다는 것이었다. 약물 실험에서 플라시보 효과를 제거하면서 여전히 약물의 효과성을 입증하기 위해 위약을 사용하고 있다면 그 결과는 유효하다고 할 수 있을까? 세상에는 엄청나게 많은 플라시보 반응자들이 있다. 예를 들어 플라시보 반응자들도 약을 먹고 약물의 효과를 경험할 수도 있고 플라시보 효과가 나타날 수도 있다. 그러므로 약물 실험에서 이런 현상이 배제될 이유는 없다고 본다.

최근 연구(Recent research)

더 혼란스러운 것은, 2014년에 (Darragh 외) 높은 플라시보 반응과 관련된 성격적 특성을 살피는 실험에서 이전 연구와 비교했을 때 다소 황당한 결과가 나왔다는 것이다. 이 실험에는 건강한 자원자 63명을 대상으로 사회심리적 스트레스 테스트 두 가지를 수행했다. 두 번째 실험에 앞서, 플라시보 그룹은 회복에 도움을 준다고 하면서 비강내 세로토닌 스프레이를 사용하게 한 후 (플라시보) 개인이 느끼는 스트레스 정도, 심박동수, 심박변이를 측정했다. 놀라운 것은 낙관점수와 공감적 관심 정도가 플라시보 치료로부터 왔다고 여겨지는 이익보다 크게 나타나는 것이다. 재미나 감각적인 것을 추구하는 것은 플라시보에 의한 조정에 대한 생리학적 반응과 관련이 있다. 다변량 분석을 통해 낮은 낙관지수와 행동 욕구는 플라시보 조정에 예측되는 반응이라는 것이 밝혀졌다. 연구팀은 행동욕구, 외향성, 낙관적 사고, 참신성, 재미를 추구하는 것 등에 의해 성격화된 특성의 집합은 플라시보 반응과 밀접한 관련이 있다는 것에 있어서 의견이 일치하면서도 자극의 정황에 따라 다양한 반응이 나올 수 있다고 말한다. 연구자들은 플라시보에 반응을 잘하는 사람, 잘 안하는 사람이 명확히 구분되기 보다 다양한 정황에 따라 사람마다 다르게 나타난다고 말한다.

즉, 낙관성, 외향성 같은 특징들은 플라시보 반응자를 찾아야 할 때 중요할 수 있지만 어떤 경우에는 높은 욕구가 높은 반응과 관련이 있을 수도 있고 낮은 욕구가 강한 플라시보 반응을 유발할 수도 있다는 것이다. 다른 특성들에 대해서도 논의되고 있다.

결론 (Conclusion)

사람의 행동에 여러 측면이 있을 수 있지만 연구자들 사이에도 정보가 불일치 할 때가 종종 있고 어느 것이 진짜인지 가려내기도 쉽지 않다. 플라시보 반응자를 찾아내는 것은 치료사인 우리들에게는 별 도움이 되지 않는다. 플라시보 반응자나 플라시보에 잘 반응하는 성격적 특성을 찾아내는 일에는 연구자들의 노력이 필요하다. 이런 상황에서는 플라시보 효과를 최소화 하는 것이 합리적이다. 의사가 환자의 문을 열고 들어가서 선택적으로 어떤 성격 특성을 찾아서 제거하거나 할 수는 없다.

플라시보 반응자라는 주제에서 배울 수 있는 것은 신뢰라는 영역이 존재한다는 것이다. 제롬 프랭크는 플라시보 반응자의 특성을 다음과 같이 말했다(Frank & Frank 1991, pp137-1138):

> *일반적으로 플라시보 반응자들은 걱정이 많고 다른 사람을 도와주기 위해 자신을 의지하기도 하며 사회적으로 정의된 역할에서 다른 사람을 말을 잘 받아들인다.*

환자와 치료사간에 관계에서 신뢰의 중요성을 정확히 아는 것은 모든 환자들에게 특히 내적 통제소재가 강할 때 필요하다. 신뢰는 환자와 의사와의 관계에서 마음에 존재하고 있으며 환자 체내에 있는 내부 치료 시스템을 작동시키도록 돕는데 중요한 역할을 한다. 또한, 환자의 걱정을 적절히 다루는 것도 내부 치료 시스템을 발동시키는데 큰 도움이 된다. 2장에 나오는 대로 병에 대한 지식을 설명해 주거나 환자의 말에 귀 기울여주고 대응기제를 알려줌으로써 그들의 걱정을 덜어줄 수 있다. 2장에서는 환자의 내부 치료사에 접근하는데 도움을 주는 다양한 기법과 방법론을 다루게 될 것이다.

도덕적 문제와 사전 동의(ETHICS AND INFORMED CONSENT)

여기서는 환자에게 플라시보 효과를 확대하려는 건강 전문가로서 당신의 결정을 둘러싼 윤리적 문제를 다루고자 한다. 언뜻 보기에, 환자 모르게 플라시보 효과를 이용하는 것은 아주 비윤리적으로 보일 수 있지만 모든 윤리적 문제가 그렇듯이 흑백의 문제로만 볼 수는 없다. 이런 점들을 생각해 봐야 한다:

A. 플라시보는 아주 좋은 것이다
B. 나는 환자의 관심에만 반응한다
C. 나는 플라시보가 무엇인지 몰랐을 때에도 이 책에 나오는 기법들을 적용해 본 적이 있다.

이런 시나리오 중 'B'가 가장 변호하기가 힘든 내용이다. 환자에게 필요한 것이라면 의사가 환자에게 모든 것을 다 말해줄 필요는 없다는 것은 21세기에는 통하지 않는 생각이다. 의사의 권위가 한 없이 높던 시절은 지났다. 반면에 당신은 자기 자신에게 이렇게 말할 수도 있다, '나는 기본적인 성품이 자신감이 넘치고, 정직하고, 믿을만하다. 이건 플라시보 효과가 아니다.' 여기에 즉답을 하긴 어렵지만, 이런 현상을 둘러싼 윤리적 고려사항을 평가하고 결론을 도출하기 위해 진지하게 살펴볼 필요가 있다.

우선, 만약 당신이 이 책에서 환자의 치료 체계를 증진시키기 위해 제시된 기법들을 적용한다면, 플라시보 효과가 나타날 것을 믿고 환자의 상태가 개선될 것이라 기대할 것이다. 2장에서도 많은 사람들이 플라시보 효과를 어느 정도 이용하고 있고 환자들이 플라시보에 반응하는 경우가 많다는 것을 말하고 있다. 플라시보 효과는 사람들간의 건강한 신뢰관계에서 흘러나오지만 이전에 경험한 것이거나, 상대에게 내게 없는 힘이 있을 때 신뢰가 생기기도 한다. 항상 그렇듯이 우리가 오늘 어떻게 이 자리에 까지 오게 되었는지 이 문제에 대해 역사적 관점을 살펴보는 것은 매우 유익하다. 사전 동의에 놓인 문제의 핵심이 역사적으로 어떤 변천을 겪었는지 살펴보자.

의사가 가장 잘 안다? (Physician knows best?)

의사들은 역사적으로 매우 긴 시간동안 환자들을 대함에 있어 가부장적인 태도를 보여왔다. 히포크라테스 시대로부터, 의사에 대한 인식은, 치료하는 약물에 독성에 대해 환자에게 알려줘야 하는지 심하면 죽을 수도 있는 부작용에 대해 말해줘야 하는지 말아야 하는지는 '의사가 가장 잘 안다'는 것이었다. 이것은 의사가 환자의 마음을 속속들이 다 안다는 말은 아니다. 히포크라테스 선서에도 대략적인 지침이 있다. 수천 년 동안 이 선서는 의사들의 가부장적인 태도를 정당화했다.

20세기 초에 수행된 최근의 연구에서도 죄수들에게 대체 식단 요법에 대한 실험에 참가하게 하기 위해 담배를 사용할 때도 마찬가지였다. 서양에서 지난 수세기 동안 진행된 개인의 자유와 권리의 신장은 사전 동의라는 개념을 가져온 중요한 요인이라고 할 수 있다. 1947년 뉘렌베르그 재판에서 죄수들에 대한 나치의 잔혹행위가 드러나면서 사람들은 이에 대해 더욱 경각심을 갖게 되었다. 23명의 독일 의사들과 과학자들은 나치 병동과 수용소에 있었던 유대인들과 다른 죄수들 같은 증인들의 증거와 마주하게 되었다. 그들은 얼음창고에 들어가거나 높은 고도를 견뎌야 했고, 말라리아와 발진티푸스 주사를 맞았고, 약물이나 독약 주입도 있었다. 이 모든 일은 그들의 의지와 상관없이 일어났다.(Evans 2004) 이러한 잔혹행위는 인간이 쉽게 얼마나 끝없는 나락으로 떨어질 수 있는지 보여줬고, 사전 동의라는 개념은 현대 의학의 초석이 되었다. 앞에서도 언급했듯이 사전 동의는 1962년 소비자 권리 장전으로 미국 헌법에 명시되었다. 이 장전으로 사람들의 안전에 대한 권리와 알 권리, 선택할 권리, 설명을 들을 권리가 세워지게 되었다. 1964년 헬싱키에서는 세계의사회가 윤리 강령에 대한 개인의 권리를 명시했다. 이로써 과학이나 사회의 관심보다 인간의 행복이 우선시 되어야 한다는 개념이 시작된 것이다. 이러한 패러다임은 다른 고려사항보다 인간의 권리를 앞세우게 했다.

100년전으로 돌아가서, 19세기 말고 20세기 초 의사들 점점 그들의 치료 능력이 소용없으며 위험할 수도 있다는 것을 알아가기 시작했다. 이는 현대 약리학의 시초인 존 가덤이 약물은 점점 작아지는 지식 체계일뿐이라고 언급하며 시작되었다. (소용이 없다고 알려진) 플라시보를 사용할 것인가, 그래서 연구 결과를 환자들에게 알려줄 것인가 라는 윤리적 딜레마를 의사들에게 안겨주었다.

21세기의 윤리(Ethics in the 21st century)

딜런 에반스는 오늘날 플라시보 효과의 증거가 두드러지고 인터넷을 통해 정보를 쉽게 접하게 되면서 대체의학 분야에서 일하는 건강 관리사들도 비슷한 딜레마에 직면하게 된다고 말한다. 에반스는 말한다, '다양한 형태의 심리요법과 대체의학이 플라시보 그 자체라는 것을 말해주는 과학적 증거가 빠르게 축적되고 있다' (Evans 2004, p. 184). 이러한 치료들이 쓸모없다고 말하는 것이 아니라 요점은 '환자들이 플라시보 치료를 받고 있다는 사실을 알아야 할 권리가 있는가?' 라는 것이다. 여기에는 윤리적 딜레마가 존재한다. 의사에게는 환자를 돌봐야 할 의무가 있고, 환자가 가능한 최상의 치료를 받고 있는지 살필 의무가 있는 반면, 환자도 그 사실을 알아야 할 권리가 있기 때문이다. 단지 플라시보 알약을 처방하는 정도의 일이라면 윤리적 딜레마는 그리 크지 않을 것이다. 환자에게는 알 권리가 있다. 만약 학계에서나 일반적 통념에서 순수한 플라시보(예를 들어, ear candling, 이온 족욕) 라고 알려진 치료라면 다시 한번 말하지만 실제적인 윤리적 딜레마는 존재하지 않는다. 의사는 연구 결과에 따라 실제 치료와 유사하다고 보여지는 플라시보 치료를 시도할 때 환자에게 알려주어야 한다. 다음의 이야기들은 헬스 케어 분야 전문가들이 직면하게 되는 윤리적 딜레마를 보여준다.

1. 전문가들이나 일반 대중들 모두 효과가 있다고 알고 있는 치료법이 사실은 효과를 입증할 증가가 없을 때는 어떻게 해야 할까? 월터 브라운은 '임상에서의 플라시보 효과'라는 제목의 그의 책 서문에서 이렇게 말한다. '의사들이 일상적으로 사용하고 있는 치료법 중 연구를 통해 효과가 입증된 치료법은 50%가 채 되지 않는다. (Brown 2013 p. 2) 도수치료의 증거들도 환자의 증상이 호전되는 것이 보이고 환자들도 치료 능력을 경험했다고 말하더라도 완전하지는 못하다. 의사가 논리적으로 치료 방안을 세우고, 환자에게 그 치료의 논리에 대해 설명한다 하더라도, 실제로 연구해 보면 그 치료 방법의 효과를 입증하기 어려운 경우가 많다. 특히 도수 치료 분야에서는 더블 블라인드 실험으로 확인된 치료법이 매우 적다는 것을 알아야 한다. 그 이유는 아직까지는 플라시보 카이로프랙틱을 이용한 골격 교정이나 플라시보 근육 에너지 기법, 근육 근막 기법 등을 만들어낼 방법이 없기 때문이다. 초음파나 침술 같은 몇몇 치료법들은 도수 치료사들이 플라시보 치료로 사용해 왔지만 치료 결과가 좋게 나온 경우는 아주 많지는 않았다. 기껏해야 도수 치료에 적용되는 플라시보 기법들이 다른 치료법과 비교하여 평가되고 있는 정도이다. 의사가 어떤 치료법으로 효과를 보게 되면 그 치료의 효과에 대해 자신감을 갖게 된다. 의사들은 자신들이 행하고 있는 치료가 플라시보가 아니라고 말하고 싶어하지만 그렇게 단정지을 근거는 희박하다고 할 수 있다.
2. 어떤 치료 방법이 플라시보 치료보다 나을 것이 없다는 연구결과가 있음에도 전문가들이나 대중들이 모두 유효한 치료법이라고 믿고 있는 경우는 어떤가? 이러한 경우는 극심한 우울증이나 불안증세를 보이는 경우를 제외하고 항불안치료와 항우울치료제에서 나타난다. 대부분의 침술은 플라시보보다 효과가 적지만, 북미 지역의 상당수의 병원에서는 매일 침술이 이뤄지고 있다. 침술이 소용없다고 말하는 것은 아니지만 플라시보 보다 더 나은 치료 결과가 나왔다는 확실한 증거는 없다. 심리요법은 많은 연구들에서 조건에 따라 플라시보와 동등한 결과를 내기도 한다. (Brown 2013) 플라시보 효과가 잘 나타나는 질병이면 심리요법도 잘 통한다고 볼 수 있다. 강박장애나 정신 분열증처럼 플라시보가 잘 안 통하는 조건인 경우 심리요법도 잘 통하지 않는다. 당신이 의사라면 이런 상황에서 환자의 희망을 깨 버리겠는가?
3. 만약 의사가 하는 치료의 일부만 효과가 있고, 그 일부가 플라시보인 경우는 어떻게 해야 하는가? 대부분의 경우가 이 경우에 해당한다고 해도 과언이 아닐 것이다. 이 책을 읽으면 알겠지만, 의사가 무능하거나 무례하거나 거들먹 거리고 차갑게 대하는 경우가 아

니라면, 치료가 성공적으로 되는 이유는 플라시보 효과 때문이라고 할 수 있다. 이에 동의하지 않는다고 하더라도 다음에 이어질 장에서 동의하게 될 것이다. 의사가 환자에게 치료가 잘 된 이유가 환자가 의사의 성품과 전문성을 믿고 따라 주었기 때문이라는 사실을 말해줘야 할까?

4. 이 책을 읽은 후 당신은 이 책에 나온 기법들을 적용하고자 할 것이다. 그것이 플라시보 때문이라는 것을 아는 상태에서 말이다. 환자가 건강해 지는 열쇠를 쥐고 있다는 사실을 말해 줄 필요가 없을까? 아니면 환자에게 치료가 잘 되고 있는 이유는 의사를 믿고 있어서라고 말해줘야 할까?

모든 윤리적인 문제들이 그렇듯이, 이런 시나리오에 쉽게 즉답을 내릴 수는 없다. 나는 위의 경우에 대한 나만의 답을 가지고 있지만, 의사로서 어떻게 해야 할지는 당신이 직접 답을 찾아가는 것이 좋을 것이다. 나는 이 장에서 충분한 정보를 제공했고, 당신이 이 책을 읽으며 윤리적 문제의 답을 찾아갈 수 있도록 도울 것이다. 이 책을 여러 사람과 같이 읽고 있다면 이 문제에 대해 토론해 보는 것도 좋을 것이다.

지난 시대 동안 의학에서 지도자적 위치에 있었던 사람들은 환자가 어떤 치료로 증상이 개선되었다면 그 방식을 계속해도 좋다고 말할 것이다. 하지만 현대 의학에서는 그렇게 간단한 문제가 아니다. 오늘날의 환자들은 치료 내용에 대해 상세하게 알 권리가 있으며 환자에게 그 치료를 계속해도 되는지 동의를 구해야 한다. 게다가, 증거 기반의 치료법을 사용하고 있는 의사들에게 순수한 플라시보 치료를 도입하지 않을 이유는 없다.

가장 쉬운 윤리적 딜레마부터 시작해 보자. 만약 당신이 플라시보를 권하거나 적용하려면 이 사실을 알려야 한다. 가장 큰 논쟁거리는 비용이 많이 들고 심각한 부작용도 있는 실제 치료나 약물과 함께 플라시보를 사용하는 경우일 것이다. 이러한 예는 다음 문단에 나온다. 다행히 플라시보 효과를 감소시키지 않고도 플라시보 치료에 대해 동의를 받을 수 있는 요령이 있다.

환자들이 치료에 대한 열쇠를 쥐고 있다는 사실을 알려줘야 한다는 개념은 완전히 새로운 것은 아니다. 이 천년 전 예수님도 '너의 믿음이 너를 낫게 하였다'고 말씀하시며 환자들을 치료할 때 믿음을 사용하셨다. 이 책의 다른 부분에서도 언급되었듯이 플라시보 사용을 공개적으로 알릴 때도 플라시보 반응을 유도할 수 있다. 어떤 식으로 알리느냐가 플라시보 효과의 성패를 좌우하기는 한다. 믿음이라는 것이 어떻게 작동할 것인지에 대해 정직하기 때문에 플라시보 효과가 증발하지 않는 것이다. 하지만 치료 효과를 기대한다면 환자에게 잘 말하는 요령이 필요하다. 예를 들어, 몇 년 전 가정의를 만났었는데, 약을 처방해 주면서 '이 약이 제대로 효과가 나려면 쉬어야 합니다. 궁극적으로는 당신 자신이 당신을 치료하는 것이니까요' 라고 말했다. 간단한 말이지만 이 말에는 내적 치료 능력이 환자를 치료한다는 것을 믿어야 한다는 플라시보 효과에 대한 힌트를 내비치고 있는 것이다. 이 한마디로 의사는 내게 플라시보 치료가 진행될 것이라는 것을 말해주고 동시에 내 동의도 얻은 것이다. 이것은 헬스 케어 전문가로서 플라시보 효과에 대한 동의를 구할 때 쓸 수 있는 한가지 방법인 셈이다. 어떤 치료라도 플라시보 효과와 분리될 수 있는 치료는 없다. 그러므로 정직하게 윤리적으로 행한다면, 나의 가정의가 나에게 한 것처럼 환자를 치료하고 회복시킬 열쇠는 그들의 믿음/내부 치료사/플라시보 반응이라는 것을 알려주는데 현명한 방법을 찾아낼 수 있을 것이다. 사실 의사가 치료를 해주긴 하지만 환자 자신의 내부 치료 시스템이 없이는 치료가 되지 않는 다는 것을 알려주는 것이 좋다. 이 방법이 환자의 내적 치료 능력을 끌어 올릴 가장 좋은 방법이라고 말할 수는 없지만 의사들은 내부 치료사가 치료 능력을 발휘하도록 지켜봐 주는 것이 좋다.

미의사회의 의견서에는 이 주제에 대한 윤리학자들의 염려를 언급하고 있다. (아래 상자글) 신뢰관계가 얼마나 중요한지에 대한 인식이 확산되고 있으며 이는 의사들에게 치료 효과를 증진시키기 위한 기법을 사용할 수 있도록 해주고 있다. 사전 동의를 어떻게 얻어야 하는지에 대한 질문에 대해서는 다루고 있지는 않지만 한가지 확실한 것은 요령 있게 하면서도 정직해야 한다는 것이다.

미의사회 (AMA) 의견서

2007년 미 의사회는 이 주제를 직접적으로 공식의견화 하는 것을 놓고 씨름해왔다. 의견번호 8.083 – 임상에서의 플라시보 사용: ...의사는 환자가 플라시보 치료에 대해 알고 있고 동의하는 경우에만 진단 및 치료를 위해 플라시보를 사용할 수 있다… 의사는 환자의 승인을 얻기 위해 플라시보를 정의하고 동의서를 준비해 놓을 필요가 있다. 이런 방법으로 의사는 플라시보의 효과를 보면서 동시에 환자들의 자율성을 존중해 줄 수 있고 환자와 신뢰관계를 구축해 나갈 수 있게 된다. 플라시보를 단지 어려운 환자를 달래기 위한 수단으로 사용해서는 안 된다. 그것은 환자의 편의 보다는 의사의 편의를 위한 것이기 때문이다. 의사는 환자를 안심시키고 격려함으로써 플라시보와 유사한 효과를 나타내고 직접적인 플라시보 사용을 피할 수도 있다. 이런 방법으로 의사는 존경과 신뢰를 세워나갈 수 있게 되고 환자와 의사간의 관계를 돈독하게 하여 치료 결과에 도움을 준다.

속이지 않는 플라시보 (Placebos without deception)

2007년 플로리다 대학의 카렌 청이 이끄는 연구팀은 흥미로운 주제에 대해 연구를 진행했다. 청은 박사학위 논문을 쓰기 위해 개인의 플라시보 반응이 향후 플라시보를 경험하는데 주는 영향을 살펴보았다. 이런 질문을 다룬 것은 그녀의 논문이 처음이었다. 평가 대상으로 두 개의 그룹을 선정했는데 한 그룹은 과민성 대장 증후군 그룹이었고, 다른 그룹은 실험적 통증 그룹이었다. 청과 그녀의 연구팀은 플라시보를 경험했다고 대답한 사람과 경험이 없다고 대답한

사람간의 향후 통증 반응에 차이가 없다는 것을 발견했다. 이 논문의 결론은 다음과 같다:

이 연구는 한 개인이 플라시보 반응에 대해 알게 되었다고 하더라도 플라시보 반응이 지속된다는 것과 플라시보 사용이 기분이나 태도에 불리하게 작용하지 않는다는 것을 보여주고 있다.

이 연구는 환자가 플라시보 반응을 알게 되더라도 그 효과가 반드시 무효가 되지는 않는다는 생각을 지지한다. 치료를 돕는 플라시보 요소가 있을 수 있다는 생각을 떨쳐버려도 좋다.

아래 글상자에 나오는 연구에서 연구자들은 '지금 주는 약은 설탕으로 된 알약이에요' 라는 식으로 말하지 않는다. 그들은 정황에 따라 이렇게 대처한다:

1. 치료가 플라시보였다는 사실에 대해 속이지 않는다. 그리고,
2. 정신과 육체의 관계에 따른 내부 치료 과정에 따라 같은 약을 먹은(또는 같은 치료를 받은) 사람들이 상당히 진전이 있었다는 연구결과를 알려준다.

> 2010년 하버드에서는 캡척이 이끄는 연구팀이 '과민성 대장 증후군 대상 속이지 않는 플라시보' 라는 연구를 수행했고 사전동의를 얻어 진행한 플라시보 치료에 대한 유용한 통찰을 제공했다. 이 연구에는 과민성 대장 증후군 진단을 받은 80명이 참가했고 이들은 플라시보 치료가 진행될 것이라는 사실을 알고 있었다. 이 연구는 개방 플라시보(속이거나 숨기지 않음)가 비치료보다 효과가 뛰어나다는 것을 증명하기 위한 실험을 설계했다. 무작위로 선정된 환자들은 플라시보 약을 받으며 다음과 같은 말을 들었다:
>
> 플라시보 약은 설탕약처럼 비활성 물질이지만 많은 임상실험에서 과민성 대장 증후군 환자들이 정신과 육체 자기 치료 과정을 통해 상당한 진전을 보였습니다
>
> 비치료 그룹은 별다른 치료를 받지 않았다. 실험 결과 개방 플라시보 치료를 받은 사람들이 치료를 받지 않는 사람들에 비해 주관 및 객관 평가에서 모두 높은 점수를 나타냈다.

몇 몇 연구들은 환자들이 실제 치료와 함께 플라시보 치료가 병행되고 있다는 사실을 인지하고 있었다는 사실을 언급해야 하겠다. 주의력결핍 및 과잉행동장애(ADHD)를 보이는 어린이를 3개 그룹으로 나누어 살펴본 연구에서(Sandler 외 2008), 첫 번째 그룹은 두 달 동안 약을 복용했고 두 번째 그룹은 한 달 동안 약을 복용하고 다음 달에는 약을 50% 줄였다. 세 번째 그룹은 1달동안 약을 복용하면서 눈에 보이는 플라시보 치료를 받았고(물론 플라시보라는 사실

을 알려주었다), 두 번 째 달에는 약을 50% 줄이고 플라시보 치료는 계속 진행했다. 실험 후에 부모를 대상으로 향후 자녀를 위해 플라시보 치료와 병행할 의사가 있느냐는 질문에 놀랍게도 71%가 그렇다고 대답했다. 부모들은 플라시보 치료를 병행하는 것이 부작용을 줄이고 치료 효과를 지속시킨다고 느끼고 있었다.

2011년 설문에서는 344명의 대학생들에게 만약 우울증에 걸리면 첫 번째 치료로 플라시보 사용에 동의하느냐는 질문을 했다. 70%가 플라시보 사용에 동의했고 73%의 학생들은 다른 질병에 대해서도 플라시보를 사용하는데 동의한다고 밝혔다(Nitzan 외 2011).

페퍼는 환자 81명과 건강한 사람 107명을 대상으로 연구를 진행했다(Feffer 외 2011). 환자들은 외래환자들로 과거 또는 현재 우울한 경험으로 인해 고통 받고 있다는 진단을 받은 사람들이었다. 모든 환자들은 우울증 치료에 있어서 플라시보의 효과와 가능한 이점들 그리고 제약사항에 대해 상세한 설명을 듣고 나서 설문에 응했다. 환자들의 64%는 다시 우울증이 생기면 플라시보 치료를 받겠다고 답했고, 건강한 사람들은 79%가 다시 받겠다고 답했다. 두 그룹 모두 플라시보 사용이 속이는 것이거나 환자의 자유를 침해하는 것이라고 생각하지 않는다는 답변이 70%가 넘었다. 이 논문은 임상에서 플라시보를 사용하는 것을 배제하는 것에 대한 윤리적 정당성에 대한 질문을 던지며 이 주제에 대한 논의가 필요하다고 덧붙이고 있다.

플라시보에 대한 적절한 기술(Proper phrasing around the placebo)

이런 연구들이 수행될 때 플라시보에 대한 언급은 매우 중요하다. 앞의 연구에서 환자들이 우울증 치료에서 플라시보의 효과와 가능한 이점들 그리고 제약사항에 대해 상세히 설명했다는 것을 유념하라. 이것은 환자가 치료 여부를 결정할 수 있도록 모든 것을 공개한 것이다. 약을 주면서 설탕약이라고 하는 것은 정직한 것이지만 이것이 환자로 하여금 환자 자신의 치료 능력을 선택하고 이끌어갈 의지를 만들어 내는 것은 아니다. 그러므로 강력한 플라시보 효과가 나타난다는 치료법들에 연연할 필요는 없다. 만약 당신의 환자가 지금 하고 있는 치료의 효과에 대해 묻는다면 우리 각자에게 있는 내부 치료 시스템을 통한 치료법을 사용하여 개선을 보인 사람들을 예로 들며 치료의 효과 및 한계에 대해 친절히 설명해 주는 것이 좋다.

서면 동의

모든 헬스 케어 제공자들은 환자들이 상세한 병력과 치료 내용에 대해 서명을 하도록 해야 한다. 모든 건강 관리사들이 모든 치료에 대해 명시적인 동의를 받을 필요가 있다는 사실을 아는 것이 중요하기에 플라시보 효과도 실제로 환자가 받아들일 수 있는 형태로 설명되어야 한다. 사실, 전 세계 건강 관리사들이 사용하는 동의서가 그 주제를 담고 있다면 좋을 것이다. 이런 방식으로 플라시보 효과에 대한 부정적 인식을 제거할 수 있고 환자 스스로 자신의 건강을 증진시킬 기회로 삼을 수 있다. 다음과 같은 문구가 그 예일 것이다:

한계가 없는 치료는 없습니다. 하지만 우리 몸은 균형을 유지하려는 경향이 있습니다. 환자로서 나는 나의 건강에 대한 가장 큰 책임은 나에게 있다는 것을 알고 있습니다. 또한 나는 의사와 나의 관계, 나의 신념, 태도, 삶의 방식 및 식이 요법이 이 치료 과정에 도움이 될 수도 있고 그렇지 않을 수도 있다는 것을 인지합니다. 서명 ________________.

만약 위의 문장이 너무 장황하다고 생각된다면 당신이 환자를 위해 위 메시지를 기반으로 만든 내용을 정기적으로 제공해야 한다.

문구는 여러 형태로 제공될 수 있다. 중요한 것은 환자가 자신의 신념 체계와 의사와의 관계가 치료 과정의 일부라는 사실을 아는 것이다. 위의 문장은 동의를 구하는데 있어서 거품을 제거한 것이다. 이것이 당신의 전문성과 결합하여 윤리적 결정을 내리는 데 있어 도움이 될 것이다.

Part 2

개념과 적용

Concepts and Application

실제 치료와 함께 최적의 플라시보를 함께 사용하지 않을 이유는 없다. 또한 플라시보가 실제 치료 그 자체가 되면 안될 이유도 없다. 플라시보가 우리 내부 치료 체계에 올바른 메시지를 보낸다면 말이다.

하워드 브로디 MD
(Brody 2000a, p. 48)

Part 2를 시작하면서…(INTRODUCTION TO PART 2)

우리가 이 책에서 플라시보 효과에 대해 살펴본 내용 중에 약물의 효과성을 입증하기 위한 모든 임상 실험에서 플라시보 효과를 최소화 하도록 연구 방법이 진행된다는 사실을 기억할 것이다. 그 이유는 플라시보 효과가 모든 치료법에 나타나기 때문이다. 2장의 목적은 이 효과를 이해하고 최대화하는 것이다. 다니엘 모어맨의 말을 인용해보자:

> *플라시보가 의미 있는 역할을 하는 것을 보는 일은 어려운 일이 아니다.*
> *사람들은 파킨슨 병에 도파민을 분비, 통증에는 엔돌핀을 분비하는 등의 방식으로*
> *그런 의미 있는 역할에 반응한다. 하지만 여기서 중요한 것은 비활성 약이*
> *의미가 있다면 그것은 활성약이라 할 수 있고 플라시보 기반의 의미 있는 반응들이*
> *항상 있게 된다는 것이다.*

이 장에서는 좀더 치료부분에 초점을 맞출 것이다. 만약 당신이 이론가이기 보다는 실전에 익숙한 사람인데도 1장을 계속 읽었다면 정말 감사하게 생각한다. 1장을 안 읽고 바로 2장을 읽고 있더라도 환영하는 바이다. 이 장에서는 하나라도 얻기 위해 최선을 다해야 한다. 2장의 매 섹션에서는 각각 다른 개념을 소개하고 치료하는데 있어서 환자의 반응을 증진시키기 위한 방법들을 소개할 것이다. 각 개념 뒤에 있는 연구 결과들을 먼저 살펴봄으로써 증거 기반의 내용들에 자신감을 갖도록 도울 것이다. 그리고 이론을 구현할 방법들을 살펴봄으로써 환자들이 치료 및 플라시보 반응의 최대화 하는 실제적 적용이 가능 할 것이다.

전문가들에 따르면 플라시보 효과는 다음의 심리 신경학적(psychoneural) 구성요소 중 한 두 가지에 의해 시작된다고 한다.

- 조건화(conditioning)
- 기대와 바램
- 의미화

조건화는 (긍정적이든 부정적이든) 이전의 노출된 자극에 의해 몸과 마음이 학습을 하는 것을 말한다. 조건화는 사람에게뿐만 아니라 동물에게도 일어나며 아마도 기대나 의미화와는 다르게 동물에게서도 측정 가능한 것이라고 할 수 있다. 조건화는 또한 과거만 참조하는 독특한 것이기도 하다.

기대는 환자가 경험으로부터 기대하는 것으로, 예를 들어 자기 현시적 예언 같은 개념이 있다. 조건화가 과거의 경험을 기반으로 하는데 비해 기대는 미래를 참조하며 임상실험에서 이 두 가지를 따로 떼서 보는 것은 쉽지 않다. 나중에 살펴보겠지만 조건화와 기대를 따로 떼어 실험하고자 했던 연구들이 없지는 않았다. 바램은 기대와 똑같지는 않지만 미래를 참조한다는 점에서 같은 분류로 들어간다.

의미화는 아마도 모든 플라시보 이론의 어머니라고 할 수 있을 것이다. 많은 자극과 개념들이 의미화되고 대부분의 환자들이 의미화된 개념에 따라 생각하고 행동한다. 의미화는 환자가 현재의 치료 환경의 모든 측면을 받아들이면서 과거의 경험을 부분적으로 참조하여 정보를 종합하는 것이라고 할 수 있을 것이다. 브로디는 개인이 다음과 같이 느끼는 것을 의미화라고 하였다(2008):

1. 질병에 대한 적절한 설명을 받고 들었다.
2. 의료진들이 잘 돌봐주고 염려해준다.
3. 병과 증상에 대해 전문적인 치료를 받고 있다.

의미화가 이런 것이라면 기대와 바램도 개인에게 의미가 있는 것이라고 할 수 있고 조건화도 의미화된 것을 학습하는 것이라고 말할 수 있을 것이다. 의미화는 왜 플라시보 효과가 나타나는지에 대한 모든 이론을 감싸는 큰 우산과도 같다고 할 수 있다.

의미화는 매우 흥미로우면서도 추상적인 개념이긴 하지만 2장에서 크게 다루지는 않을 것이다. 그 대신 의미화라는 추상적인 개념을 몇 가지 개념으로 나누어 살펴볼 것이다. 또한 환자가 어떤 의미를 부여해서 치료 효과가 나타나는 경우도 이 단원에 포함된다. 이러한 개념들이 나타나든 안 나타나든 요점은 사실 플라시보 효과에 대해 '그게 정말 중요한가요?'라고 반응할 수도 있다는 것이다. 사실 이런 것들은 내가 이 책을 쓰면서 '플라시보 효과'와 관련해 가장 관심이 적은 부분이기도 했다. 궁극적으로 나는 건강 관리사로서 우리가 중요하게 생각해야 할 것은 이론들이 아니라 환자의 내부 치료 시스템에 접근하여 플라시보 효과를 활성화 시키는 것이라는 것이다. 과학과 의학에 대한 나의 생각은 메커니즘을 이해하는 것 보다는 결과가 반복적으로 나타나느냐 하는 것이 더 중요하다는 것이다. 예를 들어, 침술이나 압통치료의 메커니즘은 무엇인가? 이론에 대해서는 잘 알지만 실질적으로 치료에 적용할 수 있는 반복적인 결과가 필요하다. 2장도 그런 논조에서 서술되었다.

철저하게 증명된 것은 아니지만 서로 다른 플라시보 반응 효과들이 누적이 될 수 있다는 증거들이 존재한다. 즉, 적절한 조건화가 형성되어 있고 환자의 기대가 높으며, 치료의 다른 요소들이 도움을 준다면, 각 효과가 다른 효과에 더해진다는 것이다. 플라시보 효과에 대해서 널리 받아들여지는 두 가지 이론은 기대와 조건화이다. 환자들을 치료하는데 있어 치료 효과 개선을 기대한다면 다음 장에서 제시되는 개념들 중 한가지만이 아니라 몇 가지 개념들을 적절하게 적용해 보기를 권한다.

2장의 마지막 단원에서는 환자의 내적 치유 체계를 증진시킬 목적에 맞게 사용할 수 있는 다양한 아이디어를 제시할 것이다. 환자를 위한 완벽하고 최종적은 기법들은 아니지만 치료에 유용하게 사용할 수 있을 것이다.

이 책을 읽어나가며 실제에 적용하다 보면 각각의 개념들을 구현할 수 있는 실제적인 방안들을 발견할 수 있을 것이다. 그런 경험을 하게 된다면 언제든 내게 연락해 좋은 제안을 해주면 다음에 쓸 책에 도움이 될 것이다. 이 책에 대한 어떤 의견이나 제안도 환영하는 바이다. 나의 웹사이트(www.fultonmassagetherapy.com)를 통해 언제든지 내게 연락할 수 있다.

조건화(CONDITIONING)

현대인들은 사회적 패러다임 안에서 조건화와 조건들에 의해 많은 영향을 받는다.

스테판 R. 코비 (Covey 2004)

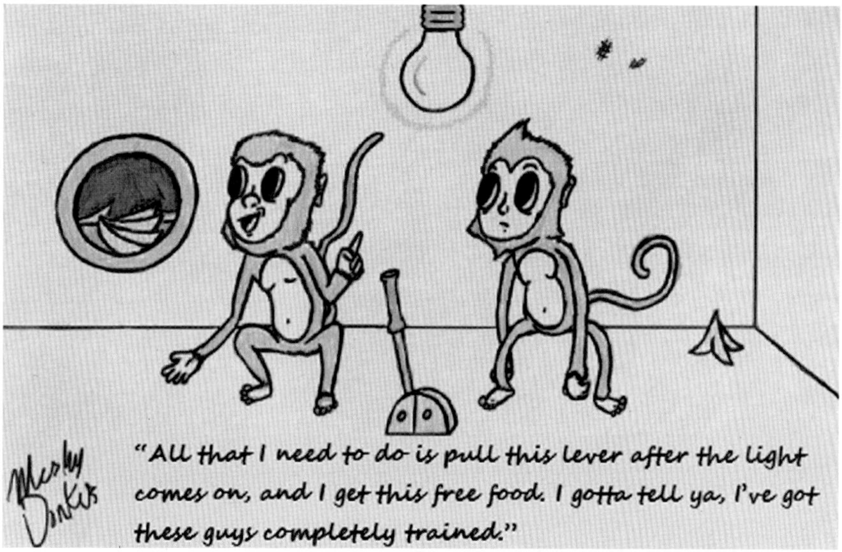
"All that I need to do is pull this lever after the light comes on, and I get this free food. I gotta tell ya, I've got these guys completely trained."

Fig. 2.1

조건화 이론은 플라시보 이론에서 가장 잘 구축되어 정량화할 수 있는 것으로 사람과 동물에 대한 많은 연구를 통해 증명 되어왔다(Wickramasekera 1980, Boileau 외 2007). 동물들에게도 플라시보 조건화가 통한다는 사실은 매우 흥미롭다. 우리는 다른 동물들도 내적으로 자연적 치유 체계를 갖추고 있다는 것에 놀랄 것이 아니라 그들은 어떤 신념 체계를 가지고 있는지에 대해 살펴봐야 할 것이다. 조건화 연구에서 동물들의 신념 체계가 면역 체계와는 큰 관련이 없는 것으로 보인다. 사실 동물들이 면역 체계가 무엇인지 알고 있을 가능성도 적다. 이런 경우는 사람에게서도 나타나는데 어떤 때는 믿음 보다는 다른 요소들이 플라시보에 영향을 주는 경우가 그런 경우이다. 아직까지 우리는 조건화의 생물학적 기반을 완전히 이해하지 못한다. 중요한 것은 플라시보 조건화 현상이 존재한다는 것이다.

파블로프가 개에게 벨소리를 자극으로 침을 흘리게 하는 조건화 이론을 개발한 이후 다른 러시아 학자들은 기니피그에 대한 면역 체계 조건화 실험을 수행했다. 기니피그에게 염증을 일으키는 화학물질을 주입했을 때 부어오름과 발진이 발생했다. 조건화 일정에 따라 주입 전에는 신경 자극을 주었더니 나중에는 신경 자극만으로도 발진과 부어오름 현상이 나타났다(Martin 1997). 이 이론은 1920년대까지 받아들여지다가 그 후에는 무시되었다. (세계 대전으로 사람들의 관심이 다른 곳으로 쏠리게 되었다.) 플라시보 조건화 이론은 가속화가 붙기 전까지 50여년 간 제자리 걸음을 걷는 듯 했다.

이 상황을 바꾼 것은 1970년 심리학자인 로버트 아더 박사와 면역학자인 니콜라스 코헨이었다. 아더와 코헨은 학습되는 맛 혐오에 대해 연구하다가 플라시보 효과에 발을 들이게 되었다.(Ader & Cohen 1975) 딜런 에반스의 말을 인용한다:

> *쥐가 단물을 먹을 때마다 시클로포스파미드(메스꺼움을 유발하는 약물)를 반복적으로 주입했다. 아더와 코헨은 쥐가 단물을 피하도록 훈련시키는데 성공을 거두었다. 하지만 안타깝게도 쥐의 면역 체계에 심각한 영향을 주어 상당수의 쥐가 죽게 되었다. 메스꺼움을 유발하는 약이 시클로포스파미드 면역 체계를 공격한 것이다. 아더와 코헨이 한일은 쥐가 단물을 먹을 때마다 쥐가 자신의 면역 체계를 공격하도록 조건화 한 것이 된 것이다. 사실 쥐가 단물을 더 많이 먹을 수록, 죽을 확률도 더 높았다.*
>
> (Evans 2004, p. 100)

이 실험은 지금은 잘 알려져 있지만 플라시보 조건화에 대한 다음의 3가지 흥미로운 사실을 보여준다.

1. 면역 체계는 플라시보에 의해 조건화 된다.
2. 플라시보 사용 빈도가 증가할 수록 플라시보 효과도 증가한다.
3. 플라시보 조건화의 효과는 실험 대상 동물의 죽음을 초래할 수 있다.

이 연구에서 또 흥미로운 점은 쥐들이 몇 가지 그룹으로 나뉘어 있어 다른 일정으로 실험이 되었다는 것이다. 아더와 코헨은 주입 빈도가 높았던 그룹에서 시클로포스파미드와 연결되어 조건화 이론에 신빙성을 더하는 반응들이 나타난다는 것을 발견했다.

두 가지 더 흥미로운 사실은 아더의 추가 연구에서 발견되었다:

1. 플라시보는 적극적이고 효과적인 치료법이 병행될 때 더 효과가 커진다 (Ader 2000)
2. 인증된 약물이라 하더라도 비효과적인 치료법을 병행하면 치료 효과가 떨어진다 (Ader 2000).

전신성홍반성루푸스(SEL)를 앓고 있는 11세 여자아이인 '룻'에게 아더의 연구가 적용되었다(Brody 2000a). 2년 후에 그녀의 질병은 심각하게 악화되어 간손상, 고혈압, 출혈 등의 증상이 나타났다. 의사는 룻의 과도한 면역 활동을 제어하기 위해 시클로포스파미드를 처방했다. 하지만 이 약물에는 많은 심각한 부작용이 따랐다. 룻의 어머니는 아더 박사의 시클로포스파미드 연구를 알고 있었고, 비슷한 일이 딸에게도 일어날 것을 걱정했다. 그녀의 의사도 장미향, 대구간과 함께 첫 3개월 동안 시클로포스파미드를 투여하는 것에 동의했다. 그 이후에는 대구간 오일과 장미향 처방을 받았는데 매 세 번째 세션마다 시클로포스파미드를 투여 받았다. 1년 정도 지난 후, 룻의 SEL 증상은 나아졌다. 이 사례가 단순히 하나의 사례로만 끝날 수도 있지만 이어지는 연구에서 약물의 부작용을 줄이기 위해 조건화된 일정을 사용하는 플라시보 효과가 입증되었다.

오늘날까지 몇몇 의사들이 사용하는 조건화된 플라시보의 한 예는 박테리아가 아닌 바이러스에 의한 일반적인 감기에 항생제를 처방할 때 나타난다(Brody 2000a). 이전에 항생제를 처방 받았던 환자는 사실 강화 일정에 조건화 된 것이다. 환자의 기대와 의사의 권위도 한 몫을 하게 된다.

1990년 연구에서는 암 치료를 위해 화학요법을 받는 여성들을 살펴보았다(Bovbjerg 외 1990). 화학요법은 면역 체계를 억제하는 것으로 알려져 있기 때문에 연구팀은 화학요법을 시작하기 몇 일 전과 화학요법 시작 직전의 면역체계의 활동을 측정하기로 했다. 상당수의 환자들의 면역 활동이 단지 화약요법을 시작할 것이라는 환경만 조성 했는데도 눈에 띄게 줄었다. 그들의 면역 체계는 스스로 억제하는 것을 학습한 것이다. 추측하기로는 보는 것과 듣는 것, 그리고 병원의 냄새 등의 영향을 받은 것으로 보고 있다.

1999년에는 감마 인터페론 주사와 구두 플라시보를 묶은 연구가 진행되었다(Longo 외 1999). 감마 인터페론은 대식세포를 증가시키는 것으로 알려져 있다. 환자들에게 점점 주사를 줄이면서 구두 플라시보는 계속 주어졌다. 연구 막바지에는 플라시보만 했는데도 대식세포의 활동이 증가했다.

페브리지오 베네데티는 2003년에 파킨슨병 환자와 건강한 자원자들을 대상으로 하는 흥미로운 연구를 수행했다. 두 그룹의 사람들에게 통증을 완화하고 코티솔 분비를 억제하여 호르몬 생성을 증가시키는 약을 준다고 했다.(사실은 염류용액을 주입하는 플라시보였다.) 플라시보는 통증 경감에는 효과가 있었지만 호르몬 분비에는 영향을 주지 못했다. 하지만 수마트립탄(편두통약)과 플라시보를 교체하여 조건화한 환자들에게서 코티솔을 억제하여 호르몬이 증가하는 현상이 나타났다. 나중에 이를 다시 플라시보로 교체했을때도, 호르몬이 증가하고 코티솔이 억제되는 같은 현상이 관찰되었고 제안이 아닌 선조건화가 호르몬 생성에 영향을 준다는 것이 드러났다. 통증 경감의 경우, 환자들이 그 효과를 알 수 있지만 호르몬의 경우는 그렇지 않기 때문이다(Benedetti 2003).

사용 빈도(Frequency of use)

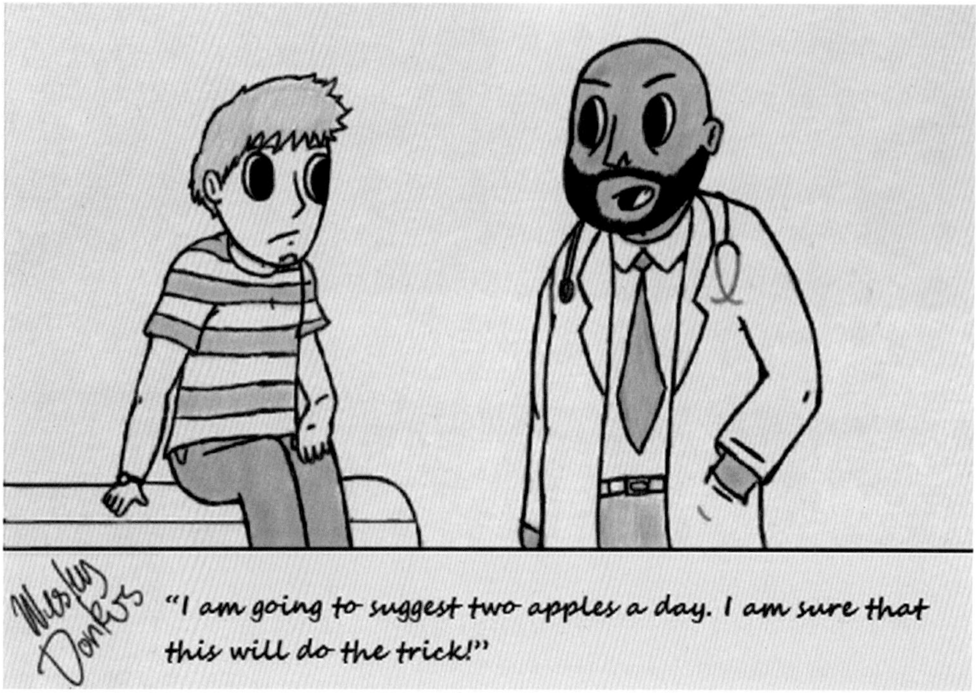
"I am going to suggest two apples a day. I am sure that this will do the trick!"

Fig 2.2

조건화 원리 중 가장 많이 쓰이는 것은 플라시보 사용의 빈도를 늘리는 것이다. 한 십이지장궤양 연구에서 플라시보를 하루에 4회 진행했을 때 플라시보를 2회 진행한 그룹보다 회복 속도가 빠르다는 것이 나타났다(De Caren 외 1999). 이것이 우리에게 의미하는 바는 환자에게 재활치료를 할 때, 빈도를 높여야 한다는 타당한 이유가 된다는 것이다. 하루에 한 번 보다 두 번이 확실히 효과가 좋다. 똑같은 원리가 운동할 때 반복 횟수에도 적용이 된다. 그렇다고 너무 많이 늘리면 환자도 부담스러워 한다. 그러므로 환자에게 적절한 수준을 잘 파악하여 횟수를 조정해야 한다.

환자의 호응(Patient compliance)

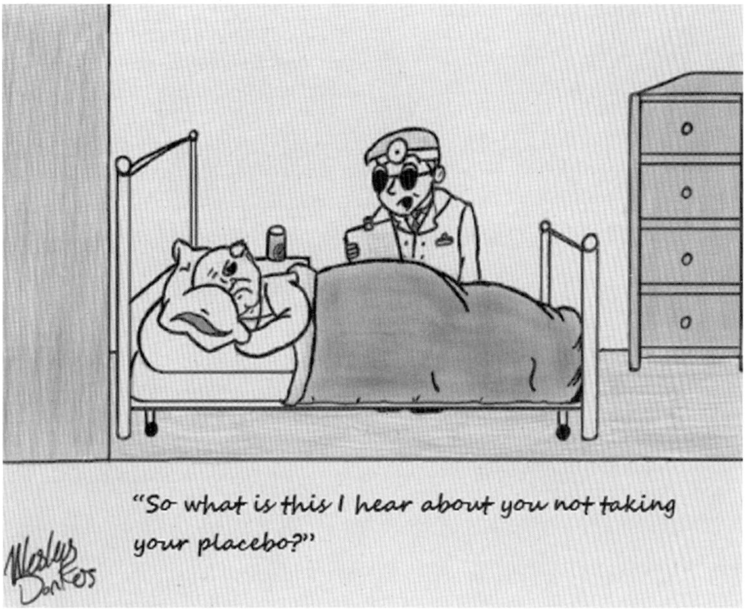
"So what is this I hear about you not taking your placebo?"

Fig. 2.3

약학에서 가장 널리 통용되면서 플라시보 효과에도 적용되는 원리는 바로 약물이든, 생활습관 변화 또는 자택 요양이든 치료 방법에 대한 환자의 호응 또는 충성도라고 할 수 있다. 당연해 보이지만 당연해 보이지 않는 연구 결과도 있는데 복수의 연구에서 플라시보를 처방 받은 환자들이 플라시보를 80%만 처방 받은 환자들보다 눈에 띄게 나아진다는 결과가 나왔다는 것이다. 이 사실을 기억한다면, 당신이 어떤 기법을 적용하든지, 치료 절차가 어떻든지, 환자에게 자택 요양을 제안하든 그런 것이 상관이 없다는 것을 아는 것이 중요하다. 어떤 방식이든 환자가 잘 따라 줄 때 치료 효과가 나타나게 되어 있다. 이 책의 두 번째 파트에서는 매 섹션마다 환자의 호응을 높이는 방안을 살펴볼 것이다. 정량적 측면에서 환자의 호응이 치료 효과를 증대시킨다는 개념을 기억해 두도록 하자.

의사에게 자주 가기(Frequency of visits to paractitioner)

짐작했겠지만 의사를 자주 만나는 것이 플라시보 반응을 높여준다(Ilnyckyj 외 1997). 대부분의 플라시보 효과는 모범 사례와 관련이 깊은데 전문가들은 의사의 윤리 의식이 낮은 경우 환자를 필요 이상으로 불러내어 오히려 더 문제가 될 수 있다고 말한다. 하지만 반대 입장에서, 환자의 방문 빈도가 치료 효과를 높인다는 사실을 알고 있었음에도 환자가 자주 방문하는 일정을 소화해 내기란 쉽지 않은 일이게 적용을 망설였었다. 주된 이유는 환자가 지불하는 비용 측면에서 생각해 보면 방문 빈도를 높이기 쉽지 않았던 것이다. 하지만 잦은 방문이 치료 반응을 더 높인다는 것에는 반박의 여지가 없다.

조건화 이론 적용하기(Putting conditioning theory into practice)

앞서서 플라시보 효과가 조건화 된 반응이 될 수 있다는 것을 이야기 했다. 이 사실이 당신과 환자에게 의미하는 바는 무엇인가? 만약 환자 중 한 사람이 과거에 특정 치료에 반응이 시원찮았다면(아마도 다른 의사에게 치료를 받았었을 수 있다), 안 좋은 조건화의 결과를 얻을 수 있다. 또한 만약 일반적인 도수 치료 후에 증상이 호전되지 않았다면 아마도 선순환이 깨진 상태라고 볼 수 있다. 다음과 같은 방식으로 이 상황에 접근할 필요가 있다:

- **대체 또는 추가 기법의 사용,** 예를 들어 치료 초기 또는 마지막에 다른 기법을 적용해 보는 것이다. 아마 이렇게 말할 수 있을 것이다. 'B 방식은 A 방식과 같이 사용할 때 효과가 있다는 것을 알게 되었습니다.'라고 말이다.
- **다른 기법, 예를 들어,** '예전에 해보지 않은 다른 기법을 해보겠습니다. 이런 비슷한 상황에 있는 다른 환자에게 했을 때 효과가 있었습니다'라고 말 할 수 있다.
- **기법의 연결,** 환자가 현재 받고 있는 치료 기법에 반응이 좋지 않을 때, 환자가 이전에 긍정적으로 반응했던 방식과 현재 기법을 접목할 필요가 있다. '과거에 근육 에너지 기법이 잘 맞았었으니 거기에 자외선 기법만 추가해 보겠습니다. 근육 에너지 같은 도수치료 후에 자외선 치료를 받게 되면 효과가 더 좋아진다는 것을 알게 될 것입니다'라고 말할 수 있다.
- **임상기법과 재활 치료의 접목,** 의사들은 환자들의 통증이 즉시로 줄어들고 움직임도 좋아진 방식을 사용해왔다. 이런 경우 환자들이 집에서도 할 수 있는 운동을 제안해 줄 수 있다. '어깨가 점점 좋아지고 있어요, 통증 없이 이런 움직임을 지속하려면 다음 예약까지 하루에 3번씩 ________ 동작을 하세요.'라고 말이다.
- **다른 지시 내리기,** '이번 주에는 조금 다른 방식으로 해 봅시다, A를 처음에 하기 보다, B를 하고 그 다음에 A를 합시다. 다른 환자들도 이런 방식으로 했을 때 효과가 있었습니다.'
- **기법의 강도 조절,** '점점 좋아지고 있네요, 하지만 통증이 완전이 좋아지려면 이 기법을 더 강하게/또는 약하게 해야 합니다.'
- **완전히 다른 접근,** '이번 주에는 완전히 다른 방식으로 해 봅시다. 한 가지 방식이 모든 환자에게 다 맞는 것은 아닙니다. 늘 있는 일이에요. 이번 주는 ________를 해보도록 합

시다'

- **최근에 새로 나온 기법,** '최근 워크샵에서 배운 새로운 기법이 있어요. 이 분야의 거의 최고 권위자에게 배운 건데요, 비슷한 증상의 환자들에게 적용했을 때 효과가 크다고 말하더군요.'

이런 예시들에서 의사와 환자는 어떤 면에서 둘 다 주어진 모델이 잘 맞지 않는다는 것을 알게 된다. 환자의 통증이 개선되고 기능이 개선되고 있다면 긍정적인 기조를 유지해야 한다. 그리고 나서 다음 장에서 다루게 될 기대를 이용하여 환자의 회복에 영향을 줄 수 있는 부정적 조건화를 깨는 것이다.

부정적 조건화는 의사들이라면 환자들에게서 거의 매일 관찰할 수 있는 현상이다. 때때로 부정적 조건화는 첫 치료가 그렇듯 과거의 상호보완적이고 통합적인 치료를 제공하는 이전의 부정적 조건화라고 할 수 있다. 만약 환자가 전통적인 대증요법에 전혀 진척이 없을 때 환자들은 쉽게 실망하게 된다. 이런 경우 환자에게는 일종의 절망과 같은 부정적 조건화가 생기는 것이다. 이점 중의 하나는 의사가 환자가 경험하지 않은 기법이나 모델, 접근법을 사용하게 될 것이라는 것이다. 이것은 기대와 조건화 측면에서 효과가 날 가능성이 크다. 장애물이 되 버린 이전의 조건화는 성공을 둘러싼 절망을 양산해 내지만 환자의 문제에 대한 새로운 기대를 갖게 하여 환자가 경험하지 못한 도수치료법을 시도해 볼 수 있게 된다. 우리가 집중해야 할 것이 분명해 졌다. 다음을 살펴보자:

- **환자의 기대치를 올린다,** '환자분께서 이 문제로 꽤 오랫동안 고생하셨고, 이전 치료에 실망하셨다는 사실도 알고 있습니다. 하지만 우리가 같이 이 상황을 바꿔나갈 수 있습니다. 환자분께서도 희망을 놓지 않았다고 말씀하셨지 않습니까?'
- **다른 환자들이 성공적으로 치료가 되었다는 사실을 강조한다,** '우리가 하는 이 치료에 열린 마음을 가지시면 좋을 것 같습니다. 환자분과 유사한 증상을 보이시는 분들 중의 상당수가 이 치료로 효과를 보았습니다.'
- **단기 목표를 세우고 그 목표에 집중한다,** '앞으로 몇 일 동안은 이 부분의 움직임에 집중하도록 합시다. 곧 있으면 이전보다 자유로워지고 편안해 졌다는 것을 느끼시게 될 겁니다. 통증도 곧 사라질테니 신경 쓰지 마세요. 우선은 자유로워지고 편안해 지는 것이 먼저입니다.'
- **눈에 보이는 개선에 집중한다,** '치료를 시작하기 전에는 60도 정도 밖에 움직이지 못했는데, 지금은 75도까지 움직일 수 있습니다. 엄청난 발전이죠!' 또는 '치료를 시작하기 전에는 통증 수치를 10점 만점에 6점 정도라고 하셨는데 지금은 4정도라고 하셨죠? 많이 좋아지신 겁니다'

다시 한번 말하지만 기대와 희망은 부정적 조건화를 깰 수 있다.

반면, 조건화는 환자가 이전의 바디워크나 의사가 사용한 기법에 긍정적인 경우에, 특히 의사의 치료로 긍정적 개선이 있는 경우에도 형성된다. 긍정적 조건화의 예는 다음과 같다:

- **환자에게 이전의 성공 사례를 상기시킨다,** '지난번에 비슷한 증상이 있을 때 자외선 요법으로 크게 개선되었던 것을 기억하실 겁니다. 이번 주에도 유사한 방식의 치료를 하게 될 겁니다.'
- **이전의 성공 사례를 상기시키면서 다른 기법의 효과를 증대시킨다,** 아전에 했던 치료에 이어 이렇게 말할 수 있다. '유사한 방법을 사용하면서 효과를 높이기 위해 ________ 기법을 같이 해보겠습니다.'
- **이전의 성공 사례를 상기시키면서 자택 치료를 추가한다,** '남은 주간에도 지금까지 했던 치료가 효과가 잘 나타나고 있으니 이를 계속 진행하려고 합니다. 치료 효과를 더 높이려면 집에서는 ________ 활동을 해야 합니다.
- **정량적인 방식으로 치료를 강화한다,** '처음에 여기 오셨을 때는 50도 정도 움직이실 수 있었는데 지금은 85도까지 움직일 수 있습니다.' 또는 '처음에 오셨을 때는 통증 정도가 10중의 8이라고 하셨는데 지금은 4라고 하셨죠? 정말 많이 좋아진 겁니다.'
- **일시적으로 성공적인 자택 치료의 빈도를 늘린다,** 지난번에도 그랬듯이 이번에도 자택 치료와 함께 치료를 진행할 것입니다. 이번에는 하루에 한번이 아니라 두 번 정도 하게 되면 효과가 훨씬 좋아질 것입니다.'
- **치료의 빈도를 늘린다,** '이번 주에 2회 치료를 하고 다음 주에도 회복 속도를 높이기 위해 2회 치료를 진행하려고 합니다. 말할 필요도 없이, 치료 빈도는 의학적으로도 아주 적절합니다. 치료 빈도가 높아지면 치료 결과도 나아진다는 원리를 사용하는 것이니까요.'

만약 긍정적인 결과가 나오고 있더라도 치료 방식을 바꿔야 한다면, 이전의 조건화를 이용하여 쉽게 바꿔나갈 수 있는 다음과 같은 전략을 시도해 볼 수 있다:

- **치료 방식을 바꾸기 위해 이전의 성공을 이용한다,** '이전에 ________ 방식을 써서 개선이 많이 되었습니다. 이번에는 약간 다른 기법으로 치료가 진행된 것인데 같은 원리를 이용한 것이고 환자분의 조건에도 매우 적합해 보입니다.'

인간만이 구사할 수 있는 언어는 조건화의 가능성과 복잡도를 높이는 역할을 한다. 적절한 말은 자극을 견고하게 해주는 역할을 하고 HPA 축에 영향을 주기도 하며 감성적인 반응을 이끌어 내기도 한다. 예를 들어, 다음과 같은 단어들을 생각해 보자, '명상', '소득세', '아기',

'암'. 각각의 단어들은 강한 흥분을 불러 일으킨다. 어떤 사람들은 더 감정적 자극을 받을 수 있고 어떤 사람은 아닐 수도 있다. '바다'라는 단어를 생각해 보자. 어떤 사람은 즐거움과 휴식이 있는 캐리비안 해변에서의 휴일을 상상할 수 있다. 또 어떤 사람은 상어의 공격에 대한 두려움이나 익사, 그 외의 여러 위험들을 떠올릴 수도 있다. 또는 항해를 통한 모험을 떠올리는 사람이 있을 수도 있다. 어려운 점은 의사가 환자들이 어떤 단어나 개념들에 대해 어떤 생각을 가지고 있는지 알 수 없다는 것이다. 그렇게 때문에 친절하게 잘 설명해줬다고 생각하더라도 환자가 어떻게 이해했는지 이야기를 듣는 것이 좋다. 환자의 설명에서 두려움이나 부정적인 단어가 나타났다면 그 단어나 개념에 부정적 조건화가 일어났다는 것을 보여준다. 가급적이면 환자에게 부정적 감정을 일으키는 '통증' 같은 단어의 사용을 줄이고 싶어할 것이다. 만약 그래야 한다면, 부정적 조건화를 깨는 시도를 하면서 그 단어 사용에 따른 감정적 반응을 분산시킬 필요가 있다. 당신이 무언가를 '어떻게' 말하느냐 하는 것은 매우 중요하며 보통은 환자마다 양상이 다르게 나타난다. 이것은 환자의 마음을 '읽는' 능력의 중요성을 보여준다.

기대(EXPECTANCY)

당신 앞에 있는 무한한 가능성에 마음을 열라. 당신의 꿈을 통해 태어나고 바라고 기대하는 것을 확고히 하라. 그리고 당신의 믿음을 실현시키라

스티븐 레드, '창조 법칙의 핵심들' 중에서

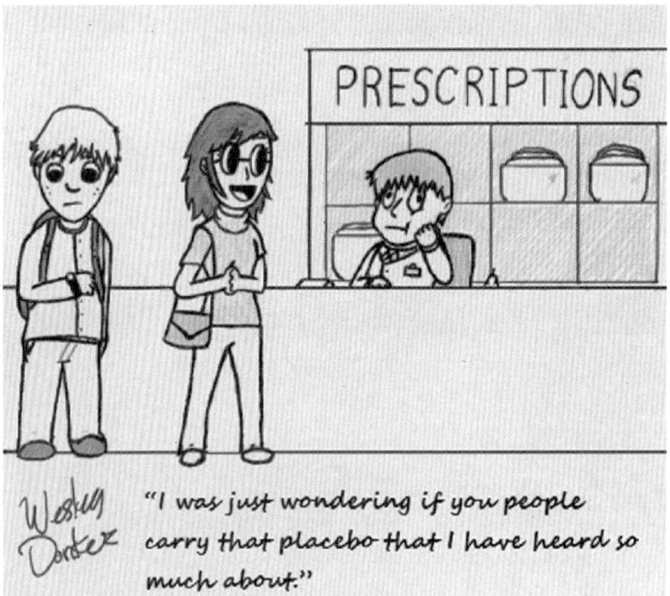
PRESCRIPTIONS
Wesley Dorter
"I was just wondering if you people carry that placebo that I have heard so much about."

Fig. 2.4

기대는 조건화와는 다른 개념으로 환자가 치료 결과에 대해서 기대하는 것 내포한다. 또한 의사의 기대와 의사가 치료하는 과정동안 환자에게 다양한 방식으로 전달되는 메시지에 대한 가능한 예측까지 포함한다. 조건화가 과거에 영향을 받는 것이라고 한다면 기대는 미래에 지향적인 것이다. 이러한 두 가지 개념의 속성으로 볼 때, 기대가 좀더 가소성(plastic)이 크다고 할 수 있다. 이미 지나간 일은 확정해야 할 필요가 없다. 그저 우리 자신의 이야기를 풀어 쓰면 된다. 이에 대해서는 나중에 '이야기를 통해 의미화 하기' 부분에서 다루고자 한다.

'마음속에 있는 생각이 밖으로 드러나게 된다'는 오래된 격언이 있다. 플라시보와 노시보 효과에 대해 이해했다면 이 말이 기대라는 개념을 꽤 잘 풀어 말해주고 있다는 것을 알 것이다. 기대 모델은 플라시보 세계의 주춧돌이라고 할 수 있다. 플라시보 연구에서 기대의 효과를 입증하는 많은 논문들이 있다.

이 분야의 선구자 중 한 명은 1940년 후반부터 기대에 대한 연구를 시작한 스튜어트 울프

박사이다. 그의 초기 연구 중 하나는 참가자들에게 토근(장 수축을 통해 구토 유발)과 장 근육 활동을 줄여서 진정시키는 아스피린을 주고 모순되는 신호의 효과를 살펴보는 실험이었다(Wolf 1950). 그는 참가자들에게 토근을 주면서 장 근육 활동이 증가할 것이라는 것을 알려주었다. 그리고 나서 아스피린을 주고 장 운동이 줄어들 것이라고 기대했다. 그리고 나서 위약을 주고 토근이라고 말했다. 상당수의 사람들이 메스꺼움을 호소했고 장 근육 활동도 증가했다. 그리고 또 위약을 주면서 아스피린이라고 했는데, 예상대로, 많은 수의 참가자들이 복통이 나아짐을 느꼈다고 말했다. 울프는 장 운동이 줄어들었다는 것도 측정을 통해 확인했다. 이것은 기대의 하나의 예이다. 환자들이 기대했던 일이 그대로 일어난 것이다. 이는 기대감을 심어주는 말이 얼마나 중요한지를 말해준다.

같은 실험에서, 토근을 주면서 아스피린이라고 말해준 사람들은 모순적인 반응을 보였다.(장 운동과 메스꺼움이 줄어들었다). 이 결과는 사람이 기대하는 바가 화학적으로 완전 다른 반응임에도 불구하고 기대대로 몸의 반응을 일으킨다는 것을 보여준다. 울프의 연구는 플라시보의 결과를 객관적으로 보여준 첫 번째 사례로서 획기적인 것으로 여겨졌다. 그의 연구 결과는 플라시보가 측정 할 때만 효과가 나타나는 일시적인 것이고 실제 약물이 지속하는 동안만 효과가 있다는 생각을 시험대에 올려 놓았다(Brody 2000a). 기대에 대한 또 다른 극적인 예는 노시보라고 언급된 옻나무 실험에서 볼 수 있다(이케마 & 나카가와 1962). 이 연구에서 57명의 고등학생들은 눈가리개를 하고 한 쪽 팔에는 옻나무 잎을 스치게 하고, 다른 팔에는 밤나무 잎을 스치게 했다. 하지만 의도적으로 잘못 호도되어 흥미로운 결과가 나왔다. 50% 이상의 경우에서 밤나무 잎이 스친 팔에서 수 분 후에 가려움증, 발진, 부어오름, 심지어는 두드러기까지 나타났다. 놀랍게도 이 전에 옻나무 잎에 민감했던 학생들이었는데도 아주 적은 수의 학생들에게서만 옻나무에 의한 알러지 반응이 일어났다. 다시 강조하지만 기대는 엄청난 힘을 발휘하여 알러지 반응을 일으키기도 하고 억제하기도 한다.

1장의 '역사적 관점' 부분에서 언급된 허위 유선 묶음술은 기대의 힘을 보여주는 또 다른 예이다. 제어 그룹과 묶음술 그룹 둘 다에서 약 75%의 환자들이 통증이 크게 줄었다고 보고했고 운동 부하도 많이 좋아졌고 혈관 확장제 처방도 줄어들었다. 어떤 참가자들은, 그런 결과가 수년간 지속되기도 했다. 사실 수술 그룹과 제어 그룹간의 큰 차이는 없었다. 이 결과가 극적인 이유는 환자들이 허위 수술을 받았다는 것을 모른다는 것이다. 또한, 우리가 살펴볼 또 다른 원리는 상징의 힘으로 인지되는 효과이다. 치료에 있어서 수술은 가장 강력한 상징으로 여겨지고 있고 가장 강한 플라시보 효과를 가져온다. 이 경우에, 연구자들은 상당수의 환자들에게서 연구기간 내내 지속 되는 객관적 개선을 발견하곤 한다.

2011년 강력한 오피오이드 진통제인 레미펜타닐을 사용한 약물의 효능에 대한 기대 효과를 보는 실험이 진행되었다. 연구자들은 신경 메커니즘의 근간을 밝히고 진통제 효능에 대한 기대 효과를 입증하기 위해 뇌 활동을 기록하는 자기공명영상 장치를 이용했다. 이 실험에서 긍정적인 치료에 대한 기대가 약물의 진통 효과를 상당 수준으로 높이는 것으로 나타났다. 반대로 부정적인 치료에 대한 기대는 그 효과를 감소시켰다. 강력한 오피오이드 진통제의 효능을 고려할 때 기대만으로 그 효과가 배가 되고 감소되기도 한다는 것은 놀라운 사실이 아닐 수 없다. 주관적으로는 통증의 정도를 인지하는 뇌 영역의 신경 활동에 상당한 변화가 일어났다는 것도 밝혀졌다. 객관적, 주관적 증거들에 기반해서, 연구자들은 다음과 같이 주장했다:

> *기대의 기능에 대한 의견이 분분하지만 약물의 효능에 대한 개인적인 기대는 치료 결과와 정규적인 뇌의 메커니즘에 상당한 영향을 준다. 치료 효과를 최적화 하기 위해 전통적인 방식에 환자의 신념과 기대를 결합하는 것이 필요하다고 본다.*
>
> (Bingel 외 2001)

이전에 소개했던 연구에서, 화학요법으로 심한 메스꺼움을 느낄 것이라고 믿은 여성들은 그렇지 않다고 생각하는 여성들보다 메스꺼움을 5배 이상 호소했다(Roscoe 외 2004).

미 134 해병대에서 등, 무릎, 어깨의 근골격 손상에 대한 최근 연구에서는 '1년 동안 추적해 본 결과 부상 회복에 대한 가장 강력한 변수가 회복에 대한 기대'였다고 말하고 있다(Booth-Kewley 외 2014). 이 논문의 저자는 이 연구의 교훈을 군대에 적용하여 부상 회복에 대한 기대로 군복무로 복귀하는 비율을 늘리고 의가사 제대율을 낮춰야 한다고 말하고 있다.

'좌골신경통 수술에서 기대와 치료 결과의 관계'라는 제목의 집단 연구에서(Lutz 외 1999) 메인주에 있는 273명의 환자와 정형외과, 신경외과, 직업병의학과 의사를 대상으로 설문을 진행했다. 모든 환자들은 좌골신경통 때문에 디스크절제술을 받아야 했다. 이 연구에서 환자들의 기대 심지어는 의사의 기대가 수술 결과의 가장 큰 변수로 작용하는 것으로 나타났다. 수술에 대한 긍정적 기대를 가진 환자들은 그렇지 않은 환자들보다 수술 결과가 좋게 나타났다. 이 연구는 환자의 기대가 얼마나 중요한지를 보여준다. 환자의 기대가 낮은 경우 이를 해결할 방법을 찾는 것이 우선이다.

몇 몇 연구에서는 치료 대기에 있던 환자들이 치료를 받지 않은 환자들 보다 직접적인 치료가 없었는데도 증상 개선 효과가 더 큰 것으로 나타났다. 대기 중인 환자들은 치료를 받게 되면 결국 나을 것이라는 기대를 하는 반면, 비치료 그룹은 치료를 받을 것이라는 희망이 없다는 점이 다른 점이었다.

2015년 사우샘프턴 대학에서 수행한 하부요통 치료를 위한 침술에 대한 환자의 기대를 살펴보는 연구에서는 기대와 치료 결과간의 강한 상관관계가 있다는 사실이 발견되었다(Bishop 외 2015). 83명의 침술사들이 485명을 대상으로 침을 놓았고, 치료에 대한 기대감이 낮은 사람들은 높은 사람들보다 치료 효과가 적게 나타났다. 통증, 불안, 파킨슨 병에 실제 약물 주입을 숨기는 경우에 공개하는 경우와 비교해서 효과가 적다는 연구 결과도 있다(Colloca 외 2004).

이 연구들은 치료의 효과를 기대한다면 환자의 기대가 매우 중요하다는 것을 보여준다. 단지 약물을 주입하는 것으로는 충분하지 않다. '자 이제 몸이 이 치료에 어떻게 반응하는지 봅시다.' 라고 말하라. 치료 효과를 최대치로 올리기 위해 긍정적 기대를 형성하는 것은 매우 중요하다.

알렌 로버트와 그의 팀이 분석한 연구는 자주 회자된다(Roberts 외 1993). 이 팀은 4개의 다른 조건에 5가지 다른 치료 절차에 대해 연구했다. 이 연구는 환자들이 최신의 치료를 받았다는 사실로 기대감을 높인 경우에 대한 것이었다. 로버트가 이끄는 팀은 초기 시도에서 치료 결과를 좋지 않음, 좋음, 매우 좋음으로 구분했을 때 각각 30%, 30%, 40%의 결과를 얻게 되었다. 거의 70%가 긍정적인 답변을 한 것이다. 몇 년이 지난 후 이런 절차가 효능이 없는 것으로 밝혀져 폐기되었다. 우리는 여기에서도 환자의 기대가 치료 효과에 미치는 힘이 얼마나 대단한 지를 볼 수 있다. 환자들은 새로운 치료법에 거는 기대가 컸던 것이다. 이러한 바램과 기대는 곧 긍정적인 결과로 이어진다.

이쯤에서 희망(hope)에 대한 주제를 시작하는 것이 좋을 것 같다. 환자가 긍정적 결과를 기대까지는 하지 않아도 여전히 바라는 상태라고는 할 수 있다. 희망은 미래 중점적 개념이지만 기대보다는 약한 프레임이라고 할 수 있다. 하지만 사람들에게 꼭 필요한 것은 확실하다. 서문에서 심리치료사 제롬 D. 프랭크의 관점을 기억할 것이다. 그는 '절망(hopelessness)은 회복을 지연시키고 때로는 죽음에 이르게 까지 한다'고 말했다(Frank & Frank 1991, p. 132). 심리치료에서 환자의 희망은 주요한 출발점으로 인식된다. 제롬 프랭크의 말을 다시 보자:

> *무슨 기법을 쓰든지 심리치료는 증상과 문제를 명확화 하고, 희망을 부추기며, 성공적인 사례를 활용하여 환자의 감정을 불러일으키는 과정이다.*
>
> (Frank & Frank 1991, p.xiii)

희망 vs. 기대

희망과 기대를 구분하려고 시도한 연구가 외래환자들을 대상으로 진행되었다(Park & Covi 1965). 환자들은 당시에 '신경증' 진단을 받은 상태였다. 이것은 활성 약물을 사용하는 플라시보보다 확장된 실험이었다. 새롭게 구분된 그룹의 환자들에게는 솔직하고 노골적으로 아무런 약물 성분이 들어있지 않는 당약을 처방한다고 말했다. 1주일 동안 하루에 세 번씩 이 약을 먹은 사람들이 증상이 좋아졌다는 말도 해 주었다. 환자들은 치료를 시작하기 전에 증상에 대한 체크리스트를 작성했고 1주일 동안 약을 먹은 후에 또 작성했다. 15명 중 14명이 1주일 후에도 연구에 계속 참여하는 것에 동의했고, 14명 중 13명에게서 증상이 호전됨이 보였다(자살 충동을 느끼는 환자 1명 포함). 환자들에게 그들이 믿는 바가 무엇이었는지 질문 했고 기본적으로 3가지 다른 시나리오로 답변이 정리되었다. 첫 번째는 비활성 약을 처방 받았다는 것을 알면서도 연구자들을 달래기 위해 플라시보를 수용한 것이다. 두 번째는 플라시보가 아닌 실제 약을 처방 받았다고 믿는 경우다. 이 그룹은 둘 다 상당한 증상의 개선을 보였다. 세 번째는 뭐가 어떻게 되고 있는지 모르는 경우였다. 그들은 연구자들이 자신들을 속이려고 하는지 어쩌는지 알지 못했다. 이 그룹의 사람들에게서는 증상의 나아짐이 거의 없었다. 이 연구는 샘플 크기가 작은 등 많은 문제가 있다. 또 다른 문제점은 환자들에게 필요시 다른 치료를 하게 될 것이라고 말했다는 것이다. 이런 경우 결과의 왜곡이 생길 수 있다. 하지만 흥미로운 점은 환자들이 플라시보라는 것을 알았음에도 증상이 나아졌다는 것이다. 아마도 높은 기대를 갖지는 않았지만 증상 개선에 대한 희망이 있었던 것으로 보인다. 환자들이 치료에 대한 기대를 갖게 하는 것이 제일 좋지만 어떤 상황에서든지 항상 치료에 대한 희망을 갖게 하는 것도 중요하다. 말기 환자들의 경우에도 여전히 희망이 필요하다. 죽음 이후의 평안과 고통이 끝날 것이라는 희망 말이다. 의사들이 전문적인 필요가 있을 때 환자의 기대를 억제할 수는 있지만 누구도 희망을 도둑질할 수는 없다.

기대에 대해 고려해야 할 도 다른 분야는 일반적인 사전 동의서이다. 의사는 환자에게 반드시 치료의 위험성을 알려야 하지만 어떤 식으로 전달할지는 매우 신중해야 한다. 노시보 효과를 심을 수 있는 위험한 문장이나 부작용을 길게 나열하는 것 등은 환자를 위해 최선의 방법은 아닐 것이다. 정직해야 하지만 환자의 마음에 부정적 기대를 심는 방식으로는 곤란하다. 예를 들어, 이런 말을 피해야 한다: '오늘은 이 부분의 치료를 집중할건데, 내일이 되면 꽤 많이 아플 겁니다' 그 보다는 이렇게 말하는 것이 좋다: '이 부분의 근육이 굳어 있어요. 통증이 적은 방법으로 근육을 풀어줄 수도 있는데 그러면 여러 번 해야 하고 한 번의 치료로 풀고 싶다면 통증은 조금 감내해야 합니다. 그러면 다음 날 아플 수는 있어요. 하지만 다음 날 오는 통증을 줄이는 방법도 다 있어요. 이 방법으로 진행할까요?' 이렇게 말하면 환자에게 선택권을 주고 가능한 부작용에 대한 해결책도 주게 된 것이다. '통제감 세우기'라는 파트에서 환자가 통제감을 성취하도록 돕는 방법과 그 중요성에 대해 다룰 것이다.

플라시보 실험에서 또 다른 흥미로운 발견은 강한 상징이 사용될 수록 효과도 좋아진다는 것이다. 예를 들어, 먹는 약보다는 주사가 효과가 더 좋고, 주사는 찌르는 방식이 아닌 방식보다 효과가 더 좋다. 효과가 가장 좋은 상징법은 단연 수술이다(Evans 1974). 이를 아는 의사라면 누구나 상징을 사용하여 플라시보 효과를 최대화 하고 싶을 것이다. 전문적인 의사일 수록 미묘한 치료법에 관심을 가진다. 나는 자신이 사용하는 방식의 효과를 잘 알고 확신하면 이런 확신이 환자에게도 영향을 준다고 믿는다. 자신감은 이미 살펴보았듯이 강한 플라시보의 계기가 된다. 어느 쪽이든, 초기에 기대가 줄어들지 않도록 플라시보 영역을 보완해야 한다. 첫 번째 치료에서 환자가 긍정적인 반응을 보였다면, 조건화에 성공한 것이다.

기대와 조건화는 상호 배타적인 개념으로 둘 다 어떤 면에서는 플라시보와 뒤섞여 있다. 조건화가 안 생길 수도 있지만 거의 드물다. 심지어 처음 온 환자라도 대기실이나 진료실에서 사무실 공기나, 벽에 있는 경력 증명이나 인증, 질병에 대한 환자 개인의 이력, 의사의 성격 등이 어떤 식으로든 환자의 조건화에 영향을 주게 된다. 조건화와 기대가 맞붙으면 어떻게 되는지 보는 많은 복잡한 연구들이 있었다. 이 연구들은 충돌이 되는 결과를 낳곤 했다. 어떤 경우는 조건화가 우세했고(Voudouris 외 1989), 어떤 경우는 기대가 우세했다(Montgomery & Kirsh 1997). 긍정적인 플라시보 효과는 항상 나타났다. 두 가지 신호가 동일한 긍정적인 메시지를 보낼 때, 효과는 누적되었다(Price 외 1999). 여기서부터 조건화와 기대의 중첩 또는 상호 보완이 시작되었다. 이것은 사실상 2장을 관통하는 개념이기도 하다. 이것이 말하는 바는 의사가 환자의 내부 치료 기재를 자극할 수 있는 더 많은 실마리를 제공할 수록 치료 반응이 더 강하게 나타난다는 것이다.

앞서 언급한 기대와 조건화를 배타적으로 다루는 연구에서 의사들은 무사마귀가 있는 환자들에게 밝은 색 비활성 염료를 발라주고 색이 바래면 사마귀가 없어질 것이라고 말함으로써 무사마귀를 제거하는데 성공했다(Frank & Frank 1991). 이 환자들은 이전에 사마귀에 염료로 치료해 본 적이 한 번도 없던 사람들이었다.

이 시점에서 전에 살펴보았던 개념들을 다시 점검해 볼 필요가 있을 것 같다.

1. **알약의 크기가 클 수록 플라시보 효과가 증가한다.** 크기가 작아질 수록 효과도 줄어든다. 이는 특정 양식과 관련 될 수 있는데, 예를 들어 소형 텐스(경피 신경 전기자극 치료기)보다는 병원에 있는 대형텐스가 치료 효과가 높다.
2. **플라시보는 다음과 같이 동작한다:**
   - 작은 알약 보다는 큰 알약이 효과가 크다
   - 큰 알약보다 캡슐 약이 효과가 크다
   - 먹는 약 보다는 약물을 몸에 주입하는 것이 더 효과가 크다
   - 주입하는 방법 중에서도 주사로 주입하는 방식에서 효과가 크다
   - 의료 기기를 사용하는 경우 주사보다 효과가 크다
   - 허위 수술이 의료 기기보다 효과가 크다

약물처방을 못하는 경우라도 여기서 얻을 수 있는 교훈이 몇 가지 있다. 치료에 적용되는 도구가 미미한 경우 플라시보 효과가 적게 나타난다는 것이다. 또한 의사들은 환자들이 '고통 없이는 치료도 없다'는 사실을 굳게 믿고 있다는 사실을 알고 있다. 이러한 사실 때문에 무조건 효과가 큰 무언가를 써야만 한다는 것을 말하는 것은 아니다. 단지 눈에 크게 보이는 치료를 하지 않더라도 환자에게 어떤 치료를 왜 하는지 잘 설명해 줘야 한다는 것이다. 상당수의 환자들은 치료를 위해 무언가가 제대로 진행되어야 된다고 생각하는데 그들이 받고 있는 치료가 쓸데없는 것인 양 비춰지면 곤란하다는 것이다. 이런 환자들에게는 더 세심한 주의를 기울여 진행되는 치료에 대해 상세히 설명해 주고 동의를 구해야 한다.

또 다른 교훈은 의료 기기의 사용이다. 의사의 배경이나 전문성에 따라 의료 기기 사용에 다른 견해가 있을 것이다. 도수 치료사들 중 외부 장비를 거이 사용하지 않는 사람들은 마사지 치료사들이다. 그들은 다른 장비나 기기 보다는 그들의 손을 믿기 때문이다. 그렇긴 해도, 상당수의 마사지 치료사들이 치료 효과를 높이기 위해 전기 가극 기기, 자외선 기기, 콜드 레이저, 이온 족욕 등을 사용한다. 또는 말 수가 적은 치료사들이 기기를 사용하기도 한다. 이런 장비들이 진료실에 있는 것은 그것의 사용유무에 상관없이 치료에 영향을 주는 상징이 될 수 있다. 내 진료실에 처음 방문해 본 환자들은 전기 테이블에 대해 꼭 한마디씩 한다. 이 테이블이 인체공학적으로 도움이 되는 것은 아니지만 환자에게 상징적인 의미로서 가치가 있다. 예를 들어, 치료에 따라서 환자의 높이를 높이고 낮추고 함으로써 환자를 치료하는 일이 효율적이 된다.

3. **새로운 치료법이나 약물이 종종 다른 방식보다 효과가 좋다.** 이것은 플라시보 효과를 사용하기 위한 중요한 측면이다. 만약 새로운 치료법을 습득했다면, 환자들로 하여금 비슷한 당신이 새로운 치료법에 발 빠르게 대응하는 의사로서의 인상을 갖게 할 수 있다. 새로운 치료법을 적용할 때는 환자들에게 해당 치료법이 신규로 개발된 것이라는 것을 잘 말해주어야 한다.
4. **플라시보 효과에서 브랜드 명도 중요하다.** 브랜드 명이 중요한 건 비단 의료 영역만의 일은 아닐 것이다. 브랜드 이미지는 환자에게 다른 인상을 심어준다. 인증이나 훈련을 받을 생각이 없다면 환자의 신뢰에 영향을 주기 위해 다른 설명들이 필요하게 된다. 많은 환자들은 지금 받고 있는 치료가 어떤 것인지 궁금해 한다. 확실한 방법은 무슨 치료를 하고 있는지, 어떻게 될 것인지를 말해주는 것이다. 만약 그 치료가 기존과 상당히 다르다면 새로운 이름의 치료법과 함께 설명해 주어야 한다.
5. **(이유있게) 진료비가 높을 수록 효과가 크다.** 이는 환자들이 현 상태를 모면하고 싶어하는 심리상태를 이용한 측면이 있지만 개인적으로 이것이 효과가 있다는 것을 알게 된 일이 있었다. 나의 1시간 치료비보다 2배가 비싼 최고급 치료용 스파가 있었는데, 스파룸에서 나오면서 환자들이 하는 말이 '내가 받아본 마사지 중 최고에요' 라고 하는 것이 아닌가! 물론 그랬을 것이다. 가격이 2배이니 충분히 그럴 만하다. 사실 순전히 마케팅 심리이다. 사람들은 자신이 받는 서비스의 가치와 가격을 연결시킨다. 서비스 가격을 낮추면 많은 사람들이 찾아오긴 하겠지만 상응하는 대가가 따르게 된다. 서비스 가격을 올리면 환자들은 그 의사가 경쟁력있고 전문적인 사람으로 생각하게 된다. 환자에게 이런 인상을 심어주게 되면 치료 효과는 올라간다. 여기에 다르는 문제는 치료가 필요한 많은 사람들에게 기회가 다 가지 못한다는 것이다. 이것은 또 다른 연구 주제가 될 수 있기 때문에 이쯤에서 그만하고 플라시보 효과에 있어서 복잡한 윤리적 문제에 있어서 당신만의 대답을 찾기를 바란다.

이제 실제에서 기대를 다루는 다른 방법들에 대해 살펴보도록 하자. 환자가 기대하는 내용이 당신의 치료 결과를 만들어낸다. 그렇다면 환자의 기대에 긍정적인 영향을 주기 위해 해야 할 일은 무엇일까?

- **항상 희망적으로 말하라.** 말기 판정을 받은 환자들 중에서도 정상적인 삶으로 돌아온 사람들이 얼마든지 있다는 사실을 기억하라. 이것을 늘 명심하고 환자들에게도 진심으로 '희망'을 말하라. 그런 사람들이 있다는 것을 말하는 것은 결코 거짓 희망을 주는 것이 아니다. 다시 말하지만 희망과 실제적인 기대를 혼동하지 말아야 한다. 기대를 돌려야 할 필요가 있을 때도 절대 환자의 희망만큼은 제한해서는 안 된다. 예를 들어, 이렇게 말할 수 있다. '제인, 지금 상태가 80%정도 나아졌어요. 앞으로 계속 치료하면 점점 더 나아질 겁니다. 당신과 비슷한 상태에서 완전히 회복된 환자들을 많이 봤어요.'
- **완치에 대한 가능성을 항상 열어 두어라.** 추간판 헤르니아 디스크, 퇴행성 디스크 또는 관절염이 있는데도 전혀 증상이 없는 사람들이 꽤 많이 있다. 병리학적으로 진단을 받았다고 해서 그것이 통증이나 기능의 상실과 동일한 것은 아니다. 구조적인 문제와 통증/기능사이의 관계는 당신이 생각하는 것 이상으로 미미하다. '당신의 허리가 가지런하지 않은 게 아니다'를 쓴 과학 저술가 폴 잉그러햄은 지난 25년간의 연구 결과를 살펴봤을 때 통증과 구조의 문제는 과학적 근거가 없다고 지적했다(Ingraham, 2014) 이렇게 말해보자. '이제 어깨 움직임이 거의 안정적이 되었네요. 완벽하게 회복된 사람들도 많았습니다. 열린 마음을 가지고 계속 운동을 지속하실 것을 권해드립니다.'
- **스스로에게 긍정적으로 말할 것을 강조하라.** '존스씨, 우리의 생각이 얼마나 강력한지 모릅니다. 긍정적인 마음을 가진 환자들의 치료 결과가 훨씬 좋다는 연구 결과들이 많이 있습니다. 치료가 될 것이라는 생각을 가지고 스스로 늘 긍정적으로 생각하는 것을 잊지 마세요.'
- **환자에게 긍정적 결과가 있을 것이라고 말하라.** '존슨씨, 이 치료를 하게 되면 분명 좋은 결과가 있을 거라고 확신합니다.' 또는 '이런 상태라면 완치를 기대할 수도 있겠습니다.'
- **당신의 다른 성공 사례들을 내세우라.** '지난 주에도 비슷한 증상의 분이 치료를 받으셨는데 척추 교정이 잘 되었습니다. 환자 분도 곧 허리 기능이 좋아질테니 걱정 마세요.'
- **환자에게 '실제적인 것'으로 보여주라.** 진료 이력이 복잡한 사람이거나 비관적인 사람에게는 특히 중요한 항목이다. '지금 이렇게 된다는 것이 좋아지고 있다는 것을 보여주는 것입니다.'
- **처음에는 쉽게 달성할 수 있는 목표를 세워라.** '하루에 5분씩 꼭 걸으셨으면 합니다.' 또는 '지금 알려드린 간단한 운동을 하루에 두 번씩 하시고 다음 진료때 얼마나 좋아졌는지 확인해 보겠습니다.' 또는 '지금은 편안하게 느껴지는지에 초점을 맞추도록 합니다.

통증은 시간이 지나면 줄어듭니다.'

- **사전 동의.** 이미 언급했듯이, 동의서에 쓰여진 심각한 문장들은 괜한 노시보 효과를 심을 우려가 있으므로 위험이나 부작용에 대해 전달할 때는 신중하게, 또한 부작용에 대한 해결방안까지 같이 제시하는 것이 좋다.
- **단기 통증이 증가할 것이라는 기대에 대한 동의.** '이 유형의 치료를 받는 사람들은 다음 날 불편함을 호소하는 경우가 있습니다. 하지만 모든 사람이 그런 것은 아니지만 혹 일어날 수 있습니다. 우리 의료진은 그러한 불편함을 최소화 하고 줄여나갈 것을 약속드립니다.
- **대체방안을 제시하라.** 환자가 과도하게 불편함을 우려하는 상황인 경우, 부작용이 덜 일어나는 방안을 제시해 주어야 한다. 알고 있는 것만으로도 부작용에 대한 공포에서 벗어날 수 있다. '이 치료 중에 불편함을 경험하게 되면, 다음 번에는 다른 방법을 시도해 보겠습니다.'
- **새로운 기법을 시도하라.** '이 치료법을 지난 워크샵에서 배웠는데요. 가르쳐 주신 분이 이 분야의 최고 권위자이십니다. 이런 유사한 증상이 있는 분들께 효과가 매우 좋다는 것이 입증되었다고 하네요.'

환자의 믿음과 일관되게 치료가 진행될 때 기대가 높아진다는 것을 보여주는 연구가 많이 있다(Brown 2013). 이는 환자가 치료 계획에 참여하게 되는 이유로, 그들이 어떤 생각을 가지고 있는지 질문함으로써 증상의 완화를 꾀할 수 있으며 만약 환자의 기대와 다른 결과가 나오더라도 설명이 가능하다. 다음의 예시를 보라:

- **설문하기.** 환자가 어떤 기대를 가지고 있는지 파악하기 위해 개방형 질문을 하라. 이 질문들은 원인, 악화 요인, 잠재적인 치료법 등을 포함할 수 있다. 이 질문들의 목적은 환자의 기대와 치료에 일관성을 두기 위한 것이다. 예를 들어, 다음과 같은 질문을 할 수 있다:
    - 당신의 증상을 악화시키는 요인이 무엇이라고 생각하십니까?
    - 통증을 줄이기 위한 방편으로 운동을 하는 것에 대해 어떻게 생각하십니까?
    - 팔의 움직임이 좋아지면 어떨 것으로 기대하고 있습니까?
    - 이 증상의 치료를 위해 레이저 치료를 고려하고 있습니다. 이 전에 동일한 증상으로 레이저 치료를 받은 적이 있습니까?
    - 환자 분께서 이 치료에 대해 조금 주저하시는 것 같아 말씀 드리면, 이 증상에는 이 치료법이 최선의 방법입니다. 3주 동안 치료를 받으실 것을 권해드립니다. 3주 후에는 증상이 많이 호전되어 있을 것입니다. 상당한 호전이 없는 경우 재검사를 진행할 예정입니다.

욕구와 동기부여 (MOTIVATION AND DESIRE)

지옥을 걷고 있다면 계속해서 걸어가라.

윈스턴 처칠

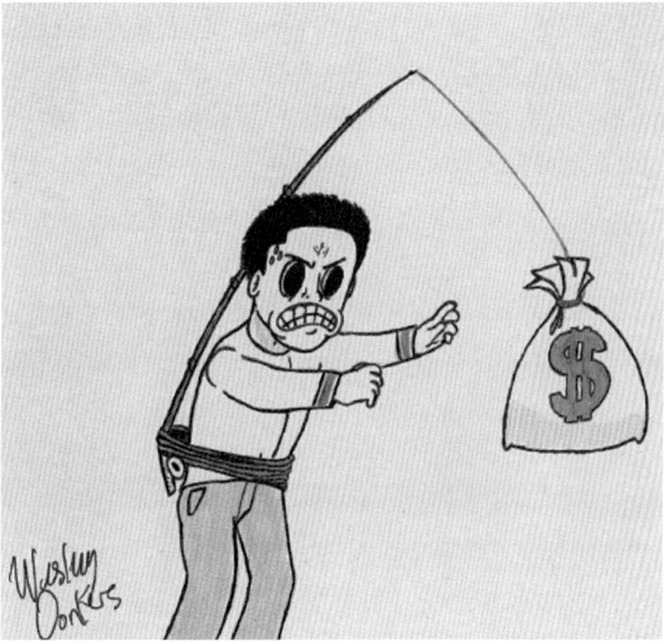

Fig. 2.5

기대와 관련이 있지만 완전히 다른 것이 있는데 바로 욕구이다. 당신은 바라지 않는 것을 기대할 수도 있고 기대하지는 않지만 바랄 수도 있다. 그래서 이 두 가지를 별도로 생각해야 한다. 1990년대 초, 젠센과 캐롤리는 기대와 욕구(동기부여)를 구분하는 연구를 수행했다. 그들은 다음과 같은 네 그룹에 대해 플라시보 자극과 플라시보 진정제의 효과를 관찰했다.

1. 높은 바램에 높은 기대
2. 낮은 바램에 낮은 기대
3. 높은 바램에 낮은 기대
4. 낮은 바램에 낮은 기대

연구 결과는 욕구가 기대보다 더 중요하다는 것이었다. 또 다른 연구들도 치료 과정에서 욕구의 중요성을 보여주고 있다. 통각상실증에 대한 한 플라시보 연구에서는 '기대하는 통증 수준과 통증 완화에 대한 욕구가 본능적인 통증 강도를 81%까지 이르게 하는 편차를 설명해 준다.' 고 결론지었다. 이 논문에서 '욕구' 라는 단어는 '동기부여' 와 동일 단어로 자주 등장했다. 동기부여와 욕구는 사전적 의미가 다르지만 이 논문에서는 동일시 한 것이다. 이것은 환자가 특정한 목표에 대한 강한 욕구를 가지고 있었던 것이 아니었기 때문에 연구진들이 그들에게 동기 부여를 하고, 특정한 목표를 갖도록 했기 때문이었다. 아이를 키우는 사람이라면, 이 세상이 모든 사람의 욕구에 동일한 결과를 주지는 않는다는 것을 알 것이다.

동기부여는 상위 개념이나 장기 목표일 필요가 없다. 업무로 복귀하는 것이나 일상생활을 위한 일을 하기 위해 능력을 키우는 것 같은 즉각적인 필요들이 동기부여로서 역할을 한다. 의사들은 좀더 고상한 동기부여가 필요하다고 생각할지 몰라도, 환자들에게 필요한 동기부여는 나아지는 것 그 이상도 이하도 아니다. 환자가 동기부여가 되었고 의사가 치어리더 역할을 하고 있다면 환자를 잘 인도하고 있는 것이다. 그렇지 않으면 환자를 잘못된 길로 인도하고 있다고 생각할 수도 있다. 하지만 그 결과가 무엇 일지를 결정하는 사람은 환자이다. 이에 대한 한가지 예는 환자에게 잘못된 운동과 식이요법을 시키고 1시간 후에 어떤지 물어보는 것이다. 장기적으로는 아주 안 좋은 결과를 낳겠지만 단기적으로는 좋게 느낄 수 있다. 종종 눈 앞의 미래를 위해서만 치료를 하는 경우가 있다. 이것은 환자를 납득시킬 수 있는 중요한 포인트다.

환자가 동기부여가 덜 되어 있거나 치료에 대한 욕구가 작으면, 그런 치료는 장기화 될 가능성이 높다. 다른 사람을 어떻게 동기부여할 수 있는가? 환자들이 동기부여가 부족한 몇 가지 복잡한 이유들이 있다. 만약 당신의 업무 범위를 넘어선다면, 환자에게 전문적인 심리치료사나 사회복지사/치료사 등을 추천해 주어야 할 것이다. 내부 치료 프로세스가 내적 동기부여 요인에 의해서 중단될 수 있다는 것을 말해준다면 다른 전문가들이 환자 내부의 치료 프로세스에 시동을 걸 수 있도록 도움을 줄 수 있게 된다.

환자들은 나를 보러오기 위해 기꺼이 돈을 지불한다. 이것은 대단한 동기 요인이다. 환자들 중에는 보험이나 회사 상사에게 돈을 빌려준 것처럼 생각하는 사람들이 있다. 그래서 가능한 많은 것을 얻어가려고 한다. 이런 사람들은 쉬운 분들은 아니다. 동기부여가 잘 된 사람들은 돈을 적게 벌고 있었기 때문에 어서 업무로 복귀하고 싶어했다. 그것이 동기 부여였다. 몇 년 동안 자동차 사고 건으로 스트레스를 받는 것도 또 다른 측면에서 동기부여가 되기도 한다. 이에 대해서는 '세상을 어떻게 이해해야 할까' 라는 제목의 장에서 피해자학의 문제에 대해 더 이야기 하려고 한다.

환자가 동기부여가 되면 치어리더의 역할을 하는 것이 환자의 욕구를 증가시키는데 도움을 준다는 것을 알게 될 것이다. 욕구 그 자체에 대해서는 가능한 정보가 적지만 동기부여에 대한 정보는 많다. 동기부여는 지난 수십 년간 가장 빠르게 발전한 분야였다. 그래서 이 주제에 대해 강연을 하면서 돈을 번 자칭 전문가라는 사람들이 넘쳐났다. 하지만 소비자로서 그들의 동기부여 방식에 돈을 쓰는 일에는 위험이 있다는 것을 알아야 한다. 이 분야에서 돈을 많이 번 사람들은 사실 플라시보 효과의 힘에 대해 이야기 했다. 다음은 건강과 관련된 목표에 적용해온 일반적인 접근들이다.

1. **주요한 건강 목표를 세우고 특정한 방식을 따르라.** 주요 목표까지 가는 데에는 작은 목표들이 있어야 한다. 환자가 작은 목표에 한 번 성공 하면, 더 큰 목표에 도전할 동기 부여가 된다.
2. **시작했으면 끝을 보라.** 목표를 완수하는 것이 습관이 되는 것처럼 중단하는 것도 습관이 될 수 있다. 높은 동기부여를 가진 사람들은 어떤 일을 쉽게 그만두지 않는다. 환자가 잘 포기하는 사람이라면, 목표에 끈을 놓지 않도록 재촉해야 한다. 이런 사람들에게는 큰 목표보다는 작은 목표부터 시작하게 해서 결국에는 큰 목표를 완수할 수 있도록 도와주어야 한다.
3. **비슷한 목표를 가진 사람들이 같이 목표를 이뤄가게 하라.** 상호 도움은 좋은 동기 부여가 된다. 전문가들은 5명 정도가 가장 적당하다고 말한다. 함께하는 사람들이 패자이면 우리도 패자가 되고, 승자이면 승자가 된다. 철인 3종 경기 선수가 되고 싶다면 철인 3종 경기 선수들과 함께해야 한다. 환자들은 그들의 건강 목표를 이루기 위해 같은 마음을 가진 사람들을 찾아 서로 격려해야 한다. 의사가 모든 것을 다 하려고 하면 어려워진다.
4. **주변 사람들에게 목표를 알려라.** 사람들은 드러내 놓고 한 약속을 쉽게 깨지 못하기 때문에 주변 친구들이나 가족들에게 목표를 공유하면 더 그 목표에 치중하려고 한다. 이런 방식은 자신이 말한 것은 꼭 지치려고 하는 사람들에게 적합하다.
5. **평생 계속되는 학습을 지속하라.** 사람들은 모두 가르쳐 주는 사람이 없어도 배울 수 있는 능력이 있다. 이 능력은 모두에게 내제되어 있는 것이다. 환자가 계속해서 스스로 배울 수 있도록 격려하면 그들의 풍부한 에너지의 근원인 자녀들도 함께 할 수 있게 된다. 환자가 그들의 상태에 대해서 무언가 배우도록 격려하라. 환자에게 관련 책자를 나눠주거나 정보를 주면 환자들도 스스로 그들의 문제에 대해서 공부할 수 있게 된다. (7번을 같이 보라)
6. **동기부여가 될 만한 요소와 환자의 재능을 연결하라.** 모든 사람들은 자신만의 강점과, 약점, 재능을 가지고 있다. 환자의 강점을 발휘하게 하면 동기부여도 높아진다. 우리는 종종 특정한 요법이 어떤 환자에게는 가장 좋은 치료 방법은 아니라는 것을 알고 있다. 환자의 이야기를 듣고 그 환자에게 가장 적합한 치료법이 자택요양일지, 운동요법일지 등등 힌트를 찾아야 한다.
7. **관련 지식을 습득하라.** 환자 스스로 그들의 상태에 대해 배움을 시작할 수 있도록 하는 것은 종종 내적 동기부여 요인이 된다. 관련 지식이 많아질수록, 더 배우고 싶어한다. 자

체적으로 발전해 나가는 것이다. 인터넷에 익숙한 환자라면 메이오 클리닉(http://www.mayoclinic.org), 질병 예방 센터(http://www.mayoclinic.org), 캐나다 건강청(http://www.hc-sc.gc.ca), 미 노동안전건강청(https://www.osha.gov) 같은 사이트를 알려줄 수도 있다. 캐나다 암센터, 캐나다 심장 질환 및 뇌졸중 재단 같은 사이트도 매우 좋은 사이트이다. 환자에게 좋은 정보를 담고 있는 사이트를 알려주어 정확한 정보를 얻을 수 있도록 도와줘야 한다.

8. **위험을 감수하라.** 실패나 예전의 삶으로 돌아가는 일은 인생에서 늘 있는 일이다. 건강과 동기부여도 마찬가지이다. 실패는 치료나 건강의 끝이 아니라 배움의 통로가 된다. 환자에게도 이것을 알려줘야 한다. 목표를 완벽하게 이루는데까지 어려움 없이 갈 것이라는 생각은 비현실적이다. 실패 없이 목표를 이룬 사람은 아무도 없다. 건강도 마찬가지다.

신뢰(TRUST)

신뢰는 삶의 접착제 역할을 한다. 신뢰는 의사 소통의 가장 본질적인 요소이며 모든 관계를 지탱해 주는 기본 원칙이다.

스티븐 코비

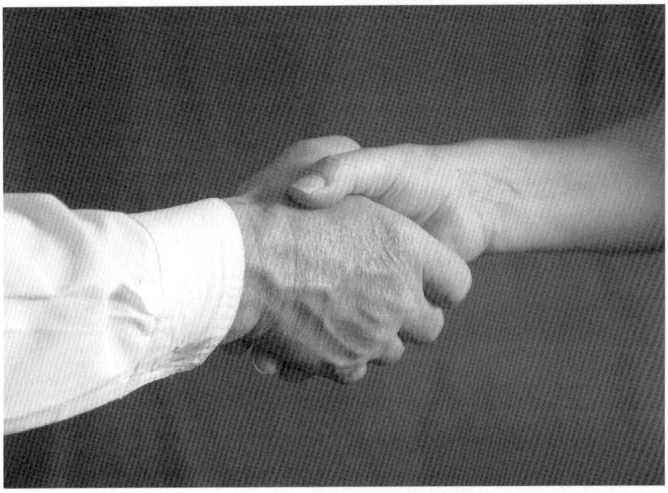

Fig. 2.6

이 책을 구상하며 다른 사람들의 생각을 살피면서 가장 반복해서 들었던 말은 '신뢰' 였다. 수많은 논문을 읽으면서 신뢰에 대한 최근의 연구들을 찾아냈는데 앞으로 우리가 다룰 내용들이다. 학계에서 신뢰와 플라시보 효과를 연결하는 것에 대한 결과는 많지 않지만 확실히 전문적인 치료사를 신뢰하는 것은 이 파트에서 말하고자 하는 내용을 말해주고 있다. 학계에서는 오랜 기간 동안 의사-환자간 신뢰관계의 중요성을 정의해왔지만, 이 주제에 대한 논문은 그리 많지 않다. 어떤 관계든 신뢰가 중요하다. 신뢰는 어떤 사람이 다른 사람을 굴복하게 하는 요인이 되기도 한다. 플라시보 효과는 굴복시키는 힘과 제어를 포함하고 있다. 환자가 의사에게 신뢰를 갖게 되면 의사가 자신에게 마음을 쓰고 있다는 사실을 알게 된다. 예를 들어, 의사가 일주일에 3번 방문을 제안했을 때, 신뢰가 없으면 의사가 돈을 벌려고 한다고 생각하지만 신뢰가 생기면 회복을 위해 필요한 것이라고 생각하는 것이다. 환자가 의사를 신뢰하고 치료 능력을 믿게 하는 것은 매우 중요하며 필수적인 것이다. 의사-환자간의 신뢰를 무너뜨리는 것인 환자의 내부 치료 체계로 접근하는 길을 막는 것이다. 환자가 의사를 더 신뢰할 수록, 의사는 플라시보 효과를 사용해서 환자의 내부 치료 체계를 깨울 수 있는 기회를 더 많이 갖게 되는 것이다.

'환자들은 그들의 의사를 신뢰하는가?' 라는 제목의 최근 연구(Holwerda 외 2013)에서, 암환자들이 고통보다는 의사와 형성된 신뢰 정도를 애착 이론과 연결시켰다. 애착이론에서 성인들은 안정, 불안정-몰입, 거부-회피, 불안정-회피의 4가지의 성향을 보인다.

- 안정 애착인 성인은 스스로에 대해 그리고 부모와 그들이 맺은 여러 관계들에 대해 긍정적인 생각을 가지고 있다. 그들은 친밀함과 독립성에 편안함을 느끼고 두 가지의 균형이 이루어져 있다.
- 불안정-몰입 애착의 성인은 상대방에게 높은 수준의 친밀함과 인정, 반응을 구하며 지나치게 의존적이기 쉽다. 그들은 신뢰하는 것을 어려워하고 자신과 상대에 대해서 긍정적으로 바라보지 못하며 관계에 있어서 감정 표현, 걱정, 충동성이 지나친 경향이 있다.
- 거부-회피 애착의 성인은 높은 수준의 독립성을 원하고 종종 모든 사람과의 애착을 피하는 모습을 보인다. 그들은 스스로 자급자족 할 수 있다고 생각하고 애착 감정을 피하고 가까운 관계는 필요 없다고 여긴다. 그들은 자신의 감정을 숨기며 자신을 안 좋게 생각하는 사람들은 거리를 둠으로써 관계 맺기를 거절하는 경향이 있다.
- 불안정-회피 애착의 성인은 가까운 관계에 대한 뒤섞인 감정을 가지고 있어서 감정적 가까움을 바라면서도 불편해 한다. 그들은 상대방을 불신하며 자신을 가치 없게 여기는 경향이 있다. 거부-회피 애착처럼, 불안정-회피 애착의 성인은 낮은 수준의 친밀함을 추구하고 그들의 감정을 숨긴다.

이 연구가 발견한 것은 불안정 애착의 환자는 안정 애착의 환자들 보다 의사를 덜 신뢰하기 때문에 의사에 대한 만족도도 낮다. 그들의 겪는 높은 수준의 괴로움은 낮은 신뢰도와는 관계가 없다는 것이다(Holwerda 외 2013). 이 논문이 말하는 바는 좀더 세심하게 대하면서 관리해야 하는 환자들이 있다는 것이다. 아마도 안정 애착을 갖지 못하는 사람들일 것이다. 이 이론에 따르면, 이런 애착 유형은 어렸을 때 형성되기 때문에 뿌리 깊은 문제라고 할 수 있다.

또 다른 최근 논문은 암환자들의 의사에 대한 신뢰도에 대한 연구 내용을 담고 있다. 이 논문은 신뢰의 개념화에 관심을 둔 11개의 연구를 분석했다. 환자의 신뢰는 다음과 같은 요인들에 의해 올라간다:

- 알려진 의사의 치료 능력
- 정직
- 환자 중심의 행동

환자와 의사간의 신뢰 관계는 다음과 같은 결과를 낳는다:

- 의사소통과 의료적 결정의 촉진
- 환자의 불안 감소
- 더 나은 치료법을 고수함 (Hillen 외 2011)

톰의 연구진이 추진한 환자-의사간 신뢰 관계에 대한 연구(2004)에서는 의사의 행동이 신뢰를 높이기도 하고 낮추기도 한다고 보고했다. 환자들을 대상으로 포커스 그룹 인터뷰와 설문을 토대로 분석한 결과 의사에 대한 신뢰도를 높이는 요인은 다음과 같은 5가지 정도로 정리되었다:

- 의사의 실력
- 의사 소통 능력
- 돌봄
- 정직함
- 협력

또한 이 연구들은 심리학과 사회학에서 말하는 상호 신뢰를 높이는 요인들을 언급하며 실험환경에 적용하였다고 말하고 있다. 이 원리들을 적용한 의료적 설정은 다음과 같다:

- 상호간의 관심 강조하기 (예, 환자의 건강)
- 서로 대화 내용을 이해했는지 확인하기
- 신뢰를 높이기 위한 기회 갖기 (예, 검사 결과를 전화로 알려줌)
- 의사-환자간의 간격 좁히기 (예. 정보 공유)
- 환자가 스스로 말하도록 도와주고 판단하지 않기
- 지속적인 돌봄

환자가 의사를 신뢰하는지 여부는 상당 부분 의사에게 달려있다. 환자와 좋은 신뢰관계를 구축할 수 있는 다양한 방법들이 있다. 신뢰를 깎아 내리는 행동은 결국 치료에 대한 환자의 욕구에 영향을 주게 된다. 신뢰를 쌓는데 도움이 되는 것들은 다음과 같다:

1. **환자와의 약속 시간을 지켜라.** 3시에 진료를 보기로 했다면 그 시간을 지켜야 한다. 약속을 어길 때마다 신뢰도는 내려간다.
2. **실제적인 기대를 형성하라.** 세상을 다 줄 것처럼 불가능한 약속은 금물이다. 그들의 내부 치료 체계가 작동하도록 긍정적이되 실제적인 기대를 심어주는 것이 좋다.

3. **환자가 치료 과정에 대해 이해하도록 도우라.** 이것은 기본적으로 의사소통의 문제이다. 환자가 치료 과정을 이해하면 그 과정에서 겪는 시행착오를 줄일 수 있다.
4. **치료 계획과 전략에 대해 설명하라.** 이 또한 의사소통의 문제이다. 오늘의 계획에 대해서만 말하지 말고, 장기적인 전략을 알려주어야 한다. 이렇게 하면 환자가 어느 시점에 어떤 것을 기대할지 도움을 줄 수 있다. 신뢰는 환자가 치료 계획과 전략에 자신감을 갖고 편안함을 느낄 때 형성된다. 환자는 치료 과정의 비용에 대해 궁금해 하면서도 말을 꺼내지 않을 수도 있다. 이 문제는 짚고 넘어가야 한다. 의사는 환자의 경제적인 계획 안에서 계획을 세우고 환자로 하여금 의사가 돈을 원하는 것이 아니라는 것을 알게 해주어야 한다. 어떤 환자들은 헬스 전문가와 만나는 빈도가 건강을 위한 계획이기보다 비즈니스적이라고 말하는 경우도 있다.
5. **환자의 역할에 대해 신중하게 설명하라.** 환자에게 자신의 건강에 대한 권리(ownership)이 있음을 알려주는 것이 중요하다. 의사는 의사의 역할에 최선을 다하지만 나머지는 환자와 환자의 내부 치료 체계의 몫이다. 이는 환자와 팀을 이루어 신뢰를 구축하는데 도움을 준다.
6. **환자가 어떤 방식으로든 부족하다고 느끼게 하는 것을 피하라.** 어리석은 사람이 되고 싶은 사람은 없다. 당신은 의사가 되기 위해 거의 전 생애를 보냈고 그렇기 때문에 환자도 당신에게 온 것이다. 하지만 그들은 자신의 몸에 대해 우려하는 바에 대해서는 전문가이다. 의사의 어떤 말 때문에 환자가 스스로 어리석다고 느끼게 한다면, 환자는 점점 대화를 줄이고 의사와의 관계도 잘못된 방향으로 나아가기 쉽다. 의사나 간호사들은 환자들이 상심하게끔 하지 않겠다고 다짐해야 한다. 사실 의료진의 태도나, 의도하지 않은 말 등이 환자들에게 어떤 인상을 심어 줄 수 있다. 말로 표현하지 않더라도 당신의 생각은 몸짓 언어로 나타나게 되어 있다.
7. **치료 중에 다른 일을 하지 말라.** 치료 중에 다른 일을 하게 되면 환자는 자신이 중요하지 않다는 생각을 하게 된다. 이런 습관은 선한 의도와 지금까지 쌓아온 신뢰를 깎아 내린다.
8. **모르는 것은 모른다고 말하라.** 누구나 지식과 미래를 예견하는 능력에 한계가 있다. 약점이 드러나는 것을 두려워하지 말라. 환자도 완벽하지 않기에 의사에게 완벽을 요구하지 않는다. 모르는 것이 있으면 모른다고 말하라.

마지막으로 처음 연구에서 살펴본 결과를 늘 명심하라. 다른 사람보다는 환자들과 신뢰관계를 구축하는 것이 더 쉽다. 개인에 따라 애착 유형이 다르다는 것을 기억하고 환자들과 신뢰관계를 세우기 위해 할 수 있는 노력을 다하라. 이 장에서 언급된 조언들을 따른다면, 어떤 어려운 유형의 환자와도 강한 신뢰관계를 형성할 수 있을 것이다.

경청의 힘 (THE POWER OF LISTENING)

환자의 말에 귀를 기울이라. 환자 내부의 정보는 환자에게 있다.

오래된 격언

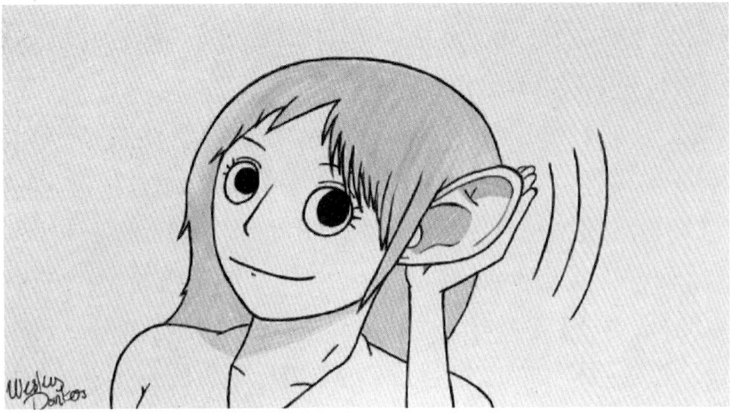

Fig. 2.7

누군가가 내 이야기를 들어주기를 바라는 것은 인간의 기본적인 사회적 욕구이다. 좀처럼 자신의 이야기를 하지 않는 사람을 만나본 적이 있는가? 타인에게 거리를 두는 사람이 방어 기재로 그렇게 하는 경우가 있지만 사실은 그런 사람들도 누군가 자신의 이야기에 귀 기울여 주는 사람이 있기를 바란다. 다른 사람의 관심을 끄는 가장 좋은 방법은 그 사람의 삶에 대해 질문하는 것이다. 환자이든, 친구이든 조금 아는 사람이든지 이는 진리이다. 우리는 모두 마음속으로는 우리 자신에 대해 말하는 것을 좋아한다.– 어떤 사람들은 자신의 이야기를 하는 것을 좋아한다.

CBC 라디오 진행자 레베카 잔버겐은 흥미로운 안내광고에 궁금증을 가졌다. 그녀는 광고에 나오는 전화번호로 전화를 걸어서 그들의 삶에 대해 이야기를 나누었다. 그녀는 통화한 사람들은 처음 접하는 사람들이라고 하더라도 삶에 대한 상세한 이야기를 해준다는 것을 알게 되었다. 왜 그런걸까? 확실한 것은 상대방이 그녀를 편하게 느꼈다는 것이고 더 확실한 것은 그녀가 경청하는 사람이었다는 것이다. 의료 종사자로서 우리는 경청하는 일이 자연스러운 일이든 아니든 경청하는 사람이 되어야 한다.

한 연구에서는 청취자들을 대상으로 홀로코스트 생존자들의 생리적 측정을 수행했다. 연구자들이 발견한 것은 더 많은 생존자들이 끔찍한 일들에 대한 이야기를 할 수록, 그들의 스트레스 지수도 감소되었다. 하지만 청취자들의 경우 이야기를 들을 때마다 스트레스 지수가 증가했다. 마치 화자의 스트레스 경험이 청자에게 이동하는 것처럼 보인다. 14개월 후에 진행된 후속 연구에서 밝혀진 것은 인터뷰를 하면서 자신을 더 드러내는 것과 화자의 건강상태가 긍정적 상관관계를 보인다는 것이다(Pennebaker 외 1989). 이는 경청의 힘을 말해준다. 또한 경청하는 데는 어느 정도 비용이 든다는 것도 말해준다. 청자는 일정 기간 동안 화자의 짐을 같이 지는 치료적 교환의 기능을 하게 되는 것이다.

이야기 치료(많이 쓰이는 심리치료법)의 기본은 환자의 말을 들어주는 것이다. 주변에서도 환자의 말을 듣는 시간을 가지고 그들의 삶과 건강에 대한 이야기를 들은 의사들의 이야기를 들어 보았을 것이다. 우리도 이 경청이라는 주제의 증거들을 찾아보고자 한다. 캐나다에서 이와 관련한 흥미로운 연구들이 상당수 진행되었다.

웨스턴 온타리오 대학의 마틴 배스 박사가 이끄는 팀은 가족 의사들의 실제에 대해 소수의 이해를 돕는 연구를 수행했다. 그들의 연구 목표는 환자가 나아졌다고 말하는 가장 강력한 변수를 찾아내는 것이었다. 첫 번째 연구에서 변수들을 인터뷰 및 평가, 랩 테스트, 방사선, 약물 처방 등으로 정의하였다. 한 달 후에, 환자들은 상태가 얼마나 개선되었는지 주관적인 견해를 묻는 질의를 받았다. 놀랍게도 환자의 개선에 가장 큰 영향을 미친 요인은 의료 기록이나 신체 측정, 테스트, 약물 같은 것들이 아니었다. 가장 중요한 요인은 환자가 인지하든 인지하지 못하든 첫 번째 의사를 찾아갔을 때 그들의 상태에 대해 의사가 얼마나 주의 깊게 듣는지 여부였다(Bass 외 1986). 이 연구가 말해주는 것은 의사로서 환자에게 어떻게 대해야 하는지에 대한 것과 환자의 문제의 본질에 대한 의사-환자간의 동의 관계에서 얼마나 중요한지에 대한 것이다. 의사-환자간 동의는 의사가 환자의 말에 경청하지 않는 한 이뤄지지 않는다.

배스가 이끄는 팀은 또 다른 연구를 수행했는데 이번에는 두통 환자들을 1년간 추적했다. 결과는 동일했다. 가장 강력한 요인은 환자의 인지 여부와 상관없이 환자의 문제를 충분하게 의사와 논의할 기회가 있었는지와 의사가 환자의 이야기를 인정해 주는지 여부였다(Bass 외 1986b). 유사한 연구가 존스홉킨스 대학에서 수해되었다(Starfield 외 1981). 이 연구의 결론도 동일했다. 의사가 환자의 말에 경청하는 것은 치료에 있어서 가장 강력한 도구면서 무기가 되었던 것이다.

환자들은 특히 자신의 개인적인 이야기를 의사와 나누고 그들의 증상이 어떻게 느껴지는 지에 대해 이야기 했을 때 치료에 대한 만족도가 가장 높았던 것으로 설문 결과 나타났다(Brown 2013). 개방형 질문을 통해 환자에게 문제를 좀더 광범위하게 서술하라고 요청했을 때, 환자들은 그들이 중요하다고 생각하는 문제를 공유했다. 개방형 질문과 경청이 말해주는 것은 이러한 방식이 단순히 예-아니오 질문을 하는 것보다 더 경청하는 사람으로 만들어 준다는 것이다.

바라기는 이 글을 읽는 당신도 경청의 중요성을 알았으면 한다. 경청에 대해 더 이야기 해보자. 치료 환경에서 어떻게 경청할 것인가? 단언컨대, 경청을 배우는 가장 좋은 방법은 경청 과정을 수강하는 것이고 그것이 어렵다는 경청과 관련된 책들을 찾아 읽어보는 것이 좋다. 경청은 배워야 하는 기술이다. 어떤 사람들은 배우지 않고도 잘하기도 하지만 대부분의 사람들은 경청의 기술을 배워야 잘 할 수 있다. 듣는 것은 수동적인 과정이 아님을 명심하라. 듣는 것은 환자의 말을 판단하지 않고 적절한 질문으로 대화를 이끌어가는, 치료에 있어서 아주 능동적인 과정이다. 단순한 지침서를 따르면 된다. 경청을 정말 잘하고 싶다면 경청 과정을 꼭 수강하라고 권하고 싶다. 여기서는 이 주제에 대해 간단한 도입 정도의 내용을 제공할 것이다. 15가지 방법을 소개하려고 하는데 오늘부터 매일 매일 각각의 방법에 대해 익히도록 하라. 분명 듣는 기술이 크게 향상되어 있을 것이다.

1. **환자와의 대화를 시작하기 전에** 긍정적이고 열린 마음을 준비하라. 효과적인 듣기는 능동적 과정이다. 의사로서 당연히 해야 할 활동이라고 인식해야 한다. 다른 모든 활동들처럼, 개인적인 일에 집중할 수록 더 많은 에너지와 훈련이 필요하게 된다. 그러다 보면 듣는 능력도 향상될 것이다.
2. 치료를 하는 동안 **'찰나(in the moment)'**의 상태가 되어야 하는데 이 기술을 연마하기 위해서는 명상을 해야 한다.
3. **모든 관심을 환자에게 집중하라.** 다른 모든 관련 없는 활동은 잠시 접어두고 환자와 눈을 맞추며 환자에게 집중해야 한다.
4. **집중을 방해하는 것들을 피하라.**
5. **환자와 적당히 가까이 앉아서 이야기 하고,** 환자가 이야기 하는 동안 관심을 기울여야 한다. 이렇게 함으로써 방해되는 것들을 피할 수 있다.
6. 당신 안에서 일어나는 감정적 상태들을 인정하되 감정화해서는 안 된다. 대신 **감정적 거리 두기**를 연습하라. 이는 치료 목적의 공감을 배울 기회가 될 것이다(이에 대해서는 나중에 더 언급하겠다). 필요하다면 진료가 끝난 후 감정적 반응들을 다시 살펴볼 수도 있다. 중요한 것은 의사가 감정적으로 반응하는 것은 환자에게 아무런 유익을 주지 못한다는 것이다.
7. **개인적인 편견이나 의견을 보류하라.** 당신은 그곳에 환자가 무슨 말을 하는지 알기 위해 있는 것이지 해결책을 주려고 있는 것이 아니다. 환자가 조언이나 지침을 원할 때가 있을 것이다. 하지만 당신이 처음에 해야 할 일은 열심히, 진중하게, 냉철하게 듣는 것이다. 이는 진료실에서 당신의 편견이나, 의견, 판단을 내려놓지 않고서는 불가능하다. 환자와의 대화 분위기가 판단하는 쪽으로 흘러서는 곤란하다. 이런 태도를 유지하기 위해서는 조금도 방심하지 않고 자신을 살피는 것이 필요하다.
8. **'환자 중심' 이 되라.** 환자의 입장에서 생각하고 이해하라. 귀로만 듣지 말고, 눈으로 손으로 기타 모든 감각을 이용하여 들으라.
9. **알아 차리라.** 몸짓 언어로 전해지는 비문자적 내용을 이해할 수 있어야 한다. 환자가 자연스럽게 이야기를 풀어나갈 수 있게 하라. 긍정 또는 부정의 반응보다는 생각의 흐름을

따라가라. 환자가 요점에서 벗어난 경우 조심스럽게 원 주제로 돌아올 수 있도록 도우라.

10. **참여하라.** 질문에 적극적으로 반응하라. 고개를 끄덕이는 등 환자의 이야기에 집중하고 있다는 것을 보여주라.
11. 대화를 통해 신뢰를 구축할 수 있게 된 것에 **감사를 표현하라.** 특히 새로운 환자에게는 꼭 그래야 한다.
12. **환자의 말을 자신의 말로 좀더 간결하게 다시 말하라.** 다시 말하기(paraphrasing)은 대화의 중요한 요소로서 더 중요한 대화로 나아가게 한다. 다시 말하기로 들은 것에서 당신이 이해한 것을 말하고 내용들을 이해했다는 것을 말해주라. 이런 방법으로 환자와 의사간의 오해를 줄일 수 있다.
13. **명료화 하기** (clarification)는 다시 말하기를 할 때 필요한 기술이다. 명료화하기는 애매한 내용을 명확하게 하는 과정으로 과도한 정보를 잘라내고, 필수적인 정보를 명확한 메시지로 정화하는 방법으로 할 수 있다. 명료화하기는 다른 어떤 방법보다 듣는 사람의 입장에서 잘못된 해석을 피하게 도와준다. 또한 환자가 더 많은 정보를 제공하도록 이끌어 주고 환자 스스로 다른 관점에서 생각해 볼 수 있는 기회를 주기도 한다.
14. 명료화 하기 위해 **질문**이 필요하다. 위협적이지 않은 태도로 질문하고 잠시 생각한 후 질문하고 인내를 가지라.
15. 문제에 대해 이야기 하고 명료한 후에, **핵심 내용을 다시 언급하고 요약**함으로써 이해한 내용을 확인하라.

경청할 때 하지 말아야 할 것:

- 판단하지 말라
- 반응하지 말라
- 중간에 말을 끊지 말라
- 반감을 나타내지 말라
- 결론으로 건너뛰지 말라
- 듣는 과정에서 너무 서두르지 말라
- 산만한 태도를 보이지 말라
- '답변을 준비' 하는데 너무 많은 시간을 들이지 말라

이제 공감에 대해 이야기 해야 할 때다. **공감**(empathy)은 당신이 환자의 입장에서 생각하는 능력이 어느 정도인지를 쉽고 간단하게 말해주는 지표이다. 공감은 동정이나 연민과는 다르다. 이 세가지 용어를 이해하기 위해 H.A. 윌머(1968)의 정의를 보자:

- 연민(pity)은 의사와 환자가 분리되어 있다는 것을 보여준다. 연민은 종종 잘난 체 하는 태도로 보일 수 있고 경멸과 거부의 감정을 수반한다.
- 동정(sympathy)는 의사가 마치 환자가 된 것처럼 환자의 감정을 경험한다. 동정은 고통을 공유하는 것이다.
- 공감(empathy)은 의사가 환자의 입장에서 환자의 어려움을 이해하는 감정이다. 의사는 환자와 어느 정도 거리를 유지하면서 환자와 동일시 하는 것으로 공감적 의사소통은 희사-환자간 관계에서 치료 효과를 증대시킨다.

공감은 의사소통을 증진하도록 훈련 받은 사람이 잘 할 수 있다. 하지만 동정은 부담스러운 것이 될 수 있고, 감정적으로 지치게 되어 소진하게 되는 요인이 될 수 있다. 공감도 어느 정도 거리 두기를 한다. 공감을 할 때 우리는 환자가 무엇을 느끼는지 관찰하고 이해하기 위해 환자의 감정을 빌리는 것이지 환자처럼 되는 것이 아니다. 어떤 사람은 공감 능력은 타고나는 것이 아니냐고 질문할 수 있을 것이다. 어느 정도는 사실이지만 공감적 대화는 가르칠 수 있고 배울 수 있는 기술이라고 알려져 있다(Platt & Keller 1994, Spiro 1992). 공감적 대화 능력을 키움으로써 환자와 의사 모두 유익을 얻을 수 있다. '치료 목적의 능동적 듣기' 는 매우 중요한 부분이다. 공감적 대화를 적절하게 사용하여 환자와의 대화내용이 깊어지고 필요한 정보도 효율적으로 모을 수 있다. 하지만 무엇보다도 공감적 듣기는 환자에게 존경을 표하는 방식이다. 환자의 입장이 되어봄으로써, 의사는 더 나은 치료 결과를 기대할 수 있다. 공감은 의사소통 모델에서 주춧돌이 되는 개념으로 퍼머넌트 의료 연합의 테리 스테인과 리차드 프랭클(Frankel & Stein 1999)이 개발한 '4가지 습관' 모델(시작에 투자하기, 환자의 관점 이끌어내기, 공감 표현하기, 마무리하기)을 포함한다. 4가지 요소 (관계 맺기, 공감하기, 가르치기, 요청하기) 모델은 헬스 케어 커뮤니케이션을 위한 바이엘 인스티튜트에서 사용하고 있다(Keller & Carroll 1994). 그리고 PEARLS(partnership-파트너쉽, empathy-공감, apology-사과, respect-존경, legitimization-정당화, support-지지) 모델은 미국 대학에서 의사-환자간 관계를 다룰 때 사용한다(Barrier & Jensen 2003).

공감적 듣기/의사소통 훈련은 당신이 의사로서 감정적 입장을 갖도록 도움을 준다. 예를 들어, 당신이 환자 때문에 감정적 무게를 느낀다면, 감정적 입장을 치료적 관계로 유지하게끔 공감적 의사소통을 사용할 수 있다. 당신은 '나는 이 사람에게 아무런 동정도 느끼지 않아' 라고 생각하고 있다면, 동정심을 가질 의무는 없다는 사실을 기억하라. 하지만 당신은 공감해야 할 의무가 있다. 무시하거나, 판단하거나 동정심 없는 태도를 취하기 보다 공감할 수 있는 적절한 기법을 사용하여 환자의 입장이 되어보라.

어떻게 하면 공감할 수 있을까? 프레드릭 플랫(Platt 1992)가 정리한 6가지 주요한 단계는 다음과 같다:

1. 치료 현장에는 늘 강한 감정들이 존재한다는 사실을 인식할 것(예. 공포, 분노, 욕심, 절망)
2. 환자가 어떻게 느끼고 있는지 생각해보는 시간을 가질 것.
3. 환자가 느끼는 생각을 인지한 대로 언급할 것(예. '...에 대해서 많이 화가 나신 것 같군요.' 또는 '저라도 그런 생각이 들었을 겁니다')
4. 감정을 정당화 하기(예. '그런 상황에서 느꼈을 절망감에 대해 충분히 이해합니다')
5. 어려움을 극복하기 위한 환자의 노력에 존경을 표하기
6. 지지하고 파트너십을 맺을 것(예. '이 문제가 해결될 때까지 같이 하겠다고 약속하겠습니다' 또는 '이 문제에 대해서 우리가 같이 할 수 있는 일이 무엇인지 봅시다')

공감적 의사소통을 하기 위해서 심리 치료 전문가까지 될 필요는 없다. 단지 치료 과정에서 환자에게 공감할 수 있는 기회가 있다는 것을 아는 것이 중요하다. 이런 기회는 환자가 감정을 표출할 때 찾아온다. 직접적인 표현일 수도 있고 암묵적인 방식일 수도 있다. 환자가 감정을 표현하면, 그 공을 잡든지 떨어뜨리든지 둘 중 하나다. 이런 상황이 따르면 공감을 표현하는 태도나 언급을 고려해야 한다. 공감을 표현하는 방법은 질의, 명확화 그리고 반응으로 나뉘어 진다 (Coulehan 외 2001). 다음은 각각의 예시이다:

질문하기:

- '그것에 대해 좀 더 말씀해 주실 수 있나요?'
- '그 일이 있고 어떤 기분이 들었나요?'
- '또 다른 일은 없었나요?'
- '그때 괜찮으셨어요?'

명확화하기:

- '제가 제대로 이해했는지 볼게요'
- '지금 말씀 하신 내용을 제가 제대로 이해했는지 모르겠네요. 제가 들은 바로는…'
- '그것에 대해 더 말씀해 주세요'
- '좀 더 깊이 이해하기 위해 이 문제를 제대로 알아야 할 것 같군요'
- '제가 혹시 잘못 이해한 부분이 있으면 꼭 말씀해 주세요. 알았죠?'

반응하기

- '많이 어려우셨겠네요'
- '그 말은 꼭 …. 라고 들리네요'

- '엄청나네요! 그 때 정말 기분이 좋았겠어요'
- '아마도 그때 ….라고 느끼셨을 것 같네요'
- '그 때 ….하셨겠다는게 보이네요'

이상적으로는 당신이 반응하면 환자는 동의나 확인을 표할 것이다. 그렇지 않다면 명확화하기가 따라야 한다. 환자가 당신이 제대로 이해했는지 알 수 있도록 해야 한다.

결론 (Conclusion)

진료 상담에서 한가지 중요한 의사소통 도구는 바로 공감이다. 공감은 환자에게 신뢰를 주고 가치, 생각, 감정 같은 것들을 포함하는 환자의 증상과 그 이력에 대한 의사의 이해를 넓혀 준다. 공감적 듣기와 의사소통은 의사와 환자 모두에게 실질적인 유익을 준다.

이제 확실히 알겠지만, 듣기는 수동적 활동이 아니다. 듣기는 순수하게 듣고, 들은 정보를 재확인 하고, 문제를 명확화 하고, 질문에 대답하고 들은 것을 요약하는 능동적 활동이다. 듣기는 의사가 하는 다른 전문적인 활동들처럼, 그 순간 그 자리에 있어야 만 효율적이 된다. 듣는 동안, 의사도 환자도 몸짓 언어를 사용하고 있다는 것을 알아야 한다. 결국 환자는 의사가 자신의 이야기를 경청하고 있다고 느껴야 하고 환자가 그렇게 생각할지 안 할지는 전적으로 의사에게 달려있다. 환자로 하여금 의사가 내 말에 경청하고 있다고 느끼게 하기 위해서 환자에게 집중하면서 능동적 듣기 과정을 따라야 한다. 환자가 한 말을 다시 말해보고, 문제와 세세한 내용을 명확화 하고, 요약하고, 확인을 받는 과정을 통해 환자는 의사가 자신의 말을 경청하고 있다고 느끼게 된다. 그렇게 함으로써 치료 효과를 극대화 하고 환자 내부의 치료 체계를 활성화 할 수 있게 된다.

의사로부터 보살핌과 관심을 받고 있다는 의식(FEELINGS OF CARE AND CONCERN FROM THE PRACTITIONER)

인간관계에서 중립적인 것은 없다. 치료해 주거나 상처를 주거나 둘 중 하나다

밸푸어 마운트 박사

밸푸어 마운트 의학 박사는 질병과 죽음에 대한 연구로 전 생을 보냈다. 그는 1985년 몬트리올 로얄 빅토리아 병원에 (말기환자의) 고통 완화 서비스를 처음으로 도입한 공을 인정받아 캐나다 훈장을 수여 받았다. 그는 고통 완화 간병의 선구자로 여겨지고 있다. 그가 남긴 유명한 말은 이 세상을 살아갈 때 '당신만의 세상을 창조하라' 는 말이다. 이는 환자와 소통을 할 때도 늘 명심해야 하는데 그들은 무의식적으로 당신의 말이나 행동에 긍정적 또는 부정적인 가치를 부여하기 때문이다. 이제 신경학 전문의들은 뇌가 의식의 코티솔(의식하는) 영역에 도달하기 전에 모든 과정에서 긍정적 또는 부정적 가치를 부여한다고 믿게 되었다. 생물학적 경로와 이론에서 보았듯이 우리의 면역 체계는 변연계를 통해 우리의 감정에 영향을 받는다. 환자와 소통할 때 이 사실을 염두에 두는 것이 좋다.

하버드 의대의 캡척 박사가 이끄는 팀은 의사로부터 받는 돌봄을 묘사하는 연구를 진행했다(Kaptchuk 2008b). 6주 동안 과민성 대장 증후군 진단을 받은 262명의 성인을 대상으로 플라시보 효과가 실험적으로 세가지 그룹으로 구분될 수 있는지 살피는 것이었다:

1. **관찰과 평가**: 연구가 진행되는 동안 이 그룹의 환자들은 대기 상태에 있었다.
2. **플라시보 자체**: 이 그룹에 속한 사람들은 허위 침술로 플라시보 치료를 받았다(침이 피부에 직접 들어간 것은 아니고, 무언가 들어가게끔 느끼게 하는 장치를 이용했다). 의료진과 환자의 첫 번째 만남에서 의료진들을 소개하고, 환자들이 작성한 질문지를 검토하며 무엇을 해야 할지 인지하는 등 제한적인 환자-의사간 관계가 형성되었다. 플라시보 침은 조용한 방에서 환자의 왼쪽에만 20분동안 진행되었다. 그 후에 의사들이 침을 제거했다.
3. **플라시보 + 견고한 환자-의사간 관계.** 이 그룹의 사람들도 플라시보 침술을 받았지만 이번에는 의사가 따듯하고 공감어리고 신뢰가 가는 태도로 대했다. 특히, 의사들의 행동에 적어도 5가지 주요한 행동-따뜻함, 친구 같은 태도, 능동적 듣기, 공감, 치료 계획을 말하기 전에 20초 정도의 생각하는 시간, 자신감과 긍정적 기대를 주는 대화-들을 추가한 것이다. 캡척은 이 5가지를 선택한 것은 이전 연구에서 이 요소들이 의자-환자간 관계에서 중요한 것으로 나타났기 때문이었다.

이 세 그룹의 사람들을 대상으로 3주 동안 증상의 심각도가 어느 정도 완화되었는지 검사했다. 1번 그룹의 사람들은 당시에 28%의 개선을 보였고, 그룹 2는 44%, 그룹3은 63%의 개선을 보였다. 6주 후에도 결과가 비슷했다. 이 연구는 치료를 하는데 있어서 의사-환자간의 관계가 매우 중요함을 보여주고 있다. 온정적인 보살핌이 의사-환자간 관계에서 가장 중요하다고 말하려는 것은 아니지만 플라시보가 개입되면 그 효과가 강력해 진다는 것은 명백한 사실이다. 의사-환자간 관계의 질이 플라시보 효과를 높이는 것으로 보인다.

이 주제에 대해 디 블레시가 이끄는 팀이 리뷰를 진행했는데(2001) 의사-환자간 관계의 다른 측면들을 평가하기 위해 25가지의 RCT를 살펴보았다. 이 연구에 따르면 질병 및 치료에 대한 긍정적인 정보를 통해 환자의 기대를 높일 수 있고 건강 상태에서 상당한 영향을 미친다는 것이다. 게다가, 의사가 온화하고, 친근하며 안심시키는 태도를 가진 의사가 그렇지 않은 의사보다 더 나은 치료 효과를 기대할 수 있다는 것도 알게 되었다. 당연해 보이지만, 이에 대한 연구는 가정들에 대한 실험이다. 또한 놀라운 것은 인간의 상호작용에 대한 연구를 할 때 종종 보석을 발견하게 된다는 것이다.

적어도 당신이 환자를 돌보고 있다면 환자도 당신이 그들을 보고 있다는 것을 알 것이다. 이는 연구를 흥미로운 곳으로 이끌고 간다. 다른 사람의 행동을 관찰하는 주제 관련해서 '호손 효과' 라는 말을 들어 봤을 것이다. 호손 효과는 호손의 작업 공장에서 1920년대 후반부터 1930년대 초반까지 수행된 일련의 연구들에서 나온 용어로 흥미롭고 매력적인 결과들을 많이 만들어 냈다. 호손 공장에서는 원래 작업자의 생산력에 영향을 미치는 빛의 밝기에 대한 실험을 수행했다. 이 변수의 변화에 따라 작업 생산성에 영향을 주는 것처럼 보였다. 다른 변수들은 임금, 작업 위치 변경, 작업장의 청결 정도, 작업장의 방해물 제거 등이 있었다. 각각의 변수들은 단기간 동안 생산성에 영향을 주는 것처럼 보였지만 얼마의 시간이 지난 후 생산성은 다시 제자리로 돌아왔다. 그룹이든 개인이든 마찬가지였다. 작업장의 변화가 동기부여적 효과를 발휘하여 생산성에 영향을 미치는 것이었다. 이 결과에 대한 많은 해석이 따랐고 후속 연구들이 진행되었다. 여러 해석들이 있지만 한 가지 동일한 해석은 다른 사람들이 지켜본다는 것을 느낄 때, 행동의 변화가 일어난다는 것이다. 여기에서의 교훈은 당신의 환자도 의사가 한 두 번 입원실에 나타나는 것이 아니라 관심을 갖고 지켜봐 줄 때 그들의 건강 문제에 대해 더 적극적이 된다는 것이다.

보살핌과 관심이라는 주제는 로켓 과학 같은 분야가 아니다. 우리는 모두 특별한 사람이고 싶어하기 때문에 누군가가 관심을 갖고 지켜봐 줄 때, 기운을 차리고 그 관심에 반응하게 되는 것이다. 의사가 환자의 상태에 관심을 가지고 얼마나 나아졌는지 묻고 있다고 생각하는 환자는 자택 요양을 할 때도 환자의 지시를 잘 따를 가능성이 높다. 환자가 당신을 자연스럽게 여기는지 아닌지를 늘 살피라. 그렇지 않다면 진료실이든, 일상이든 주변에 방해되는 것들로부터 관심의 방향을 돌릴 필요가 있다.

환자에게 전적인 관심을 보이기 시작하면 인사할 때 만이 아니라 치료하는 동안 그들의 상태에 대해 걱정하고 있다는 것을 보여줄 필요가 있다. 만약 당신이 마사지 치료사로서 많은 시간을 일하는 경우 이런 일은 쉽지는 않은 일일 것이다. 1시간 남짓 치료하는 동안, 대화가 다른 방향으로 가게 될 수도 있지만 당신이 할 일은 대화의 주제를 항상 환자에게 맞춰야 한다는 것이다.

환자에 대한 보살핌과 관심은 속일 수 있는 것이 아니다. 이는 진실함을 요한다. 하지만 이것이 어려운 일처럼 느껴진다면 이 전 장에서 능동적 듣기에 대해 다루면서 나온 방식들이 도움을 줄 것이다. 그런 지침들을 따른다면 다른 사람들에게 이런 일에 자연스럽지 못하다는 말을 할 필요가 없어질 것이다. 그런 말은 오직 자신에게만 하면서 당신의 전문성을 높이기 위한 단계를 하나 하나 밟아야 한다. 이 영역의 능력이 향상되면 당신은 더 나은 사람/의사/치료사/헬스 전문가가 될뿐만 아니라 환자의 치료 결과도 나아지는 유익을 얻게 될 것이다.

듣기라는 개념은 보살핌과 관심과는 다른 주제이기는 하지만 진정성을 가지고 능동적, 공감적 듣기를 한다면, 환자에 대한 보살핌과 관심의 마음을 전달할 수 있게 된다. 공감적 기술을 개발하기 위해 할 수 있는 여러 가지 것들이 있다. 돌봄이라는 것은 당신의 마음, 그리고 당신의 모든 행동과 진실되게 환자의 건강을 살피고 있다는 말로부터 나온다.

실전 포인트는 다음과 같다:

- 환자와 의사의 관계의 질은 환자의 건강에 영향을 미친다.
- 환자는 의식적이든 무의식 적이든 당신의 하는 말과 행동에 긍정적 또는 부정적인 가치를 부여한다는 것을 알라.
- 환자의 상태를 살펴보고 긍정적인 '호손 효과'를 불러 일으킬 수 있는 질문을 함으로써 당신이 지켜보고 있다는 것을 환자가 알게 하라
- 당신이 관심을 가지고 있다는 것을 보여주기 위해 능동적 듣기를 연습하고 환자의 진척에 관심을 가지라
- 치료하는 동안에는 환자에게 관심을 집중하라. 개인적인 이야기를 하고 있다면 빨리 환자에게 초점을 맞추는 대화로 돌아오라.
- 환자의 건강이 당신에게 중요하다는 사실을 전달함으로써 환자가 특별하다는 느낌을 받게 하라
- 환자가 생각하는 만족한 결과에 이를 때까지 환자에게 전념하라

의사-환자간 관계는 아마도 현대 의학에서 '시간'의 문제가 떠오르며 더 중요해진 문제가 되었다. 종종 환자들은 시간에 쫓겨 모든 치료 과정이 급하게 진행된다고 느끼기도 한다. 의학은 전문가의 진료를 기다리는 인간을 실험 대상으로 삼고 기계처럼 취급하면서 비인간화 할 수

도 있다. 그러한 일을 멈추고 환자에게 진실되게 관심을 보이면 중요한 메시지가 환자에게 전달되고 끈끈한 유대가 형성된다. 이는 치료적 관계에 있어서 플라시보 반응이 최대의 결과를 낳도록 해준다.

끝으로 프란시스 피보디의 말을 인용하며 이 섹션을 마치고자 한다. 1927년에 피보디는 의학에서는 기념비적인 '의사의 돌봄' 이라는 책을 썼다. 피보디는 의학 발전에 큰 영향을 미쳤고 지금까지 하버드 의과 대학에는 프란시스 피보디 공동체가 있다. 피보디는 의사-환자간의 관계의 중요성을 알린 것뿐만 아니라 의료 분야에 수 많은 공헌을 했다. 피보디가 한 말은 환자를 돌보는 일에 대한 놀랍고도 단순한 비밀을 말해준다:

> *좋은 의사는 환자에 대해 하나부터 열까지 다 안다. 그러한 의사는 환자를 알기 위해 진실하게 노력한다. 시간, 동정 그리고 이해가 환자에게 전달되어야 한다. 그에 대한 보상은 환자와의 인격적 유대와 치료 과정에 대한 높은 수준의 만족이다.*
> *의사의 필수적인 덕목 중 하나는 인간성에 관심을 두는 것이다. 왜냐하면 환자를 관리하는 것의 비밀은 바로 환자를 돌보는 것이기 때문이다.*

통제감의 수립 (ESTABLISHMENT OF A FEELING OF CONTROL)

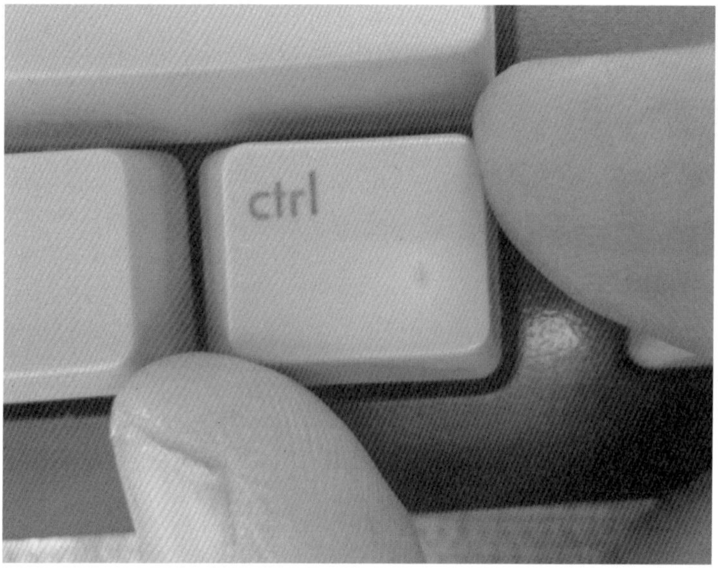

Fig. 2.8

통제는 확실히 광범위하고 다면적인 측면이 있다. 대증요법과 보안요법에서도 통제를 치료 결과에 영향을 주는 매우 중요한 요소로 보고 있다. 대부분의 사람들은 자신의 삶과 상황을 제어한다고 느낄 필요가 있다. 반면 우리 삶에 긍정적이거나 부정적인 영향을 미치는 수많이 요소가 존재하지만 그 중에서 자신이 무언가 제어하고 있다는 느낌은 마음에 평온함을 가져다 준다. 전에 배웠듯이, HPA 축은 플라시보 효과에 관여하며 사람들은 몸이 아파서 통제하기 어려운 상황이 오면 불안 수준이 올라간다. 이는 HPA 축의 활동을 증가시킨다. 우리의 환자들은 우리를 전문가로, 그들의 질병을 가이드 해줄 사람으로 보고 있기 때문에 우리가 환자의 불안 수준을 낮춰주면 그들의 내부 치료사가 활성화 되도록 도와줄 수 있다. 그들이 상황을 더 잘 통제하고 있다고 느끼게 도와줄 방법 중의 하나는 다음과 같다:

> *치료사가 할 일은 – 무슨 기법을 쓰든지 간에 – 증상과 문제를 명확화 하고, 희망을 고취시키고, 전문성이나 성공의 경험을 활용하고, 환자의 감정을 불러 일으키는 것이다. 두 번째 주제는 그러한 활동들의 주요한 효과는 환자 자신과 환경에 대한 무력감을 완화시키는 것이다.*

제롬 프랭크

(Frank & Frank 1991, p. xiii–xiv)

이 내용은 제롬 프랭크의 책 '설득과 치료'에서 따온 것이다. 이 책은 치료사-환자간 심리치료적 관계에 관한 주제에 중대한 영향을 준 저서로 여겨지고 있다. 서문에서 프랭크는 반복되는 주제를 기술하고 있는데 프랭크가 얼마나 환자의 통제감의 필요에 대해 중요하게 느끼고 있는지 알 수 있는 부분이다. 그의 책의 3가지 큰 주제 중 2가지는 환자가 자신의 상황을 통제(그의 책에서는 지배-mastery-라는 단어를 사용했다)해야 할 필요성에 대해 말하고 있다.

환자가 통제력이 강한 사람인지 아닌지에 따라 통증, 기능 상실 등에 대한 통제감에 영향을 주게 된다. 그렇긴해도, 나는 솔직히 도수치료사들이 도수 치료보다는 심리치료로 이익을 보는 경우가 있다는 걸 인정하고 싶다. 우리는 종종 자신의 삶의 모든 부분과 연관된 부분까지 다 통제해야 한다고 생각하는 환자들을 만난다. 이런 환자를 대하는 일은 쉽지만은 않다. 이는 우리의 능력 밖의 일이다. 우리는 심리 치료사가 아니기 때문이다. 자신을 너무 옥죄는 환자를 어떻게 도와줄지 결정하는 것은 아주 민감한 전문자적 소임이며 이런 일을 하려면 훈련된 전문가와 이 문제에 대해서 의사가 환자를 불쾌하게 하지 않으면서 이 문제에 대한 심리 치료를 제안할 수 있는 특별한 치료 환경이 요구된다. 우리는 모두 자신의 건강에 대해 너무 통제하려고 하는 환자들을 만나고 이런 그룹의 사람들은 이 섹션에서 논의한 기법들로 도움을 받을 수 있을 것이다. 역설적이게도, 이와 같은 환자들은 통제력으로부터 벗어날 때 유익을 얻는다.

환자의 통제에 대한 많은 연구들이 진행되어 왔고, 대체로 환자가 치료에 대한 결정과 판단을 통제하고 있다고 느낄 때 치료 효과를 높이는 역할을 하는 것으로 알려져 있다(통증을 적게 느끼고, 덜 좌절하고, 치료 기간도 짧다). 예를 들어, 홍콩에서 수행한 첫 임신을 한 90명의 여성을 상대로 한 연구에서 치료에 대한 의사 결정에 관여하고 통제감을 높이는 것과 불안 수준 감소 사이에 직접적 상관 관계가 있음이 나타났다(Cheung 외 2007). 영국에서 수행한 연구에서도 유사한 상관 관계가 나왔다(Gibbins & Thomson 2001). 낸시 로(Lowe 1989)도 양육에 대한 자신감이 통제감과 불안 수준을 낮추는 가장 주요한 변수라는 것을 발견했다. 그 후에 낸시 로는 이러한 개념을 측정할 수 있는 표준 개발에 착수했고 결과물도 나왔다. 그녀는 자신감이 통제감을 성취했을 때 얻어지는 것이라고 여겼다. '입원 환자 교육 측정 도구'라는 바바라 레드먼의 책에 나오는 로의 말을 인용해 보자:

> *임상 연구로부터 도출된 데이터는 분만 중 통증 인지에 대한 자신감의 중요성을 말해준다. 초기 진통의 반 이상, 본격적 진통의 삼분의 일 이상은 대처하는 능력인 엄마가 된다는 자신감이라는 하나의 변수로 설명할 수 있다.*

그녀는 자신감이 실제 성공적으로 분만하는 여성들의 모습을 지켜보는 것을 포함하여 분만 교육을 통해 증가할 수 있다고 말한다.

한 흥미로운 연구에서는 884명의 노인을 대상으로 삶의 의미를 찾지 못한 노인들 보다 자기 통제력이 강해서 인생에 대한 깊은 의미를 둔 노인들이 더 건강한 삶을 살 것이라고 가정한 실험을 진행했다. 설문 결과는 여러 국가에서 수집되었고(Krause & Shaw 2003) 이 가정을 지지하는 결과와 함께 흥미로운 결과들이 나왔는데 가장 흥미로운 것은 그들의 역할에 대해 특별한 의미(예, 아버지, 할아버지, 돌보는 사람, 멘토 등)를 둔 사람들은 그렇지 않은 사람보다 오래 산다는 것이다. 이 결과가 보여주는 것은 단순히 삶에 대한 통제력보다는 역할에 대한 통제력이 더 중요하다는 것이다. 아마도 '삶의 지혜'라는 것은 삶의 많은 부분이 나의 능력 밖에 있기 때문에 내가 생각하는 중요한 역할에 대한 통제력을 세움으로써 삶의 다른 부분에 대한 통제는 내려 놓는 것임을 말해주고 있는 것이다. 이 연구에 참가한 사람들 중 자신이 가장 중요하게 생각하는 역할 통제에 대해 더 높은 점수를 지닌 사람들이 6~7년 정도 더 사는 것으로 나타났다. 낮은 점수의 사람들은 술을 마시거나, 흡연을 하거나 비만인 등 조기 사망의 모든 위험 요인을 다 가지고 있는 경우가 많은 것으로 나타났다.

데이비드 브로디의 연구는 건강 관리에 있어서 환자의 참여에 대한 문제에 대한 연구를 시작하도록 도움을 주었다. 그의 연구에는 117명의 환자가 참여했다. 47%는 적극적인 역할, 53%는 수동적 역할을 하는 사람이었다. 나이, 성별, 질병 수준, 의사가 매긴 예후로 구분해 본 결과, 능동적 환자들은 수동적 환자들보다 불편함을 덜 느끼고 증상도 상당히 완화되었으며 전반적인 건강상태도 나아진 것으로 나타났다. 이러한 차이는 환자가 하고자 하는 역할에 의해 영향을 받은 것이 아니었다. 능동적 환자들은 그들의 질병에 대해 걱정이 덜했고, 자신의 질병에 대한 통제력을 갖고 있었으며 의사에 대한 만족도가 높았다(Brody 외 1989).

2015년에 영국 사우샘프턴 대학에서는 침술 치료를 받는 척추 질환을 앓는 입원 환자들의 상태 개선과 연관된 심리적 요인을 찾는 실험을 했다(Bishop 외 2015). 이 연구에서 기대에 대한 장에서 언급했듯이 환자의 기대와 치료 결과가 매우 높은 상관관계가 있는 것으로 나타났다. 또한 허리 통증에 대한 긍정적 생각을 갖고 그들의 상태에 대해 통제할 수 있는 상황이라고 생각하는 사람들은 침술 치료 후에 증상이 상당히 개선되었다. 이 연구를 이끈 비숍 박사는 다음과 같이 말한다:

> *자신의 허리 통증에 대해 긍정적으로 생각하는 환자들은 치료 후에 허리 기능이 상당히 나아진다. 특히, 그들은 통증이 통제 가능하다고 느낄 때, 허리 통증에 대해 더 잘 이해하고 있다고 느낄 때, 잘 해나갈 수 있을 거라고 느낄 때, 통증에 대해 덜 감정적일 때, 이런 통증이 인생에 큰 영향을 주지 못한다고 느낄 때 치료 결과가 나아졌다.*

어떤 사람들은 삶에 영향을 주는 많은 요인들이 있고 통제감도 그 중 하나라고 생각할지도 모른다. 통제감이 낮은 환자들에게서 치료결과가 안 좋게 나오는 것처럼 너무 철저한 통제를 원하는 경우도 치료 결과가 좋지 않았다. 캐서린 브리치가 이끄는 팀에서 항레트로바이러스 치료(HAART)를 받는 1,027명의 HIV 환자를 대상으로 수행한 대형 연구(2007)에서 환자들이 의사 결정 과정에 관여하도록 하는 실험을 진행하였고 환자들의 항레트로바이러스가 잘 병합이 되었는지와 HIV RNA 혈액 분석을 수행했다. 환자들에게는 어떤 식으로 의사 결정에 참여하고 싶은지 물었다(의사가 대부분/모든 결정을 한다; 의사와 환자가 결정을 공유한다; 환자가 모든 결정을 한다 중 선택). 23%는 의사가 대부분/모든 결정을 하는 것을 선호했고, 63%는 의사와 의사결정을 공유하는 방식을 나머지 13%는 모든 결정을 환자 혼자 하는 것을 선호했다. 앞의 두 경우와 비교해서 모든 의사 결정을 환자 혼자 한 경우 상당수가 HAART 치료에서 항레트로바이러스 병합이 잘 안 되는 것으로 나타났고, 혈액 분석에서 HIV RNA도 잘 검출되지 않았다.

이 연구에서 몇 가지 점 때문에 충격을 받았는데 첫째는 전적인 통제권을 가진 환자들이 오히려 치료 결과가 안 좋았다는 사실이었다. 의료 종사자로서 종종 당신은 환자가 모든 종류의 결정을 의사에게 맡기는 사람들이 좀더 수동적인 성격이라고 생각하는 경향이 있다. 그래서 당신은 환자에게 최고의 치료를 제공해야 한다는 가정하에 그들이 되도록 편안하게 느끼도록 진료를 하게 된다. 사실은 환자들이 안전하다고 여기는 영역에서 약간 벗어나게 하여 이것이 그들에게도 좋다고 믿게 하는 것이다. 두 번째는 자신의 건강에 대해서 전적으로 스스로 결정한 사람들이 삶과 죽음의 문제에서는 안 좋은 선택을 하게 된다는 것이다. 여기서 짚고 넘어가야 할 핵심은 의사가 할 일이 환자의 의견을 수용하는 것이지만, 환자가 건강에 대해서 잘못된 선택을 하게 되는 경우에서는 지식으로 무장해서 환자가 바른 선택을 하도록 이끌어야 한다는 것이다. 환자가 어쩌지 못하는 의사 고유의 판단 영역이 있다. 자기 뜻대로 하려는 환자의 뜻을 다 수용하면 후에는 아픔만 있을뿐이다. 예를 들어 어떤 환자는 이미 다 치료가 된 부분인데도 더 치료를 원하는 경우도 있다. 이럴 때는 환자가 걱정하는 부분에 대해 충분히 대화를 하는 것이 좋다. 이미 치료된 부분에 대해 과도한 치료를 더 할 필요는 없다. 환자가 의사 결정 과정에 참여하는 것은 중요하지만 의사의 전문적 책임까지 포기해야 한다는 의미는 아니다.

캐나다에서는 환자의 의사 결정 참여라는 개념이 꽤 성숙한 단계에 이르렀다. 이에 대한 용어가 있는데 바로 SDM(shared decision-making, 의사 결정 공유)이다. 캐나다 건강 관리 체계 내에는 SDM에 대한 관심이 높다. SDM은 연구비 모금, 의료 훈련, 치료 과정 중 환자의 결정을 포함시키는 계획 등의 노력을 통해 꽤 널리 알려져 있다. 사전 동의 덕분에, 환자가 의사 결정에 참여할 수 있도록 모든 정보를 공개 할 법적 의무가 있어 이에 따라 환자의 의사 결정을 돕는 SDM 등을 통해 환자의 권익을 보호하는 의료 수칙과 지침이 생겨나게 되었다. 2002년에 진행된 설문에 따르면 환자들은 자신들의 일이 의사 결정 과정에 참여하기 보다 불안감을 더는 것이라고 여기고 있었다. 요점은 의료적 치료에 대한 환자의 통제감에 대한 요구가 이론에서 연구, 실제 그리고 제도화 단계까지 일렀다는 것이다. 여기서의 질문은 당신이 SDM을 적용해야 하는가가 아니라 그것을 어떻게 해나가야 하는 것인가의 문제가 되고 있는 것이다.

그린필드가 이끄는 팀이 수행한 두 가지 다른 실험에서 (1985, 1988), 환자들에게 질문을 통해 의사에게서 정보를 어떻게 효율적으로 얻을 것인지를 훈련시켰고 대조 그룹과 비교했다. 훈련된 환자들은 더 많은 질문을 했고, 건강 상태가 좋아졌으며 대조그룹과 비교해 만족도도 높았다. 어떤 의사는 환자가 질문을 너무 많이 하면 일을 더 많이 해야 한다고 생각해서 꺼리는 경우도 있지만 질문이 환자에 대한 것이라면 얼마든지 답변해 줘야 한다. 환자가 질문을 많이 하도록 격려하면 그들이 해야 할 부분에 더 책임감을 느끼고 더 나은 치료 결과를 기대할 수 있게 된다.

환자가 그들이 처한 상황에 대해 많거나 적은 통제감을 갖도록 하기 위해 의사가 할 수 있는 일이 많이 있다. 치료에 소극적인 환자들이 종종 있는데 이 책에서 나온 내용처럼 수동적인 환자가 좀더 자신의 건강 관리에 신경 쓰도록 도와야 한다. 하지만 의사들은 환자가 의학 전문가가 아님을 기억하고 복잡한 결정에 어려워하도록 해서는 안 된다. 환자에게 너무 많은 결정을 하도록 모는 것은 역효과를 낳을 수 있고 환자가 너무 많은 책임감을 느끼고 통제력을 상실하게 될 수도 있다(Green 외 1990); 그렇게 되면 치료 결과도 좋지 않게 된다. 우리가 원하는 것은 정확히 그 반대이다. 사실, 환자들은 자신이 무엇을 해야 하는지 의사에게 확인 받고 싶어할 때가 많다. 그런 상황이 의사로서의 통제력이 상실되는 것을 의미하지는 않는다. 이는 의사로서 걸어야 할 길이고 의사는 환자가 통제감을 적절히 사용하도록 도와야 한다.

현대 의학은 환자에게 권한을 부여하는 방향으로 가고 있다. 하지만 여전히 의사가 모든 것을 해주기를 바라는 사람들도 있다. 영국 노팅험에 있는 퀸즈 메디컬 센터의 애비스의 연구에서는 간단한 수술을 받은 환자들을 대상으로 수술 참여에 대한 그들의 생각을 묻는 심층 설문을 진행했는데 놀라운 결과는 '참여에 대한 그들의 기대가 '당부 받기'와 '고정하기'로 요약된다는 것이다. 이 결과는 당신이 실제 경험하고 있는 것과 배치될 수도 있다. 의사들도 환자가 그들의 건강과 건강 관련 결정에 대해 좀더 능동적 역할을 하기 원하지만, 여전히 환자들은 의사에게 권한을 넘기고 있다는 것이다.

이런 모든 경고를 뒤로하고, 당신이 환자의 불안수준을 낮추고 환자가 그들의 건강에 대해 통제권을 갖도록 할 수 있는지를 살펴보자. 이전의 조산사 연구에서 환자의 통제감은 다음과 같은 요인들로 성취될 수 있다:

- 파트너로부터의 도움
- 임신 및 분만 중 산모를 돌보는 조산사의 긍정적 태도
- 임신 및 분만 중 정보의 제공
- 분만 중 의사 결정 과정에 참여할 수 있도록 함
- 다른 산모가 성공적으로 분만하는 과정을 지켜보는 교육

- **안심시키는 말을 하라,** 예를 들어, '환자분이 좋아지도록 우리 의료진들이 최선을 다할 것입니다. 좋아지고 있다는 것이 확실해질 때까지 같이 노력해야 합니다.'
- **환자의 상태에 대한 정보를 제공하라,** 전에도 언급했듯이, 정보를 제대로 전달해 주면 통제감이 향상된다. 말로 전해 줄 수도 있지만 인쇄물을 전달하는 방식이 더 좋다. 동기부여가 잘 된 환자라면 여러 좋은 사이트들을 소개해 줄 수도 있다.
- **양방향 의사소통 채널을 유지하라,** '오늘 치료 끝나고 어떻게 느끼셨나요?'
- **환자가 있는 걱정이 무엇이든지 말할 수 있도록 하라,** '불편하시면 말씀해 주세요, 그럼 누르는 정도를 조절할게요.'
- **대안을 제시하라,** 환자가 불편함을 느끼는 부분에 대한 대안이 없다면, 환자가 부작용을 가장 덜 경험할 수 있는 다른 방식을 제안해야 한다. 알고 있는 것만으로도 부작용에 대한 공포에서 자유로워질 수 있다. 예를 들어, '치료 중에 불편한 것이 있으시면 다음 번에는 다른 방법을 사용해 보도록 하겠습니다' 라고 말할 수 있다.
- **그들의 염려에 대응하라.** 걱정거리에 대해 언제든지 이야기 할 수 있다면, 환자의 불안을 줄여줄 수 있다. 예를 들어, '질문이나 불편한 것이 있으면 언제든지 전화해서 물어보세요.'
- **환자에게 권한을 부여할 때는 선택할 수 있는 옵션을 주라,** 예를 들어, '지난 번 치료 후에 몇 일 동안 좀 불편하셨을 겁니다. 원하시면 오늘은 다른 치료법을 사용하거나 유사한 접근법을 사용하려고 하는데 어떻게 하기를 원하세요?'
- **필요하면, 환자를 조종하라,** 많은 사람들이 좋은게 좋다는 식으로 적당히 하려는 경향이 있다. 이런 경향은 환자에게 선택권을 줄 때 어려운 상황을 만들어 낸다. 환자에게 선택사항을 주는 것이 좋지만, 의사인 당신은 환자가 바른 방향으로 가도록 도와주어야 한다. 예를 들어, '지난 몇 달 동안 쭉 해서 그런지 X라는 치료법을 더 편하게 느끼신다는 것을 압니다만, 좀더 빠른 진척을 위해 이번에는 Y 방법을 시도하는게 좋을 것 같습니다.' 라고 말할 수 있다.

Box 2.1

환자의 불안감 줄이기 (REDUCING YOUR PATIENT'S ANXIETY LEVELS)

사람들은 이미 일어난 일에 대해서는 별로 걱정하지 않는다. 상상 속에서 하는 걱정이 더 큰 문제이다.

에픽테토스

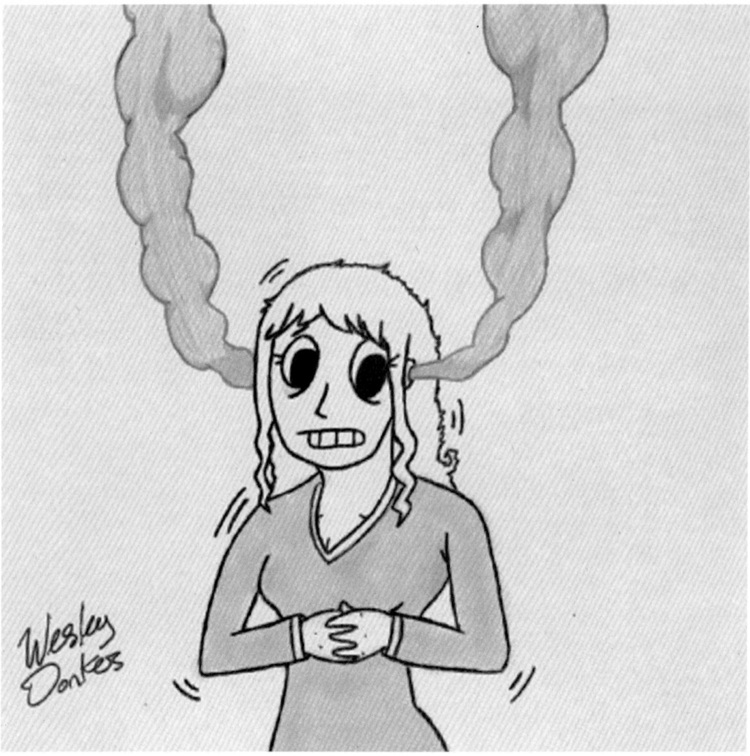

Fig. 2.9

생리학적 경로와 이론 부분에서 배운 한 가지는 교감-부교감신경 경로가 시상하부-뇌하수체-아드레날린 축(HPA)를 통해 플라시보 효과를 가져오는 강력한 경로라는 것이다. 즉, 환자의 두려움을 누그러뜨릴수록, 플라시보 효과도 강해진다는 것이다. 지나친 자극은 질병을 일으킨다. 그러한 경우는 고혈압, 동맥경화증, 심장 질환, 심장 마비, 골다공증, 기억상실, 노화 촉진, 위궤양, 섬유 근육통, 만성 통증, 습진, 감염 취약성 등이 있다. 환자의 불안 수준을 줄이도록 도우면 환자 스스로의 치료 능력을 도울 수 있게 된다. 앞으로 이를 실행할 수 있는 다양한 방법들을 살펴보겠다.

예기 불안 vs 실생활 대응기제 (Anticipatory anxiety versus real-life coping mechanisms)

몸의 기능을 상실한 환자의 두려움을 줄이는데 도움을 주는 한가지 도구는 사람의 대응기제에 대한 이해를 적용하는 것이다. 사람들은 생각하는 것보다 많은 것에 능숙하다. 대부분의 사람들이 신체적으로 가장 건강한 시기는 20대 중반이다. 나는 지금 고령으로 60에 이르렀고, 이 나이 대의 사람들이 그렇듯 시력이 감퇴하여 시력 교정 안경인 돋보기를 써야 한다. 청력도 최적의 상태에서는 다소 멀어졌고, 다른 감각들도, 예를 들어, 촉각 같은 경우 기준 수준에서 60~70%정도의 수준이고 더 나아지지 않고 있다. 관절염이 자주 나타나고, 관절염으로 인한 통증이 불쑥 불쑥 찾아와 일상을 방해하곤 한다. 30년 전 전방 십자 인대가 파열된 이후로 할 수 있는 일에 제한을 받는다. 머리카락은 점점 가늘어 지고 회색이 짙다! 이 하나는 빠져 있고 채우거나 크라운을 씌우지 않았다. 30년 전 디스크로 2개 척추가 분절되었고 골극 성장으로 자연스럽게 붙어버렸다. 더 여러 가지를 말할 수 있지만 여기까지만 해도 될 것 같다. 중요한 것은 당신이 나에게 삶에 질에 대해 묻는다면, 나는 매우 높은 삶의 질을 누리고 있다고 말할 것이라는 것이다. 신체적 능력이 최고조였던 21살 때 나의 모든 기능은 최상이었다. 지금의 나는 그 때만큼 높이 뛰지 못하고, 멀리 달리지 못하고 빠르지 않지만 다른 이들에게 나의 재능으로 도와주고 다른 이들로부터 무언가를 받는 삶을 누리고 있다. 이런 것들이 바로 '대응기제'이며 이것으로 우리가 역경을 만날 때, 그 문제에 몰두하여 해결 방법을 찾아갈 수 있는 것이다. 대응기제의 다른 예는 맥길 대학 의학 윤리 법 센터 소장으로 이 문제에 대해 연구했던 마가렛 썸머빌의 말에서 찾아볼 수 있다(Somerville 2013):

> *시력 범위를 0부터 −10이라고 하고 −10이 가장 안 좋은 상태라고 말해주고 일반 시력을 가진 사람에게 본인의 시력 수준을 짚어 보라고 하면 보통 −7 또는 −8 정도를 선택한다. 반면 시각 장애인들은 −2를 선택한다. 이처럼 대부분의 사람들이 노인들의 삶의 질이 매우 낮을 것이라고 생각하기 쉽지만, 노인들은 스스로 자신의 삶의 질을 그렇게까지 부정적으로 보지 않는다. 즉, 두려운 상황에 대해 예상하는 것이 실제 겪는 것보다 더 안 좋다는 것이다.*

이런 내용은 그들이 직면하게 될 신체적인 제약 때문에 삶의 모든 것을 빼앗길 것처럼 느끼는 사람들의 두려움을 누그러뜨리는데 도움을 줄 수 있다. 이것은 누구나 할 수 있는 진부한 이야기가 아니라 인간의 본성에 대해 수년간 연구하고 조사한 결과이다.

해당 분야 권위자의 헌신

두려움을 줄여주는 또 다른 방법은 환자의 건강을 위한 의사 개인의 헌신이다. 문제의 복잡성과 시간에 대한 압박, 경제 상황의 제약 때문에 불안 수준이 높은 상황에 있던 전문 기술 컨설턴트의 이야기를 기억할 것이다. 그런 상황에서 그의 반응은 '좋아 모두들, 난 여기 있어. 쉽지 않은 문제라는 것 잘 알아. 하지만 할 수 있어. 이건 내 전문분야야, 그리고 이 문제를 다 풀 때까지 여길 뜨질 않을 거라고!' 라고 말하는 것이었다. 그는 이렇게 말하자 불안감이 감소되면서 불가능해 보였던 문제가 갑자기 해결할 수 있는 작은 단위의 문제들로 나눠졌다고 말했다. 이 이야기는 불안 수준을 낮춰주는 몇 가지 요인과 관련해서 내게 놀라움을 주었다:

- 환자 치료를 위해 끝까지 하겠다는 약속으로 전문가가 헌신을 보여준다.
- 경험적인 전문 지식이 있다. 이 전문가는 환자가 겪는 문제와 유사한 문제를 겪는 사람들을 도운 경험이 있다.
- 문제가 작은 단위로 나뉘어 진다. 이는 몇 가지 이유 때문에 매우 중요하다. 이렇게 하면 문제를 관리하기 쉬워지고 작은 단위의 문제들을 보면 불안 수준도 낮아진다.

문제를 작은 단위로 나누기 (Breaking problems into bite-sized pieces)

누군가 앞에 닥친 문제가 너무 커서 어쩔 줄 몰라 했던 경험이 있을 것이다. 이런 엄청난 문제를 해쳐나갈 한가지 전략은 문제를 관리 가능한 크기로 나누는 것이다. 이미 언급했듯이 이런 방법이 환자의 불안 수준을 낮춰줄뿐만 아니라, 결국 세부적이고 측정 가능한 목표들을 달성할 수 있게 된다.

터치의 사용(Use of touch)

도수 치료 전문가들은 몇 가지 이유로 축복받은 사람들이라고 할 수 있다. 그 이유 중 한가지는 환자들은 사람들이 만져주는 것을 돌봄의 신호로 여기기 때문이다. 의학이 발전하면서 의료 기기들이 엄청난 일들을 하고 있지만, 기억해야 할 것은 기계는 사람을 위로할 수 없다는 것이다.

터치가 불안 수준을 낮춘다는 것을 지지하는 많은 연구가 있다(터치 요법을 및 마사지 관련한 연구자료를 보려면 http://www6.miami.edu/touch-research/ 를 방문해 보라. 터치와 불안감 감소의 연관성 외 다른 많은 자료를 볼 수 있다). 플로리다에 위치한 터치 인스티튜트는 수십 년간 터치의 긍정적 효과에 대해서 연구했고, 불안 수준을 낮추는 것은 그 동안 수행된 연구들에서 공통적으로 발견된 결과였다. 불안 수준을 낮추는 터치의 힘을 과소평가하지 말라. 당신이 도수치료를 하면서 마사지 치료는 안하고 있다면, 불안 수준을 낮춰줄 필요가 있는 환자를 위해 터치 치료법을 사용하거나 환자에게 치료와 스트레스 감소 목적으로 마사지 치료사를 소개 시켜 줄 수도 있을 것이다.

'생물학적 이론과 경로' 장의 '교감/부교감 신경 경로'에 대한 내용에서 지속적인 스트레스적 상황이 뇌의 편도체 기능을 강화하여, 의도적으로 오랜 기간 자극되어 때때로 피질하부를 제어하기도 한다는 것을 기억할 것이다. 이 사실은 기억을 해 놓는 것이 좋다. 뇌의 신경가소성 때문에, 지나치게 자극되는 부분에 물리적 변화가 생기기 때문이다. HPA 축이 과도하게 자극되면 피드백을 자신에게 보내게 된다. 여기에서 우리가 얻을 수 있는 메시지는 환자의 안 좋은 건강 습관은 결국 좋은 습관을 대체하게 된다는 것이다. 과도한 교감 신경 반응에 결국 길들여지게 되겠지만 오래된 습관을 깨 줄 필요가 있다.

환자에게 다음의 스트레스 감소 기법 중 적절한 것을 추천해 줄 수 있을 것이다.

운동(Exercise)

운동의 유익에 대해서는 다들 너무나 잘 알고 있다. 중요한 것은 좋은 운동을 통해 스트레스를 줄여나갈 수 있다는 사실이다. 적어도 운동하는 동안은 스트레스를 받는 환경이나 상황에서 벗어날 수 있다. 하지만 그뿐 만이 아니다. 다들 한 번쯤은 무언가에 너무 오래 집중하거나, 겁을 먹었을 때 눈 앞이 캄캄해 지는 경험(cotton brain-면뇌, 또는 brain fog-뇌 안개 라고도 함) 경험을 해 봤을 것이다. 운동이 스트레스를 줄여주는 이유가 많지만 가장 중요한 것은 엔돌핀을 분출하는 것이다. 엔돌핀은 행복감을 느끼게 하고 우리의 전반적인 건강에 긍정적 영향을 준다. 환자들은 우리를 운동 분야의 가이드로 보고 있다. 치료가 되어야 할 부분에 특정한 스트레칭이나 강화 운동을 처방하는 것이 일반적인데 몸을 잘 움직일 수 없는 환자를 위해 가벼운 형태의 심장 강화 운동을 처방하기도 한다. 우리는 환자들이 피해야 할 운동을 알려주고 적절한 운동을 권하여 환자들의 회복을 도와야 하는 사람들이다. 운동을 통해 불안감이 감소될 수 있다.

이완 기법(Guided or auto relaxation techniques)

명상

명상이 부교감 신경에 엄청난 영향을 준다는 것은 잘 알려진 사실이다(Garland 2007, Shapiro 외 2006, Tang 외 2009). 명상과 이완은 뗄래야 뗄 수 없는 관계이다. 이는 환자의 치료에도 사용된다(Shapiro 외 2005, Kabat-Zinni 외 1985). 환자에게 명상을 시키기 위한 여러 방법이 있다. 당신이 명상에 대해 잘 안다면 환자에게 직접 설명해 줄 수 있을 것이고, 그렇지 않다면 명상을 시작할 수 있는 수업이나 책, 웹사이트, 오디오 파일 등을 소개시켜 줄 수도 있다. 이 모든 것은 몸의 이완 반응을 촉진시켜 스트레스를 관리하기 위해 사용되어야 한다. 주기적인 명상은 감성적 회복력을 구축시키고, 몸을 치료하며 기쁨과 평안한 감정을 끌어올려 준다. 일반적인 명상 기법들이 많이 있기 때문에, 종료와 연결될 걱정을 할 필요는 없다. 명상 상태에서는 깊은 자아에 집중하고 있기 때문에 몸과 마음이 평온해 진다. 명상 상태는 규칙적 또는 혼자 외출하기 같은 비규칙적 활동으로 도달 할 수 있다.

명상의 일반적인 형태의 하나는 수십 년 전 하버드 의과대 허버트 벤슨이 고안한 방법으로 이완 반응이라고 불린다. 벤슨은 단순하면서 쉽게 따라 할 수 있고, 의학적 기반이면서 종교적이지 않은 방법을 만들어 냈다. 이 방법은 부교감 신경 반응을 일으키기 위해 고안되었다. 이 방법은 혈압을 낮추고 몸의 스트레스 반응을 줄여주는 것으로 나타났다. 다른 형태의 명상처럼, 이 명상도 스스로 배울 수 있지만 원하는 이완 상태에 이르려면 시간과 연습이 필요하다.

자율 훈련법(Autogenic training)

자율 훈련법은 독일 정신 의학자 요하네스 슐츠가 1920년대 후반에 개발한 이완 기법이다. 이 기법은 아침 점심 저녁으로 15분씩 매일 해야 한다. 매 세션마다 의사는 환자에게 이완 상태를 보여주는 것을 반복한다. 각각의 세션에서 눕기, 명상하며 앉아있기, 인형처럼 앉아 있기 등의 다양한 자세를 연습한다. 슐츠는 요가와 명상기법을 병행할 것을 강조했고 그러한 병행이 상당한 이완 효과를 가져왔다. 치료사는 따뜻함, 무거움 등 몸의 다른 반응들에 초점을 맞춰야 한다.

자율 훈련법은 여러 상황에서 치료 목적으로 사용되어 왔다. 2002년에 자율 훈련 관련한 메타 분석이 진행되었다(Stetter & Kupper 2002). 자율 훈련법은 다른 이완 기법에서도 유사하게 수행되고 있다. 분석에 따르면 자율 훈련은 두통, 편두통, 경 중 본태성 고혈압, 관동맥성 심장병, 기관지 천식, 신체형통증장애(불특정 유형), 레이노병, 불안 장애, 경중 우울증/기분저하, 수명 장애와 같은 질병을 다루는데 효과적이다. 유럽에서는 자율 훈련이 널리 사용되고 있고 보험 계약에 들어가기도 한다. 특별한 물리적 기술이나 운동을 하는 것은 아니지만, 다른 이완 기법처럼, 이 기법을 배우려는 사람들은 시간을 투자하고 인내할 각오를 해야 한다. 당신이 자율 훈련법에 전문가라면 환자에게 직접 가르쳐 줄 수 있고 그렇지 않다면 환자를 위해 자율 훈련 강좌를 소개시켜 줄 수 있다.

자율 훈련 세션의 예

1. 명상 자세로 앉아서 몸을 살핀다
2. '내 오른 쪽 팔이 무겁다'
3. '내 팔과 다리가 무겁고 따뜻하다' (3회 이상 반복)
4. '나의 심장 박동은 차분하고 규칙적이다' (3회 반복)
5. '나의 명치(복강신경총)이 따뜻하다' (3회 반복)
6. '나의 이마가 차갑다'
7. '나의 목과 어깨가 무겁다' (3회 반복)
8. '나는 평온하다' (3회 반복)
9. 2번부터 8번을 반복한다
10. 2번부터 8번을 다시 반복한다

바이오 피드백(Biofeedback)

바이오 피드백은 의사들이 환자의 다양한 심리적, 육체적 조건에서 사용하고 있으며 자율신경계는 훈련시킬 수 있다는 1960년대 초에 최초로 등장한 원리에 기반을 두고 있다. 심박수, 혈압, 뇌활동, 위산, 근육강도 또는 자세 변화, 호흡기법, 사고 방식 등 환자와 관련된 여러 변수들이 측정되는데 이런 피드백을 받음으로써 환자는 혈압이 낮아졌다던가, 심박수가 줄었다는 등의 원하는 바가 성취되었다는 것을 알게 된다. 바이오 피드백이 몸을 풀어주고 스트레스를 조절해 주는데 효과적이긴 하지만 이를 위해서 병원에는 몇 가지 장비들이 있어야 한다.

응용정신생리학과 바이오피드백 연합회(The Association for Applied Psychophysiology and Biofeedback, AAPB), 바이오피드백 인증기관(Biofeedback Certification Institution of America, BCIA) 그리고 국제 뉴로피드백 조사 협회(International Society for Neurofeedback and Research, ISNR)에서는 공동으로 바이오 피드백을 다음과 같이 정의했다:

바이오 피드백은 건강 증진을 목표로 하는 생리학적 활동을 어떻게 변화시킬지 배울 수 있도록 하는 과정이다. 생리학적 활동은 뇌파, 심장기능, 호흡, 근육활동, 피부 온도 등을 측정하는 것이다. 이러한 측정값들은 사용자에게 피드백이 되는 정확하고 빠른 정보가 되는 것이다. 이러한 정보들은 생각, 감정, 행동의 변화와 함께 생리학적 변화를 지지한다. 시간이 지나면 이런 변화들은 측정 도구를 사용하지 않고도 지속될 수 있다.

바이오피드백 인증은 ICE(Institute for Credentialing Excellence)의 회원인 BCIA라는 비영리 기관에서 받을 수 있다. BCIA교육을 받으려면 지역의 인가된 교육기관에서 48시간 과정을 이수해야 한다.

심상 유도 (Guided Imagery)

상상은 모든 사람들이 하고 있는 기본적인 정신 언어이다. 마음은 우리가 하는 모든 것을 이미지로 처리한다. 과거를 회상할 때, 그림, 이미지, 소리, 통증 등을 떠올린다. 이를 단어로 하기란 쉽지 않다. 상상은 보이는 이미지에 국한하지 않고, 소리, 맛, 냄새 또는 감각의 조합으로 진행된다. 심상유도는 몸과 마음을 즐겁고 편안하게 해주는 이미지를 사용한다. 이러한 이미지들과 호흡조절로 깊은 휴식의 상태로 들어간다. 이 방법은 누구나 비교적 쉽게 배울 수 있다. 형상화를 옹호하는 사람들은 상상이 서양 의학에서 의사들이 그 동안 간과해온 강력한 치료기법이라고 주장한다. 형상화는 통증을 완화시켜주고, 치료를 촉진하며 우울증, 무기력증, 알러지, 천식 등의 질병을 이겨내도록 도와준다.

심상 유도는 소수만 이해할 수 있는 개념이 아니며 안전하고 강력한 도구이다. 그 효용성에 대해서는 몇몇 임상 실험에서 나타났다. 당신도 심상 유도를 해보고 싶다면, 눈을 감고 인생에서 가장 스트레스가 심했던 경험을 떠올려 보고 그 때를 생각하며 30초 정도 있어보라. 곧 일련의 이미지들이 마음속에 떠오를 것이고, 몸은 교감신경 모드가 시작될 것이다. 같은 방법으로 이번에는 눈을 감고 아름다운 해변을 걸었다던지, 주말 아침 새소리를 들으며 평화롭게 잠에서 깼던 기억 또는 아침에 가장 좋아하는 차를 마셨던 기억 등 가장 심신이 안정되었던 순간을 떠올려 보라. 이번에도 일련의 이미지들이 마음에 떠올랐을 것이고 몸도 편안해졌을 것이다. 그리고 부교감 신경 모드가 되었을 것이다.

형상화는 마음이 몸과 소통하는 언어이다. 심상유도 지지자들은 우리가 직접 질병에서 내 몸에서 나가라는 식으로 말하지는 않는다고 말한다. 그런 방식은 뇌가 신체와 소통하는 언어가 아니다. 하지만 가장 건강한 상태를 상상하거나 치료되어 가는 것을 시각화하면, 몸은 조금씩 회복되는 상태로 나아가게 된다. 형사화는 몸과 마음의 생물학적 연결관계라고도 말할 수 있다. 시각화는 몸과 마음을 치료하는데 매우 유용하다. 사람들은 평균적으로 하루에 일만 가지 이상의 사고 또는 이미지를 떠올린다고 한다. 적어도 이중에 반은 정해진 날짜에 대한 불안이나, 업무와 관련된 걱정, 경제 상황에 대한 걱정 등 부정적인 내용일 것이다. 부정적인 생각을 계속하게 되면 생리학적인 변화를 일으키고 여러 질병에 민감해지게 된다. 심상 유도로 환자의 부정적인 생각을 치료에 도움이 되는 긍정적인 생각으로 바꿔주어야 한다.

확신과 시각화는 고수준의 운동선수에게 중요한 도구이다. 수십 년간 수석코치들이 선수들에게 형상화를 가르쳤고, 선수들의 능력이 많이 향상되어 매달 획득에도 도움을 주었다. 스티븐 코비의 베스트 셀러인 '성공하는 사람들의 7가지 법칙'에서는 일상에서 우리를 더 가치있게 하는 목표설정을 하도록 우뇌의 강력한 시각화를 사용할 수 있다고 제안한다. 코비에 따르면, 좋은 목표 설정은 다음의 5가지 기본 요소로 되어 있다.

- 1인칭으로
- 긍정적으로
- 현재 시제로
- 시각화하여
- 감성적으로

이 원리들을 이용하여 의학적 확언을 만들어 보면 다음과 같다: '내가(1인칭) 통증을 느낄 때(감성적), 나는 치료되고 있다고 (현재 시제) 머릿속에 그림을 그릴 것이다(시각화). 그러면 안정이 되면서 내 몸도 스스로 치료하는 지혜를 가졌다는 것을 알게 될 것이다(긍정적).' 환자에게 이런 말을 매일 몇 분씩 하도록 하라.

형상화는 스트레스를 다루는데도 매우 효과적이다. 형상화는 감마 아미노산을 분출하는 것으로 나타난 안정화 기법에 사용되며 혈압, 심박수, 불안 수준을 낮추는 역할을 한다. 심상유도는 원래는 두통, 목과 등에 만성 통증, 고혈압, 경련성 결장, 월경 전 증후군 등 스트레스 관련 상태에 사용되어왔다. 최근 연구에서는 알러지부터, 정신질환, 암에 이르기까지 강력한 효과가 있는 것으로 나타나고 있다.

2010년에 뮌헨 공대의 정신신체의학과에서는 집먼지 진드기에 의한 알러지성 천식에서 면역글로불린 E(1 유형 과민성 알러지의 혈청 지표)에 대한 심상 유도의 효과에 대한 연구를 진행했다. 그들은 '우리 연구가 세럼 면역글로불린 E 수준이 낮아진다는 심상 유도와 기능의 안정화 사이에 긍정적이고 임상적인 관련이 있음을 확인했다'고 말했다.

심상 유도는 정신질환을 다루는데 도움이 되는 것으로 알려져 있다. 2009년 포르투갈 코임브라 간호학교에서는 우울증을 앓고 있는 입원환자를 대상으로 심상 유도의 효과를 알아보는 실험을 진행했고 '반복되는 측정에서 심상 유도를 진행한 그룹에서 안정상태가 증가하고 우울증상, 불안, 스트레스가 상당한 수준으로 감소했다.'는 결론을 내렸다.

암 환자를 대상으로 심상 유도의 효과를 보여준 최신 연구도 있다. 2009년 영국 링컨셔 병원에서 80명의 여성을 대상으로 약물 치료, 화학치료, 방사능 치료를 진행했고 다음과 같은 발견을 했다:

> *CD25+(활성화 T 세포)와 CD56+(LAK 세포, 암환자의 림프구를 모아 이것에 인터류킨을 가해 만든 항암 세포)의 수가 그룹별로 확연히 다르게 나타났다. CD3+(성숙한) T 세포의 수는 휴식과 심상유도와 함께 화학요법과 방사능 요법을 받은 환자들에게서 높게 증가했다. 중앙값 분리에서 심상 유도 점수가 높은 환자들은 화학치료와 후속치료 후에 자연 살상 세포의 수치가 증가했다. 심상 유도와 자연살상 세포, LAK 세포, IL1베타의 상관관계는 꽤 높다고 할 수 있다. 휴식은 종종 CD4+(T 도움 세포)의 수와, CD4+:8+의 비율, 인터류킨 1베타수치와 관련이 있다. 휴식 훈련과 심상 유도는 종합적 치료 중과 후에 항암 숙주 방어에 도움을 주는 것으로 추정된다. 이러한 변화는 심상유도를 받지 않은 환자에게서는 나오지 않은 수치이다.*

심상 유도는 미 재향군인회와 메이요 의료원, 콜롬비아 장로병원, 클리브랜드 병원, 베데스다 나발 명원 등 미국내 수많은 병원들에서 널리 사용되고 있는 치료방법이다. 몇 몇 주요한 제약회사들도 심상 유도 효과를 인지하고 화학치료와 방사능 치료를 받는 환자들에게 50만장 이상의 CD를 배포하기도 했다.

사실상 모든 사람들이 성공적으로 심상 기법을 사용할 수 있다. 단지 기본적인 훈련과 인내와 끈기의 문제일뿐이다. 심상 유도 지지자들은 매일 15~20분간 심상화를 연습하라고 권하는데 그렇게 하면 점점 능숙해 져서 몇 분만 해도 원하는 목표를 달성할 수 있다고 한다. 가장 효율적인 이미지는 아무래도 당사자에게 의미가 있는 내용인데 예를 들어, 암 투병중일 때, 사람들은 자신의 건강한 세포는 통통한 포도알 같고, 암세포는 마르고 쪼글쪼글한 과일 같다고 상상하는 것이다. 면역 체계를 새처럼 생각해서 새들이 암세포를 쪼아먹고 남은 세포들은 많아지는 상상을 하기도 한다. 하지만 어떤 사람들에게는 이런 이미지들이 딱 맞지는 않는다. 심상유도는 당사자의 관점과 세계관에 들어맞을 때 가장 효과적이다.

심상 유도는 이완 기법과 함께 사용할 때 가장 효과적이라는 게 여러 연구의 공통적인 결론이다. 몸이 이완되면 정신도 의식적으로 무언가를 하기 보다는 상상을 할 여유가 생긴다는 것이다. 명상, 점진적 이완 요법, 요가 등이 심상 유도와 함께 쓰이는 일반적인 이완 요법이다. 이완 요법을 겸하는 심상유도는 다음과 같이 진행된다:

- 조명을 어둑하게 하고 환자에게 신을 벗고 옷을 편하게 입으라고 한다. 그리고 푹신한 의자에 편하게 앉으라고 한다.
- 숨을 깊게 들이쉬게 하고 아주 멋진 계단을 내려오는 상상을 해보라고 한다.
- 계단을 내려올 때마다 점점 몸이 편안해 진다는 생각을 하라고 한다.
- 편안함을 느낀다고 하면 가장 좋아하는 장면을 떠올리라고 한다. 해변일 수도 있고 조용한 자연 또는 친구나 가족과 함께 즐거웠던 특별한 순간일 수도 있다.
- 심상화를 연습할 때 마다 같은 장면을 떠올리라고 한다. 반복은 이 이미지의 능력을 배가 시킨다. 이런 이미지 하나가 만들어 지면, 그 이미지에 안정감을 느끼게 되고 다른 이미지를 받아들일 수 있게 된다.
- 좋아하는 장면을 떠올리고 편안함을 느끼게 되면 점점 아픔, 상처, 질병 등에 의문을 가지게 된다.
- 이 때가 의사가 환자에게 암세포가 줄어드는 상상 또는 관절을 더 잘 움직일 수 있게 된다는 생각이나 상처가 치료되고 있다는 생각을 해보라고 권할 좋은 시기이다.
- 이미지를 좀더 선명하게 해보라고 한다 그리고 그 이미지에 집중하라고 한다. 이미지가 선명해 졌다가 사라질 걱정은 하지 않아도 된다.
- 몇 가지 이미지가 마음속에 들어오면 하나의 이미지를 선택해서 그 이미지에 머문다.
- 집에서 매일 몇 차례씩 같은 운동을 반복하라고 한다. 운동 세션이 끝날 때마다 질병이 치유될 것이라는 상상을 하게 하라.
- 운동이 끝날 때 숨을 깊게 들이쉬면서 그 계단을 오르는 상상을 하게 하고 점점 주변이 선명해 지는 것을 상상하게 하라.
- 눈을 뜨고 스트레치를 하고 치료 과정이 이미 시작되었다는 것을 확신하게 하라. 매일 매일 이런 식으로 운동을 반복하면 질병이 치료되는데도 도움이 될 것이다.

점진적 근육 이완요법(Progressive Muscle Relaxation)

점진적 근육 이완요법(PMR)은 1920년대 초 미국인 의사인 에드먼드 제이콥슨이 불안 수준을 낮추기 위해 개발한 기법이다. 이 기법은 근육의 긴장과 이완을 반복하면서 처음에는 지엽적으로 나중에는 몸 전체적으로 하는 것이다. 제이콥슨은 근육 긴장이 불안감을 동반하기 때문에 근육을 이완하는 방법을 배움으로써 불안감을 줄일 수 있다고 말한다. 예를 들어, 수레를 끄는 말처럼 말이다. 말의 속도를 줄일 수 없으면 수레의 브레이크를 걸어야 한다. PMR은 처음에 신경쇠약증을 치료하기 위한 방편으로 개발되었다. 최근 연구에서 인용해 보면(Chen 외 2008), '점진적 근육 이완법 훈련은 여러 정신 질환에서 불안 수준을 감소시키는 효과가 입증되었기 때문에 유용한 방법'이라는 것이다. PMR은 최근 학술 리뷰에서(Pluess 외 2009) '근육 이완 요법은 걱정과 같은 증상을 정의할 때 쓰일 만큼 효과적'이라고 되어 있다. 암치료를 받는 입원환자의 메스꺼움과 구토 관리를 위한 PMR 준비 조사에서 (Cmapos de Carvalho 외 2007), 근육 이완요법이 근육 상태와 메스꺼움, 구토 등에 상당한 변화를 가져온다는 결론이 나왔다. 이미 예상 했겠지만, PMR은 긴장성 두통에 효과적인 치료법으로 알려져 있다. 또한 최근 메타 분석에서(Palermo 외 2010)는 PMR이 만성 통증을 다루는데 효과적이라고 하면서, 인지 행동 치료, 이완 요법, 바이오 피드백이 모두 통증 완화에 상당히 긍정적인 영향을 준다고 한다.

전형적인 PMR 요법은 다음과 같이 진행한다. PMR은 환자가 조용하고 편안하게 있는 곳에서 해야 한다.

- 시작하면서 크게 세 번 복부 호흡을 하게 하고 내쉴 때는 천천히 내쉬게 한다. 숨을 내쉴 때마다 몸의 긴장이 흘러 나가는 것을 상상하라고 한다.
- 그리고 나서 두 주먹을 쥔 상태에서 7~10초, 푼 상태에서 15~20초 있게 한다.
- 근육을 긴장 시킬 때 모든 감각이 같이 긴장하게 한다.
- 이완할 때는 몸 전체에서 이완되는 느낌을 느끼도록 한다.
- 긴장 하는 시점에는 '팔뚝과 다리의 긴장을 느껴보세요' 라고 말한다.
- 이완을 할 때는 '이제 이완하는 멋진 느낌을 느껴보세요. 몸의 모든 세포들이 이완 하는 게 얼마나 멋진 것인지 느껴보세요' 라고 말한다.
- 같은 시간 간격으로 다른 근육의 긴장과 이완을 한다.
- 다음으로는 팔 앞쪽의 근육을 긴장시킨 후 유지했다가 풀어보라고 한다.
- 팔을 접어 이두박근을 타이트하게 해서 양 팔에 근육을 만들어 보라고 하고 그 상태를 유지했다가 풀어보라고 한다.
- 어깨를 타이트하게 하고 유지했다가 풀어준다.
- 이번에는 주먹, 팔, 이두박근, 어깨 전체를 긴장시켜서 그 상태를 유지했다가 풀어준다.

- 다리 근육 전체를 긴장시킨 상태로 유지했다가 풀어준다.
- 그 다음으로 얼굴, 개인적인 부분 등도 긴장한 상태로 유지했다 풀어주기를 한다.
- 머리 끝부터 발끝까지 몸 전체에서 상상할 수 있는 모든 근육을 긴장한 상태로 유지했다가 풀어주면서 몸이 풀어지는 것을 느끼게 한다.
- 아직도 긴장하고 있는 근육은 없는지 몸을 살피고, 아직 긴장한 부분이 있으면 각 부분마다 긴장-이완을 반복한다.
- 근육이 이완하는 파도가 머리에서부터 시작해서 몸 구석 구석의 근육을 통과하여 발가락까지 이어지는 몸 전체로 퍼지는 것을 상상한다.

이 전체 과정은 약 20분 정도 소요된다. 몇 번 하다 보면 익숙해져서 20분보다 덜 걸릴 수도 있는데 그렇게 되면 이 모듈의 긍정적 효과는 다 파괴되고 만다. CD나 MP3파일 등을 이용해서 전체 과정을 적절한 시간 동안 할 수 있도록 하라. 이완 기법으로 최대 효과를 내려면 연습과 인내가 필요하다.

운동요법(Movement Therapy)

운동요법을 하려면 전문적인 강사의 지도가 있어야 한다. 상당수의 도수치료사들은 이 분야의 자격증을 가진 경우가 많지만 어떤 경우는 근처의 다른 강사들을 소개시켜 주기도 한다. 모든 운동요법은 이완을 포함한 여러 유익을 준다. 여기 모든 운동 요법을 언급할 수는 없지만, 여기 언급한 운동들은 이완 요소를 포함하고 있다. 모든 운동 요법은 꾸준히 할 때 그 효과가 나타난다. 궁극적으로 어떤 상태에 도달하게 된다는 그런 제한은 없다. 환자가 주단위로 다음의 운동 요법을 할 수 있도록 하라.

기공체조

기공무술은 신체 훈련(정적수축, 등장성, 에어로빅 등)과 서약 철학, 이완 기법을 결합한 고대 중국의 건강 관리 시스템이다. 동양의 기법들이 대부분 그렇듯이, 기공에도 여러 종류가 있어서 그 종류가 만가지가 넘고 거의 2억 명의 사람들이 기공을 하고 있다. 사람 몸의 전반적인 건강을 증진시키는 기의 순환을 촉진하기 위해 천천히 움직이는 동작과 호흡기법을 하기도 하고 그냥 서거나 앉거나 누워서 할 수 있는 간단한 동작들도 있다. 기공은 중국에서 치료의 목적으로 수 세기 동안 행해져 왔다. 기공을 배우려면 시간과 공을 들여야 한다. 전문가에게서 배우거나 기공을 하는 단체에서 배울 것을 권한다. 기공을 배울 사람들은 근육이 강건해지고 건강도 좋아지며 질병에 대한 저항성도 증가한다. 꾸준히 해 나가면 기의 흐름도 좋아지고 다른 사람을 지도할 수 있는 수준까지 올라갈 수도 있다.

태극권

태극권의 서양화된 버전은 19개의 운동으로 되어 있어 신체 정신적인 건강에 유익을 주는 의학적 형태를 띤다. 어떤 연구에서는 태극권이 스트레스를 줄여주고 특정 질병을 치료하기도 한다고 한다. 기독처럼 태극권도 중국의 무술이다. '동작으로 하는 명상'이라고도 불리며 명확하고 힘차면서도 부드럽고 물 흐르는 듯한 동작이 특징이다. 기공처럼 전문가에게서 배우는게 좋다. 태극권의 건강 효과에 대한 연구는 최근에서야 이뤄지고 있다. 2009년 요크 대학에서 수행한 연구(Tamim 외 2009)에 따르면, 태극권이 신체적, 정신적으로 상당한 개선을 가져오는 운동으로 경제적이고 효과적이며 편리하기까지 하다고 한다. 이 연구에서는 심박수와 허리 둘레가 줄어들고 손근육이 강화되는 등 상당히 긍정적 결과가 있었다고 말하고 있다. 대부분의 도심지에는 태극권을 수강할 수 있는 곳이 있다. 환자에게 이 운동이 필요하다고 판단되면 권해볼 만도 하다.

요가

태극권과 기공이 동양철학을 기반으로 한다면 요가는 인도와 힌두 철학을 기반으로 한다. 대부분의 종교적인 운동들이 그렇듯이, 요가를 가르치는 수많은 학파가 존재한다. 요가의 역사는 오천 년 전까지 거슬러 올라간다고 알려져 있다. 인도 외 지역에서는 보통 하타요가와 아사나(앉는 자세)가 많이 알려져 있다. 하타 요가의 목표는 여러 자세와 호흡법을 통해 균형을 회복하고 몸과 정신의 조화를 이루는 것이다. 접촉하지 않는 것을 선호하는 환자들에게는 요가를 추천하긴 하지만 상당수의 자세들이 지나치게 종교적이라는 사실도 알고 있다. 그렇긴해도 서양인들이 요가의 종교성에 치우치지 않고 안전하게 요가를 배울 수 있는 많은 지침들이 있다. 이런 문제만 제외하면, 요가는 이완에 도움을 주고 몸을 좀더 유연하게 하는 훌륭한 운동이다.

- 벌티모어 메릴랜드 간호대학에서 수행한 최근 메타분석에서는(Ross & Thomas 2010) 요가와 전통적인 운동 방식을 비교한 10개 연구를 살폈다. 이 보고서의 결론은 다음과 같다. '요가와 운동의 효과를 비교한 연구들은 건강한 사람이나 질병이 있는 사람이나 요가가 일반적인 운동보다는 건강 관련한 다양한 지표들에서 개선이 두드러졌다.'
- 바라지가 이끄는 팀은 2012년 의학정보 온라인 데이터베이스 검색으로 요가와 초월 명상법의 생리학적 효과와 관련된 영문 논문을 분석했다. 그 결과 '호흡 및 인지능력 향상, 심혈관계 질환 위험 감소, 체질량 지수, 혈압, 당뇨병 감소 등 건강에 상당한 유익이 있다'는 것을 발견했다. 또한 요가는 면역체계에 영향을 주고 관절 질환을 개선하는 것으로 나타났다.(Balaji 외 2012)

스트레스를 줄이는 다른 방법들

당신이 나처럼 마사지 치료사로서 일하고 있는 행운을 누리고 있다면, 당신은 환자의 스트레스를 실제적이고도 정량적인 방식으로 줄여주는 엄청난 기회를 가지고 있다는 것을 알아야 한다. 환자가 스트레스를 느낄 때마다 마사지를 받으면서 스트레스를 잊었던 순간을 떠올리라고 하는 것도 좋은 방법이다.

현대사회에서 스트레스 만큼 큰 이슈도 없을 것이다. 우리는 스트레스 요인이 많은 세상에 살고 있다. 하지만 고대 사회에 살았던 사람들도 다음 날 무엇을 먹어야 하나, 다른 부족들이 쳐들어 오면 어쩌나, 야생동물들이 갑자기 공격해 오면 어쩌나 하는 염려들을 했을 것이다.

중요한 것은 스트레스라는 것은 항상 있었다는 것이다. 사실 우리가 겪는 스트레스들은 엄청나게 도전적인 것이라기 보다는 우리 자신이 만들어 낸 것들이 대부분이다. 결국, 대부분의 스트레스는 우리 몸 안에 자리하고 있는 것이다. 스트레스를 효과적으로 다루는 방법을 배우는 것은 삶에서 아주 중요한 기술이다. 불행하게도 이 책을 읽는 수 많은 헬스 전문가들은 대증요법과 대안보안통합의료(holistic-alternative-complementary integrative medicine) 사이 어딘가에 위치하고 있다. 또한 대부분의 환자들은 도수치료사를 대안 의사로 여긴다. 스트레스 관리는 대안 의료에서 중요한 항목이다. 이런 이유로, 이 섹션의 마지막에 '환자들의 치료 반응을 최대화 하기' 라는 내용을 포함시킨 것이다. 여기에서 환자들을 위한 스트레스 관리 기법을 배우게 될 것이다.

환자에게 병에 대한 적절한 설명 해주기(RECEIVING ADEQUATE EXPLANATIONE OF THE PATHOLOGY)

긍정적인 플라시보 반응은 병을 겪는다는 것에 대한 의미가 긍정적인 방향으로 나아갈 때 나타난다. 그러한 긍정적 변화는 다음 중 한가지가 있을 때 나타난다: 의사가 환자의 말을 잘 들어준다고 생각될 때, 환자가 병에 대한 만족스럽고 일관성 있는 설명을 들었을 때: 환자는 도움과 관심을 받고 있다는 것을 느끼게 되고 증상에 대한 전문적인 관리를 받고 있다고 여기게 된다. 우리의 삶에서 일어나는 여러 일들에 대한 의미는 종종 우리가 그 사건을 어떻게 말하고 있느냐에 달려 있다. 이 모델은 의학에서 말의 중요성을 말해준다.

하워드 브로디 의학박사

(Brody 2000b)

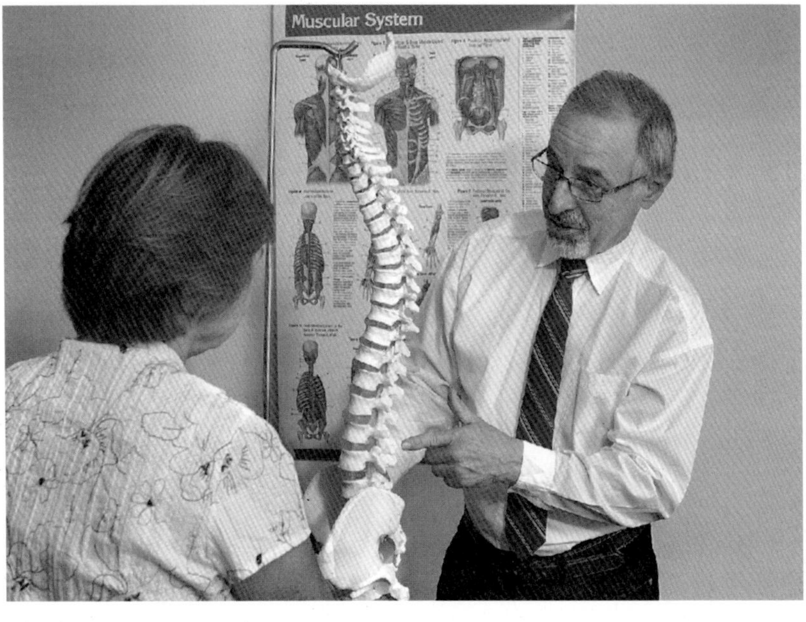

Fig. 2. 10

브로디의 말은 2장의 많은 섹션들과 관련이 많다. 적절한 설명은 신뢰, 통제감 수립, 의사와 보낸 시간, 경청의 힘, 이야기를 통해 의미 끌어올리기 등의 내용과 관련이 있다. 하지만 이것은 전체적인 접근이다. 모든 것은 다른 모든 것과 연결이 되어 있지만 연구의 목적은 세부 개념으로 나누는 것이다. 이 아이디어를 적용하면 매끄럽게 주제에 접근해 나갈 수 있을 것이다.

설명의 상대성(The relative nature of explanation)

적절한 설명 해주기는 흥미로운 주제다. 모든 사람에게 적용되는 보편적 방식이 있는 것은 아니기 때문이다. 우선 환자에 대해 알아야 한다. 어떤 사람은 건강뿐만 아니라 다른 것에도 책임감이 강한 사람이 있다. 이런 사람들의 경우 그들의 증상에 대해서, 치료 계획은 무엇인지, 자신은 무엇을 해야 하는지에 대해 상세한 설명을 원하는 경우가 많다. 그들은 동기부여가 강한 사람들로, 논리적인 의학 설명을 원하고 치료와 관련해서 집에서 따라야 하는 운동이나 기타 지침에 매우 잘 따른다. 가급적 빨리 일상으로의 복귀를 원하기 때문이다. 하지만 이런 유형은 여러 유형 중의 하나이다. 적절한 설명이라는 것은 환자가 누구냐에 따라 매우 다르다는 것이다.

예를 들어 마사지 치료에서, 기 측면에서 생각하는 환자를 만나기는 쉽지 않다. 이런 유형의 환자에게 서양 의학적 설명을 하게 되면 환자는 이해가 쉽지 않아 멍한 눈으로 보고 있을 것이다. 어떤 환자들은 아무리 논리적이라도 그들의 상태에 대해 상세하게 이해하는데 제약이 있을 수 있다. 한 가지 중요한 사실은 환자들이 그들 자신의 언어로 그들의 몸에서 무슨 일이 일어나는지 이해해야 한다는 것이다. 이는 질병에 대한 통제감, 이야기를 통해 의미 끌어올리기에서 다뤘던 주제이다. 환자들의 이해를 돕는데 필요한 보편적인 도구는 바로 말이다. 환자가 어떤 사람인지 알아야 그들의 내면에 호소할 수 있다.

두려움을 누그러뜨리는 설명(Using explanation to allay fears)

인간은 무엇인가에 대해 알 수 없을 때 두려움을 느낀다. 거절, 실패, 고립됨, 자기 지배력의 상실, 죽음 등도 오랜 두려움이다(Seaward 2006). 환자들이 질병에 대한 불안감을 극복하도록 돕는 것은 치료에서 중요한 부분이다. 불안을 경험하지 않는 사람은 없다. 불안 상태는 생존 본능의 일부이다. 변연계의 일부인 편도체는 감정적 반응 특히 두려움의 기억을 처리하는 중요한 역할을 한다. 플라시보 과정 중에 불안 잠재우기가 있는데 부교감 신경이 재충전을 하고 치료하도록 하는 일을 한다. 때로는 단순히 두려움의 대상에 이름을 붙이는 것만으로도 두려움이 우리에게 끼치는 영향을 줄일 수 있다. 아마 '정하고 요구하라(name it and claim it)'이라는 말을 많이 들어보았을 것이다. 이 말은 특히 두려움을 다룰 때도 유용하다. 두려움의 대상에 이름을 붙이고 나면 두려움이 사그러드는 것이다. 이는 두려움이 더 이상 잠재의식 속에 거하지 않기 때문인 것으로 보인다. 이름을 부르고 나면 그 대상은 의식의 영역, 즉 우리가 싸워 볼 수 있는 영역으로 들어오게 된다. 두려움의 대상을 적이라고 이름 붙이면, 환자들은 희생자의 입장에서 자신의 몸을 위해 힘을 기르는 사람으로 바뀌게 된다.

환자에게 설명하는 것에 대한 주제에는 많은 측면이 있다. 예를 들어, 통증에 대해 걱정하는 환자에게 통증은 몸이 보내는 신호이며 의사/치료사로서 당신은 이 신호에 따라 과정을 잘 따라가면 된다고 가이드 할 것이다. 환자에게 최선을 다할 것이라는 약속과 함께 이뤄지는 설명은 자신의 처지에 대한 환자의 불안감을 줄이는데 도움을 준다.

이 책에 나온 내용을 기반으로 또 언급할 만한 것이 있다면, 환자에게 앞으로의 치료 계획과 방향에 대해 이야기 할 때 긍정적인 내용으로 하는 것이 현명하다는 것이다. 이는 윤리적이면서도 환자에게 이로운 행동이다. 사실 쉬운 일은 아니다. 우리 중 누구도 환자를 속이거나 잘못된 기대를 갖게 하고 싶어하는 사람은 없다. 하지만 상당수의 연구들은 환자들이 긍정적인 사고를 가질 때의 힘을 보여준다. 의사가 할 일은 환자가 어떤 상태이든지, 만성이든 급성이든 환자가 긍정적인 사고를 가질 수 있게 돕는 것이다. 급성 상태는 조금 더 쉬운데 대부분의 경우는 자기 제어가 되기 때문이다. 급성의 경우 질병이 시간이 지남에 따라 어떻게 진행될지 예상이 상대적으로 쉽고 긍정적 생각을 갖게 되면 보통 치료까지 걸리는 시간보다 더 빨리 회복되기도 한다. 만성적 질병은 좀 복잡하다. 모든 면을 다 고려해서 과거에 가장 성공적이었던 사례를 기반으로 말해줘야 한다. 그렇게 되면 환자의 상태에 대해 좀더 긍정적으로 말해 줄 수 있다.

의사 결정 공유(Shared decision-making, SDM)

호주의 로얄 프린스 알프레드 병원에서는 102명의 여성과 73명의 남성을 대상으로 '신뢰의 문제' 에 라는 제목의 연구가 진행되었고, 이전에 환자들 사이에서 언급된 다양한 태도에 대한 발견을 이뤄냈다(Salkeld 외 2004). 이 연구에 참여한 사람들은 모두 결장암 치료를 받은 사람들이었다. 남성들은 36%만 SDM을 선호한 반면에 여성의 경우 58%가 SDM을 선호했다. 또한 젊은 층보다는 장년층이 치료에 관한 결정을 의사가 하는 것을 선호했다. 또한 이 연구는 신뢰의 문제에 있어 매우 흥미로운 결론을 도출했는데 글렌 세클드의 말을 인용해 보자:

> *의사 결정 과정에서 능동적 또는 수동적인 관여에 상관없이, 의사가 선택사항에 대해 명확하게 설명하고 서두르지 않으며 개방적 태도를 갖는 것이 환자가 치료에 대해 얼마나 편하게 느끼느냐를 좌우한다. 환자 개개인이 필요로 하는 정보가 다르고 선호하는 치료법이 다르다는 것을 살펴보면 CRC로 환자들이 의사 결정 과정에서 가장 중요하게 여기는 요소가 있다. 컨설턴트 유형의 의사는 개방적이고 많은 정보를 제공하여 환자로 하여금 의사 결정 과정에 참여할 기회를 제공하고 선택 가능한 치료 방법과 결과를 명확하게 설명해서 환자의 신뢰를 불러 일으킨다.*

신뢰는 환자의 치료 결과를 개선하는 주제에 대한 이야기를 할 때 단골로 등장하는 단어이다. 환자와 신뢰를 구축하기 위해 하는 모든 일은 환자와의 관계를 개선시켜주고 환자의 내부 치료 체계를 깨우는 기회를 늘려준다. 환자의 상태와 치료 계획, 자택 치료 계획에 대해 환자에게 설명하는 것은 의사-환자간의 신뢰를 형성하는 데 매우 중요하다.

설명: 치료에 있어서 치료 능력 다음으로 가장 중요한 요소

나도 말로 먹고 살기는 하지만, 인류가 만든 세상에서 가장 강력한 약은 말이다.

러디어드 키플링

의사가 환자에게 하는 말은 그것이 정보를 제공하는 것이든, 질병이나 치료에 대한 설명이든, 환자에게 그냥 던지는 말이든 매우 강력한 힘을 가지고 있다. 환자와 의사의 의견을 비교한 연구에서 환자 의사 모두 치료 능력이 가장 중요하다고 했지만 환자는 두 번째로 중요한 것을 정보 제공이라고 보았고, 의사는 정보제공을 6번째로 중요하다고 인식하고 있었다(Laine 외 1996). 이 사실은 환자와 소통할 때 꼭 기억해야 할 내용이다. 시간이 충분하든 그렇지 않든, 환자에게 다음을 설명해 주는 것이 중요하다:

- (환자가 이해하기 쉽게)몸에서 일어나고 있는 일이 무엇인지
- 위의 상황에 따른 치료 계획
- 환자가 할 수 있는 일이 무엇인지
- 회복이 어떤 식으로 진행될 것인지

적절한 설명이 필요한 중요한 이유는 환자의 협조 수준을 끌어 올려야 하기 때문이다. 2009년 의사의 의사소통과 환자의 협조와 관련된 주제로 메타 분석을 수행한 논문에 다음과 같은 내용이 있다:

치료에 있어서 의사소통은 환자의 협조와 매우 높은 상관관계가 있으며 의사에게 의사소통 훈련을 시키면 환자의 협조 수준도 높아진다. 의과대학의 커리큘럼에서 의사소통 능력에 대한 과정이 중요함을 결론적으로 알 수 있다.
의사소통은 환자가 치료 과정에 더 협조적이도록 하는 중요한 요인이기 때문이다.

개방 vs. 은닉(Open versus hidden trials)

치료 과정에서 어떤 치료가 진행되는지 설명하는 것이 중요한 이유는 표준적인 치료로 플라시보를 받게 된다고 알려준 그룹과 플라시보 없이 표준 치료만 받은 그룹 중 플라시보 치료를 받은 그룹에서 치료 효과가 높게 나타났다는 연구 결과가 보여주고 있다. 2010년 하버드의 캡척 박사가 이끄는 팀은 '속임수 없는 플라시보: 과민성 대장 증후군(IBS) 대상으로' (2010 Kaptchuk 외)라는 제목의 논문에서 '윤리와 사전 동의' 라는 섹션에서 환자에게 치료 내용을 설명하는 것에 대한 중요한 통찰을 제공한다. 이 연구는 80명의 IBS 환자를 대상으로 플라시

보 치료가 진행된다는 것을 알려준 그룹과 치료를 하지 않은 그룹 사이의 치료 결과를 비교한 것이다. 무작위로 선정된 환자들에게 '이 약은 설탕 같은 비활성화 물질로 된 플라시보 약이고 이미 육체와 정신이 자체적으로 치료하는 과정을 통해 IBS 증상이 놀랍도록 개선된 임상 실험 사례가 있었다.' 라고 알려주면서 위약을 준다. 그 결과 개방형 플라시보가 주관적, 객관적 지표에서 모두 비 치료 그룹군에 비해 높은 개선 점수를 보였다. 환자들에게 단지 '설탕 약을 줄테니 드세요.' 라고 말한 것이 아니라는 사실이 중요하다. 의료진은 플라시보를 언급함으로써, a) 플라시보 치료라는 사실에 대해 속이지 않았고, b) 유사한 증상을 보인 환자들이 같은 약을 먹고 놀라운 개선이 있었다는 사실을 알려주었다. 이것은 도수치료를 하는 우리에게도 직접적으로 적용 가능하다. 우리가 하려고 하는 치료 방법을 설명해 주면 치료 효과도 좋아질 것이다.

이탈리아 튜린 대학에서 수행한 또 다른 실험은 치료에 대해 설명해 주는 것에 중요 성을 직접적으로 말해준다(베네데티 외 2003a). 이 논문은 치료에는 두 가지 요소가 있는데 첫째는 치료의 특별한 효과 그 자체 이고, 두 번째는 그 치료가 이뤄졌다는 것을 아는 것(플라시보)라는 말로 시작한다. 이 연구는 수술 후 환자들에게 진통제를 나눠주면서 의사가 전달하는 방법과 컴퓨터를 통해 정맥에 비밀스럽게 주사하는 방법 중 어떤 방법이 더 효율적인지 관찰했다. 그 결과 환자 모르게 약물을 주입하는 방식이 일반적인 방식보다 효과가 덜 한 것으로 나타났다. 이 세션의 주제는 아니지만 한가지 언급하고 싶은 내용은 의사의 존재가 치료 효과를 높였다는 것이다. 같은 진통제인데도 몰래 주입한 것 보다 의사가 전달해 주었을 때 진통 효과가 33% 더 높았다. 이것은 환자에게 플라시보 약을 먹이고자 할 때 매우 중요한 것이다.

환자가 질문을 하도록 유도하라 (Encouraging questions from your patient)

설명을 한다는 것은 환자에게 자신의 상태에 대해 더 잘 이해하도록 하려는 과정을 포함한다. 환자가 이해했는지 아는 가장 좋은 방법은 환자에게 질문을 받아보는 것이다. 설명할 때, 환자가 궁금해 하는 것이 있는지 그들의 몸짓 언어나 말을 잘 살펴야 한다. 설명을 한 후에 환자에게 질문이 있는지 물어보라. 이에 대한 중요성은 경청 부분에서도 언급한 바 있다.

적절한 설명의 예

1. 환자의 상태에 대해 환자가 알아 들을 수 있는 말로 설명하는 시간을 갖는다.
   - J 씨, 검사 결과 흉각출구증후군이라는 결과가 나왔습니다. 흉각출구증후군이란…'
   - G 씨, 지금 수소음심경이 부족한 상태인 것으로 나옵니다. 이 부분이 막혀있는 것이죠.'
   - H 씨, 우리 몸에는 자체 에너지 영역이 있습니다. 가끔씩 이 영역이 막히는 것입니다.'
2. 환자가 관여를 잘 안하려고 하는 유형이라 하더라도 적절한 설명을 해줘야 한다는 것을 기억하라.

3. 설명은 치료 계획에 대한 내용을 포함해야 한다:
   - 지금 상태면 도수치료로 치료가 가능합니다. 2주 동안 1주일에 2회씩 20분 정도의 치료 후에 경과를 보면 될 것 같네요. 어떤가요?
4. 설명은 현재까지의 상태뿐만 아니라 앞으로 어떻게 될 것인지에 대한 내용을 포함해야 한다:
   - 도수 치료를 해 본 경험으로는, 이런 상태는 4~6주 정도면 치료가 됩니다.
5. 긍정적인 측면에 대해 환자에게 알려준다.
   - 도수 치료를 해 본 경험으로는, 이런 상태는 4~6주 정도면 치료가 됩니다. 어떤 분들은 2주 만에도 업무에 복귀 하는 경우도 많았습니다.
6. 좋은 설명은 환자에게 질문 거리를 던져준다. 그럼으로써 좀더 완벽하게 이해하도록 도와준다.
   - 환자 분의 상태에 대한 제 견해는… (적절한 설명)... 지금 설명 드린 내용들 중에 질문 있으신가요?
   - 제가 설명하는 중간에 질문 있으면 언제든지 물어보세요.

결론 (Conclusion)

환자를 치료하는데 있어서 언제나 시간이 넉넉한 것은 아니다. 도수치료에서는 종종 환자와의 많은 시간이 주어져서 시간에 대한 압박 없이 치료에 대한 배경 지식이나 설명을 하기도 한다. 상황이 이렇지 않더라도 경청과 설명의 중요성을 잊어서는 안 된다. 시간을 내는 것이 중요한 것이다. 진료하느라 시간이 다 지났다면 다음 번 진료때라도 꼭 환자의 말을 듣고 적절한 설명을 해 주고 환자가 가지고 있는 병에 대한 걱정거리들을 말할 수 있게 하는 것이 중요하다.

이야기: 세상을 이해하는 방법 (THENARRATIVE: HOW WE MAKE SENSE OF THE WORLD)

자동차가 없어도 위대했던 시대가 있었던 반면, 이야기가 없는 시대는 없었다.

우르슬라 K. 르 귄

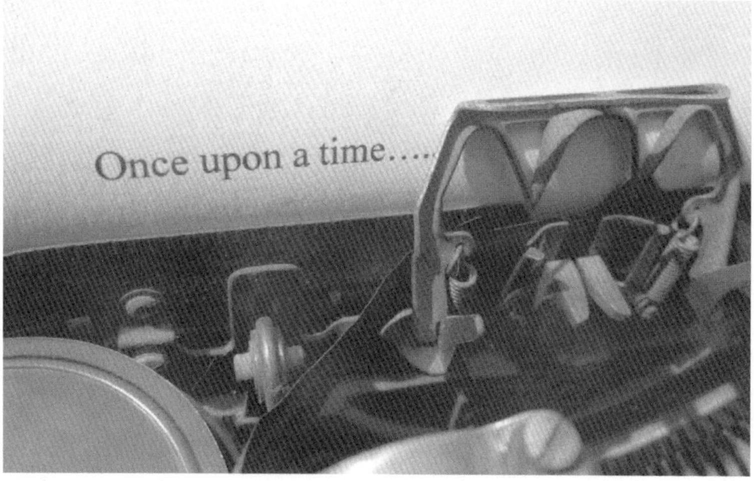

Fig. 2. 11

이 책을 쓰면서 흥미로웠던 것은 여기까지 글을 쓰는데 주요 거리, 샛길 등 다양한 길이 있었다는 것이다. 이야기는 샛길 같은 주제 중 하나지만 아주 중요하면서도 흥미로운 주제이다. 이야기라는 주제의 전문가는 아니지만, 우리 중에서 이야기의 전문가면서도 깨닫지 못하는 사람도 많다. 많은 전문가들은 이야기(우리의 삶의 모든 경험에 대해 서술하는 것)가 인간의 경험을 전체적으로 조직하는 원리라고 말한다. 1970년대와 1980년대 초, 인공지능 분야에 대한 관심이 높았는데 그 중 하나가 이야기를 만들어 내는 것이었다. 주어진 한 문장의 의미는 사실 앞뒤를 살펴봐야 명확하지는 경우가 많기 때문에 언뜻 보기에는 인공지능으로 이야기를 구현하는 것이 가능해 보였다. 결국 이 시도는 중단되었다. 이야기가 중요하지 않아서가 아니라 이 시도는 고도로 지식 기반이면서 초기 인공지능이 그 정도의 능력이 되지 않았기 때문이었다. 그 이후에 인공 지능이 제작이나 예술 쪽으로 방향이 잡히면서 변화가 일어났는데 이는 별개의 측정 가능한 결과에 대한 문제에 집중할 것을 요구했다. 사실이나 수치, 업무나 해결책 등에 적합한 것이다. 인공지능은 우리가 살고 있는 세상-이야기의 세상-에 살고 있지 않다. 이야기가 없다면 경험을 전달할 수 없게 된다. 말에는 가소성(plasticity)이 있다. 아마 내가 어떤 사람에게 어떤 사건에 대해 이야기 해주었는데 그 사람이 전혀 다르게 이해하고 있는 경험들이 있을 것이다.

내 생각에 말의 힘은 바로 삶을 변화시키는 것이라고 본다. 내 삶에 대한 이야기를 쓰면서 '아하!' 하는 깨달음의 순간이 있었다. 우리는 모두 우리 삶에 대한 저자이고 이 이야기 속에 영웅과 악당, 승자와 패자, 사랑과 상실이 모두 있다. 누구에게나 미처 몰랐던 것들을 깨닫게 되는 수간이 있다. 즉, 한 사람의 인생 여정에서 아주 중요한 깨달음의 순간인 것이다.

트라우마에 대해 쓰기(Writing about trauma)

스토리텔링에 대해 설명하는 몇몇 연구를 살펴보자. 흥미로운 연구는 텍사스 대학의 심리학자인 제임스 페니베이커가 두 그룹의 실험 참가자들에게 만성 통증에 대해 매일 앉아서 글을 쓰게 한 실험이다. 첫 번째 그룹에게는 4일 연속 15분씩 트라우마에 대한 이야기를 쓰도록 했고(자신 또는 다른 사람의 트라우마), 두 번째 그룹은 그날의 계획, 방에 있는 물건들, 쇼핑 목록 등 아무거나 비이야기 형식으로 매일 15분씩 쓰도록 했다. 이 두 그룹간에 어떤 결과의 차이가 있었을까? 놀라운 결과는 한 달 전에 비해서 자신의 생각이나 감정을 가감 없이 써 내려간 학생들은 소소한 것들을 쓴 학생들에 비해 학생 보건실에 오는 횟수가 줄어들었다는 것이다. 트라우마 경험과 마주하는 것이 신체적 건강에 유익한 효과를 나타낸 것이다(Pennebaker & Seagal 1999).

의사가 나에게 말했다, '짧은 이야기를 하나 써보고 아침에 전화하세요!'

작자미상

1990년대에, 이 결과에 대해 확인하고 확장하는 연구가 24건 이상 이뤄졌다. 제임스 페니베이커와 자넬 시걸의 '이야기 만들기: 이야기가 건강에 주는 유익' 이라는 제목 1999년 논문은 이 학생들에 대한 실험 결과와 그들의 학생들의 연구를 결합하여 스토리 텔링 경험의 놀라운 유익을 발견하게 되었다. 경비가 삼엄한 교도소의 재소자들, 의과대 학생들, 범죄 피해로 정신적 고통을 겪는 사람들, 만성 통증 관절염 환자, 직장을 그만 둔 사람, 첫 아이를 출산한 산모 등 유형별로 다른 유익이 있었다. 이 효과들은 모든 사회적 계층과 주요 인종/민족 그룹에서 발견되었다. 글을 쓰는 것은 단순히 의사를 방문하는 것 보다 더 큰 영향이 있었다. 문서화의 유익은 면역 기능의 혈액 생성에 긍정적인 영향을 주는 것부터 (T 도움 세포의 성장, 엡스테인바 바이러스과 B형 간염 백신에 대한 항체 반응), 통증 감소, 약물 사용의 감소, 우울증의 감소시키는데 까지 이르렀다. 글쓰기(일련의 사건들을 이야기 형식으로 쓰기)에 대한 추가 연구에서는 글쓰기가 높은 대학 진학율과 관련이 있으며 직장을 그만 둔 고위급 엔지니어의 실업 기간을 줄이는 것으로 나타났다(Pennebaker & Seagal 1999). 성격 유형과 글쓰기로 인한 유익간은 명확한 관련성은 없었다. 글을 쓰는 사람이면 누구나 잠재적으로 건강의 유익을 받을 수 있는 것이었다.

글을 쓰는 동안 무슨 일이 일어나는 것일까? 이 연구들에서는 왜 글쓰기가 건강에 유익을 주는지에 대해서는 이해하지 못했지만 이론은 계속 만들어져 갔다. 생각해 볼 수 있는 것은 이야기를 구성하는 행위가 사람들이 자신의 경험과 자기 자신을 이해하도록 돕는 자연스런 과정이라는 것이다. 사람들이 있는 한 이야기는 계속될 것이다. 언어가 없는 문화권이라도 구전으로 전해 내려오는 이야기들이 많이 있다. 쓰기 과정은 우선 기억을 전제로 한다. 그리고 나서 생각과 느낌을 일관성 있게 구성하는 과정이 이어진다. 이러한 과정은 개개인에게 어떤 일의 결과를 추론할 수 있게 하고 그들의 삶의 통제할 수 있도록 한다. 이야기를 구성함으로써 사건에 대한 해결 방안을 모색할 수 있고 이전과 같은 실수를 줄이며 합리적으로 생각하게 되는 것이다.

자신을 드러내는 것은(disclosure) 심리치료의 핵심이다. 이야기 심리학은 사람들이 자신을 이야기 형식에 투영함으로써 사건을 이해하도록 하는데 중요한 것으로 알려져 왔다(Gergen & Gergen 1988). 그래서 우리가 이야기 형식으로 쓸 때, 자기 치료가 수반되는 것이다. 명백한 건강상의 유익에도 불구하고, 트라우마 경험에 대해 쓰게 되면 글 쓴 후에 몇 시간 동안 언짢고 괴로운 경험을 하게 된다. 많은 사람들이 자신의 경험을 쓰는 과정에서 눈물을 흘리곤 한다.

이야기에 대한 컴퓨터 분석 내용도 흥미롭다. 이야기에서 긍정과 부정 단어를 나누고 출현 빈도를 낮음, 중간, 높음으로 구분했을 때, 긍정적인 단어의 빈도가 높고 부정적 단어 빈도는 중간인 사람이 건강 상태가 가장 좋았다. 또한 통찰력 있는 이용과 인과 관계 내용으로 분석했을 때, 쓰기 과정에서 통찰과 인과 관계 단어에 변화를 주는 강하고 일관된 효과가 나타났다. 즉 글쓰기 후에 직장을 찾고 건강이 개선된 사람들은 상대적으로 적은 인과관계, 통찰력 단어를 사용하다가 글쓰기 마지막 날이 되면 이 단어들의 빈도가 높아진다는 것이다(Pennebaker & Seagal 1999).

이 이론을 비튼 것은 그린버그와 그의 팀이 정신적 외상을 입은 학생들에게 그 경험을 직접적으로 기술하기 보다 상상해서 적어보라고 한 실험이었다(Greenberg 외 1996). 이 연구의 결과는 자신의 트라우마를 기술한 사람보다는 다른 사람의 트라우마를 적은 사람의 건강 상태가 더 좋아졌다는 것이다. 이 연구의 많은 결과들은 처음에는 직관적이지 않은 것처럼 보이지만 생각해 보면, 모두 한 사람의 생각을 구성하고 트라우마적인 사건을 이해하는 것은 건강상의 유익을 가져온다는 것을 알 수 있다. 많은 사람들이 '모든 일에 이유가 있다' 고 말한다. 나는 운명에 대한 어떤 특정 관점을 지지하는 것은 아니지만 사람들이 우리가 살고 있는 세상에 존재하는 혼돈에 대해 이해할 필요가 있다는 것에는 이견이 없다. 운명에 대한 철학은 이와 같이 어수선한 세상을 이해하고 싶은 필요에 뿌리를 두고 있다. 운명이든 다른 어떤 것이든 세상을 이용하기 위한 방편이 없는 사람들은 혼란스러운 세상에 목적 없이 떠다니는 것 같을 것이고 그런 상황에 만족할 사람은 없을 것이다.

그러므로 이야기는 어떤 경험에 대한 감정 효과를 구성하는데 도움을 주는 지식 유형이면서 당신의 마음 자체의 경험으로 당신에게 적합한 것이다. 자신의 건강이나 다른 이유들로 힘겨운 인생 여정을 걷는 환자가 있다면 이야기를 써보라고 권해볼 수 있을 것이다. 글쓰기를 통해 자신의 어려움을 이해하고 진전되고 있는 것에 집중하고, 긍정적 행동 패턴을 강화할 수 있을 것이다. 단지 측정이나 사실, 숫자 같은 것들을 적는 것은 의미가 없다. 이야기 형식으로 쓰는 것이 중요하다. 글을 썼다고 다른 누군가가 읽는 것도 아니다. 글을 쓰고 지우거나 태워버릴 수도 있다. 우리는 심리치료사가 아니다. 그들의 이야기를 읽고 분석하는 일은 우리가 할 일이 아니다. 중요한 것은 이야기 형식의 글쓰기가 질병을 치료하는데 도움을 준다는 사실을 많은 연구들이 지지하고 있다는 것이다.

다시, 능동적 듣기(Active listening revisited)

질병의 증상에 대해 대화를 나누는 것은 결국 모두를 치료하는 중요한 사회적 행위이다.

아서 프랭크

만성 또는 극심한 통증으로 고생하는 환자를 대할 때 명심해야 할 것은 통증과 고통은 같지 않다는 것이다. 고통은 정황에 따라 일어난다. 두 환자가 같은 통증이 있더라고 고통의 수준은 다르다. 차이는 통증 주변에 세워지는 이야기에서부터 온다. 예를 들어, 망치로 엄지 손가락을 내리치면 매우 고통스러울 것이다. 하지만 이런 고통은 금방 지나가 버리고 몸도 자체적으로 손가락을 치료한다. 손가락을 세울 때 얼얼하긴 하겠지만 말이다. 반대로, 통증은 없지만 암 진단을 받았다고 하자, 그런 경우 암 진단이 더 많은 고통을 몰고 온다. 고통은 말한대로, 환자가 통증에 대해 만들어 낸 이야기에 의존적인 것이다. 하워드 브로디는 '고통에 대한 이야기는 무의미함의 이야기, 고립됨에 대한 이야기, 절망에 대한 이야기이다. 환자가 집중적인 치료를 받고 있다고 하더라도 그 이야기에 변화가 없는 한 고통은 계속된다' 라고 말했다. 환자 스스로는 그 이야기를 바꿀 수 없고 의사가 도와주어야 한다. 그 일을 할 수 있는 방편이 '능동적 듣기'인 것이다. 지금까지 이 부분을 간과했다면, 이제는 바꿔야 한다. 듣기는 수동적이지 않다. 환자의 말을 듣는 동안, 의사는 환자가 통증에 대해 새로운 이야기를 쓸 수 있도록 돕고 고통을 건설적으로 생각하도록 도울 수 있다.

영웅의 여정(The hero's journey)

30대에 암과 심장 질환과 투쟁하며 보낸 사회심리학자 아서 프랭크는 질병에 의해서 인생이 돌이킬 수 없게 바뀌어 버린 사람들의 이야기를 연구하는데 많은 시간을 보냈다. 그는 사람들의 이야기가 기본적으로 혼돈, 회복, 탐색여행 이렇게 3가지로 구분된다는 것을 발견했다. **혼돈**(chaos)은 일시적인 상태면 가장 좋지만, 어떤 환자들은 이 상태에 갇혀버리고 만다. 이런 유형의 이야기는 이야기적 요소와 비이야기적 요소를 가진 혼돈의 감정이 연루된 경우가 많다. 이 이야기는 타인들이 들어주기 힘들고 때로는 사람들이 떠나 버리곤 한다.

회복(restitution) 이야기는, 프랭크에 따르면, 의사만 등장하는 짧은 이야기 일수도 있고, 전통적인 치료법과, 보완 치료사가 등장하면서 마지막 의사가 영웅이 되는 긴 이야기 일 수도 있다. 이 경우 환자는 질병을 이기고 삶을 잘 살아가게 된다. 이 이야기들은 종종 기승전 해피엔딩으로 끝나는 거대한 이야기 일 수도 있지만 이런 이야기들은 종종 너무 단순하고 노화과정과 삶의 본성에 의존적인 경우가 많다. 이들은 동시에 긴 옛날 이야기 같은 것들을 만들어 낸다.

마지막은 **여행**(quest)이다. 이런 이야기들은 종종 상처와 아픔, 여행과 고난 등으로 시작된다(톨킨의 이야기들을 생각해 보라). 모험이 있고, 고통과 가는 길목마다 적들이 등장한다. 중간에 도움을 주는 사람을 만나서 친구가 되고, 여러 가지 도구들과 마법이 사용된다. 결국 영웅은 집으로 돌아오고 그 간의 경험으로 인해 더 깊어지고 단단해 진다. 영웅은 돌아와서는 그들이 배운 새로운 기술과 지혜를 사람들과 나눈다. 공상처럼 들리는 이 이야기가 프랭크에 의하면 우리 모두가 만들어 낼 필요가 있는 이야기라고 한다. 우리는 우리 삶의 이야기 에서 주인공인 영웅이 되어야 한다. 인생을 완전히 변화시키는 것들에 직면하기도 하고 그런 것들을 영웅으로 여길 때도 있지만 우리가 만든 이야기에서 우리가 영웅이 아니면, 우리는 결국 우리 인생 이야기에서 희생양이 될 수도 있다.

세상은 분명 크고 불가사의하고 마법 같은 일들이 일어나기도 한다. 이것에 대해서는 '치료의 신비를 받아들이기' 부분에서 다루고자 한다.

아서 프랭크의 눈에는 만성 통증을 앓는 많은 사람들이 자신의 여정 이야기를 써 내려가기보다 그들과 맞지 않는 회복 이야기에 집착하기 때문에 끔찍한 고통을 겪게 되는 것이다. '그들은 이미 그들의 여정가운데 있지만, 깨닫지 못한다. 그래서 영웅의 이야기가 나오지 않는 것이다.' 우리가 할 일은 환자들이 자신을 속이기보다 그들의 개인적 이야기를 다시 쓰도록 와주는 것이다. 그 이야기는 삶과 건강에 대해 의미 있고 긍정적인 요소들을 포함해야 할 것이다. 이것을 할 수 있는 한가지 방법은 적절한 시점에 건설적으로 능동적 듣기를 하는 것이다. 또 다른 방법은 집에서 이야기를 쓰도록 하는 것이다. 이 과정에 대해 참조할 만한 좋은 책으로 '치료하는 글쓰기' (페니베커 2004)를 소개한다.

벨푸어 마운트 박사의 마지막 말(Final words from Dr Balfour Mount)

마지막으로 내가 감동적으로 들었던 말을 소개하고 싶다. 당신은 자신이 질 수 있는 짐보다 더 많은 짐을 들고 있는 사람에게 어떤 말을 하는가? 예전에 나는 이런 사람들을 보면 할 말을 잃은 것처럼 느낄 때가 많았다. 이 처럼 우리 의사들도 말기 진단을 받은 환자들이나 시한부 선고를 받은 사람들, 그리고 죽을 때가 가까운 사람들을 마주할 때가 많다. 모든 인생이 그렇듯이, 우리는 모두 한 번뿐인 인생을 산다. 그리고 인생의 경험들에 의미를 부여하는 이야기의 틀이 필요하며 그런 틀은 경험을 인생의 중요한 부분으로 받아들이게 한다. 인생 이야기는 우리가 어디에서 왔으며 어디로 가고 있으며 이 여정 끝에 죽음의 문이 우리를 기다린다는 내용을 설명하려고 시도한다. 종교를 가진 사람들은 죽음 후에 천국에 갈 것이라는 생각에 위안을 얻는다. 하지만 많은 환자들이 다 이를 믿는 것은 아니다. 희망이 없이 삶의 끝에 있다고 생각하는 환자에게 무슨 말을 할 수 있을까? 그들의 경험 주변으로 어떤 이야기가 만들어져야 할까? 나는 맥길 대학과 로얄 빅토리아 병원에 (말기환자의) 고통 완화 서비스와 통합적 전인 관리의 맥길 프로그램을 만든 밸푸어 박사의 말에서 위안을 얻었다. 밸푸어 마운트는 말기 노인 환자를 돌보는 일에 그의 생애를 헌신했다. CBC 프로그램인 '아이디어들' 에서 통증에 대한 주제로 그와 인터뷰한 내용에서 다음의 말을 인용하고자 한다. 이 말은 이상주의적인 것이 아니라 말기 환자들의 실제 경험에서 나온 것이다.

> *초월성에 대해 생각할 때, 우리가 더 큰 세상의 부분이고 우리 자신이 그것과 연결되어 있음을 볼 수 있는 능력이라고 생각한다. 우리는 죽음에 대해 낭만적인 것으로 인식하지 않는다. 낭만적인 죽음과 질병으로 포장된 경우를 많이 보았다. 또한 그런 이론을 말하기도 했었다.*
>
> 벨푸어 마운트

이 말을 들었을 때 매우 인상적이었고 지금까지 이 글을 읽을 때 깊은 영향을 받는다. 때때로 이 말을 해 줘야 하는 사람이 있을지 몰라 항상 복사본을 파일에 넣어 다닌다. 우리의 최종 이야기는 의심할 것도 없이 우리 각자가 세운 가장 중요한 이야기 이다. 종교인이든 아니든, 우리는 전체 세계와 연결된 이야기를 이해하고 세워야 한다. 우리는 이미 모든 것과 연결되어 있다는 사실을 기억해야 한다. 나는 이것이 인간으로써 그리고 치료사로써 깨달아야 할 중요한 대목이라고 생각한다.

치료의 신비를 받아들이기 (ACCEPTANCE OF THE MYSTERY OF HEALING)

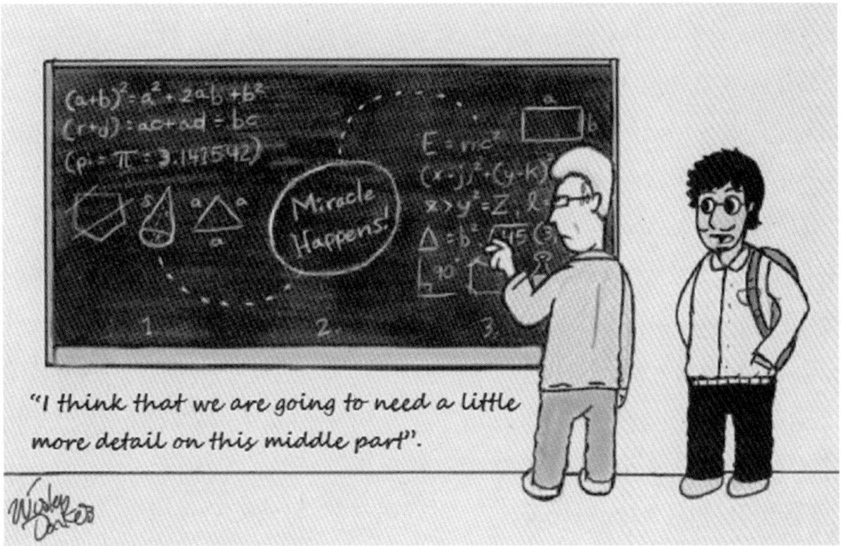
Miracle Happens!
"I think that we are going to need a little more detail on this middle part".

Fig. 2.23

치료의 신비를 받아들이기라는 주제는 하워드 브로디의 책 '플라시보 반응'에서 다루고 있다. 치료의 신비는 우리가 온전하게 이해할 수 없는 것이기 때문에 그리 일반적인 과학적 개념은 아니다. 또한 건강 전문가들이 체계적으로 지속하는 치료 방식도 아니기 때문에 증거가 충분하다고 볼 수도 없다. 하지만 여전히 이 주제에 대한 연구 논문들이 존재한다. 이러한 주제가 믿기 힘든 것이라고 생각한다면 다음 장으로 넘어가도 좋다. '심오한 전통 치료: 개념적 개요', '대체 의학을 위한 치료 패러다임으로서의 샤머니즘', '심오한 치료란 무엇인가?' 와 같은 제목으로 PubMed에서 관련 자료를 찾아볼 수도 있다. 과학적 논문에서는 이런 치료의 가능성에 대해 묵살하고 있지는 않다. 치료하는 과정에서나 치료사에게서 나타나는 신비함과 설명할 수 없는 어떤 일들이 일어나고 있다는 것을 인지하고 있는 것으로 보인다. 샤머니즘과 다른 신비적 형태의 치료는 이 책의 주제는 아니지만 아무리 실력있는 의사라도 치료 과정에 잘 해야 영향을 주는 정도라는 사실을 언급하는 것은 중요하다. 치료 외 나머지는 환자 자신의 치유 체계와 우주 그리고 신이라고 부를 수 있는 어떤 존재에 의해 진행되는 것이다. 대부분의 도수치료사들은 신체의 어느 한 단계의 치료를 했는데 다른 단계에 예기치 않은 일이 일어나는 것을 경험했을 것이다. 만약 우리가 우리의 몸과 치료, 우주의 신비에 대해 이해하고 있다고 생각한다면, 그러한 개념을 놓아줄 때가 아닌가 한다. 만약 당신이 천 년 후에 이 우주로 다시 돌아올 기회가 주어진다면, 의료 시스템이라는 것도 없고 의사도 존재하지 않을지도 모른다. 우리의 실수, 긍지라는 이름의 그 실수는 바로 우리가 인간의 육체에 대한 이해에 명백히 많은 진보가 있었고, 여러 의료 장비라 갖추어져 있고 우리 몸 속에서 일어나는 일을 알려주는 놀라운 기술들의 발전 때문에 생겨난 것이다. 지난 세기 가장 똑똑한 사람 중의 한 사람이었던 아인슈타인은 '우리는 여전히 자연이 우리에게 보여준 1%의 천 분의 일도 알지 못한다.' 라고 말하며 이러한 생각을 지지했다. 병리학을 공부하는 마사지 치료 학교에서 우리가 연구하는 많은 질병이 사실은 상당수가 원인불명이라는 문구를 보고 매우 놀랐다. 원인이 알려진 질병이라 하더라도, 특발성으로 여기는 경우가 종종 있는데 질병을 일으킨 계기는 알지 못하기 때문이다. 이는 우리가 아직도 이해하지 못한 것이 많다는 사실을 보여준다.

치료 과정에 부분적으로만 관여할 수 있다는 사실을 알면, 치료의 신비라는 개념을 좀더 쉽게 받아들일 수 있게 된다. 예를 들어, 손가락을 베었을 때 의사에게 가지도 않고 다친 사람이 아무 것도 안 해도 다 낫는 것을 보면 놀라울뿐이다. 급성기에서 완벽한 치료까지 화학작용과 일련의 과정들이 있다. 이 단순한 과정은 생화학적 단계로 가게되면 꽤 복잡한 양상을 보인다. 급성기에 일어나는 일을 보면 대식 세포, 수지상 세포, 조직구, 쿠퍼 세포, 대적혈 등의 세포들이 모여 행동에 가담한다. 이 생화학과정은 시토킨, 종양괴사 인자, 인터류킨-1, 인터류킨-6가 개입하는 과정으로 진행된다. 급성기의 단백질에는 C-반응성 단백질, 세럼 아밀로이드 A, 합토글로빈 등이 있다. 이상은 단순히 종이에 손가락이 베었을 때 일어나는 일들이다. 좋은 소식은 의사나 환자나 이 모든 정보를 알 필요는 없다는 것이다. 우리 몸에서 서로 협력하는 공동체인 30조의 세포들의 지혜 덕분에 자연적으로 일어나는 일들이다(Bianconi 외 2013). 우리가 이미 알고 있는 일들에도 놀라운 신비가 있다는 것을 알고 모르는 것은 그대로 두는 것이 내가 취한 태도이다. 의사나 환자나 몸에서 일어나는 일부의 일을 이해하고 제어할뿐이다. 나머지는 우리 몸의 지혜와 치료의 신비에 맡겨야 한다.

여기서 믿음에 대해 이야기 할 수도 있겠지만 환자들에 따라서는 엄청난 종교적 짐으로 여길 수 있다. 환자가 식이 요법도 잘 따르고 운동도 하고 자택 치료에 대해서도 의사의 지침을 잘 따랐는데도 증상에 개선이 없는 이유를 이해하지 못하는 경우에 대해서는 이야기 할 수 있다. 어떤 면에서는, 환자에게 가능한 모든 치료를 하고 모든 선택이 바닥나더라도 전체 기능이 다 돌아오지 않거나 통증이 어느 정도 남는 것에 대해서는 인생이 늘 그렇듯 우리의 능력이 닿지 않는 곳이 있고 일어날 일은 일어난다는 것을 받아들여야 할 것이다. 기적이 일어나지 않을 것 같아도 우리가 사는 세상의 모든 곳에서 어느 때든 일어나고 있다. 치료의 신비를 받아들이는 것은 이러한 가능성을 열어두는 것이다.

치료의 신비를 생각할 때 마음속에 떠오르는 이미지는 놀라는 아이의 모습이다. 안타깝게도 어른들은 나이가 들어감에 따라 놀라운 일에 대해 아이처럼 반응하지 않는 모습을 보인다. 한편으로는, 과정을 이해하는 것이 뱀 기름 장사꾼의 오류에 빠지지 않게 한다. 다른 한편으로는,

놀람의 감정을 잃게 되면 무언가 정말로 잃게 된다는 것이다. 우리는 단순한 것에도 기뻐할 수 있고 경이로운 감정을 놓지 않을 때 무엇이든 가능하다고 믿을 수도 있다. 이러한 생각을 가지고 있다면 어렸을 때뿐만 아니라 모든 인생 길에서 경이로움을 경험하게 될지도 모른다. 모든 사람이 그래야 할 필요는 없지만 경이로운 일에 열려있는 사람들에게 경이로운 일이 일어나는 법이다. 치료의 신비를 받아들인다는 것은 우리 몸과 우주의 지혜를 받아들이는 것뿐만 아니라 기적의 가능성에도 열려 있게 되는 것이다.

이 챕터에서 얻을 수 있는 메시지는 무엇인가?

이것은 모든 환자에게 적용할 수 있는 개념이라고는 할 수 없지만 경이로움이라는 스펙트럼의 양 끝에 있는 환자에게는 유용할 것이다. 좌절해서 지친 환자들에게 우리의 한계를 넘어가는 일이 많고 자연이라는 것은 보기에 적절한 상태로 될거라는 사실을 받아들이게 하는 것이 좋다. 이것은 사실상 우주나 신 또는 우리 몸의 지혜를 신뢰하는 것으로 경이로운 일에 열려있는 환자들에게 기적이 일어날 수 있다고 격려하고 받아들이게 하는 한 방법인 것이다.

Box 2.2

환자의 확신(CERTAINTY OF THE PATIENT)

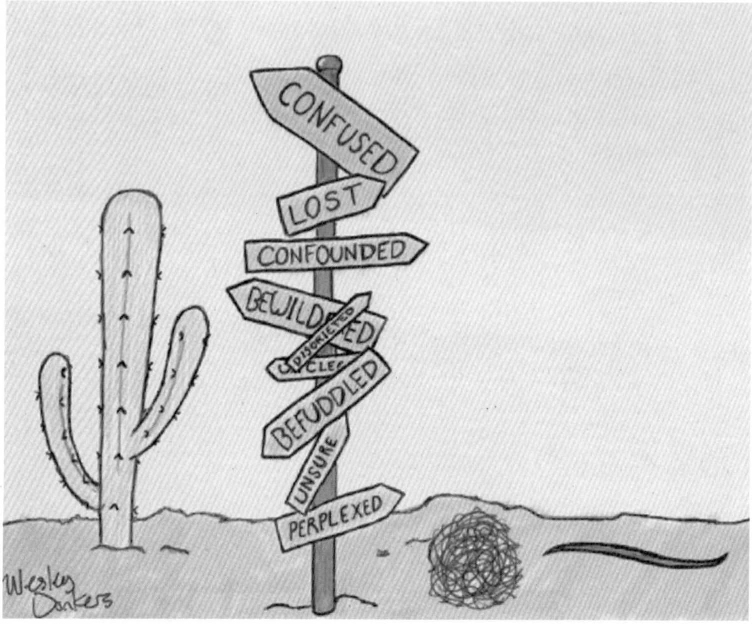

Fig. 2.13

'기대' 라는 제목의 챕터에서 논의했던 외래환자에 대한 연구를 다시 살펴보려고 한다(Part & Covi 1965). 이 실험은 신경증 진단을 받은 환자들에게 처방한 약이 사실은 위약이라는 것을 알려준 플라시보 실험이었다. 플라시보라는 것을 알려줬지만 모든 사람이 실제로 위약을 받았다고 확신하지는 않았다. 환자들은 약을 복용하기 전 증상에 대한 상세한 체크리스트를 작성했고, 약을 먹고 1주일 후에도 작성했다. 15명 중 한 사람만 빼고 1주일 후에 다시 내방하는 것에 동의했다. 13명은 증상이 개선됨이 보였다. 환자들은 어떤 일이 일어났다고 믿는지에 대해 질의를 받았다. 환자들에게 들은 이야기는 3가지 시나리오로 정리되었다. 첫 번째 시나리오는 환자들이 위약이라는 것을 알면서도 연구팀의 마음을 달래주려고 플라시보를 받았다는 것이다. 두 번째 시나리오는 플라시보가 아닌 실제 약을 처방받았다고 믿는 경우이다. 두 그룹 모두에서 상당한 증상의 개선이 있었다. 세 번째 시나리오는 환자가 무슨 일이 일어나고 있는지 확신을 하지 못한 경우였다. 그들은 의료진이 그들을 속이려고 하는지 아니면 무엇인지 알지 못했다. 흥미롭게도, 이 그룹의 사람들에게서 가장 적은 증상의 개선이 있었다. 이 연구는 환자의 마음의 중요한 요소인 확신의 중요성을 말해준다. 이것은 클래쉬의 노래 'Should I stay or should I go?' 를 떠올리게 한다. 망설임에 의한 인지부조화와 정서적 스트레스는 우리에게서 치료 능력을 빼앗아 간다. 우리는 모두 최종 분석에서 완전히 긍정적 결과가 나오거나 부정적 결과만 나오는 경우는 거의 없다는 것을 알게 되었다. 인생은 늘 조금씩 복잡하다. 결국 어떤 결정이든 그 가치를 샘해서 그것을 적용하고 끝까지 지켜보는 것은 우리의 몫인 것이다.

환자가 관망만 하고 있다면 우리는 환자의 치료 능력을 빼앗는 것이나 마찬가지이다. 환자가 어떤 결정을 하고 그들의 삶에서 앞으로 나아갈 수 있도록 격려해줘야 한다. 아무 결정도 하지 않는 것은 긍정적이든 부정적이든 결과를 내게 되어 있다. 인생이 그렇게 단순하지 않기 때문이다. 중요한 것은 관망하는 자세를 버리고 장점과 단점을 받아들여 그들의 삶을 이끌어 가야 한다는 것이다.

전에 언급한 병원에 입원한 위궤양 환자를 대상으로 한 실험에서 증류주를 주입 받으면서 이 용액은 신약인데 위궤양이 완치된다고 들은 환자들의 70%가 증상이 엄청나게 호전되고 1년이나 그 상태가 지속되었다고 했다. 똑같이 증류주 주입을 받았지만 아직 실험단계에 있고 효과가 입증되지 않은 약이라고 한 경우는 25%만 개선이 되었다(Volgyesi 1954). 여기에서도 환자의 확신이 얼마나 중요한지를 볼 수 있다. 의사로서 우리는 확실성의 씨앗이든 불확실성의 씨앗이든 둘 중 하나를 환자의 마음에 심는 중요한 역할을 하는 사람인 것이다.

명확한 진단의 이점(Benefits of a clear diagnosis)

확신의 개념을 설명하는 한 흥미로운 연구에서(Thomas 1987) 200명의 환자를 선정했는데 이들은 일반 진료에서 증상이 있다고 했지만 특별한 징후가 없고 확실한 진단이 내려지지 않은 상태였다. 토마스는 4개의 그룹으로 나누는 실험을 고안했다:

- A1에 속한 사람들은 확실한 진단을 받고 그 증상이 몇 일 후면 없어진다는 이야기를 들었다. 약 처방은 없었고 환자들은 이 정도면 약은 필요 없다는 말을 들었다.
- A2에 속한 사람들은 확실한 진단을 받고 그 증상이 몇 일 후면 없어진다는 이야기를 들었다. 위약을 처방 받았고 증상 개선에 도움이 된다고 들었다.
- B1에 속한 사람들은 '환자분께 무슨 문제가 있는지 확신이 안 서네요.' 라는 말을 듣고 약 처방을 받으면서 '이 치료가 효과가 있을지 모르겠지만, 몇 일이 지나도 나아지지 않으면 다시 병원으로 오세요.' 라는 말을 들었다.
- B2에 속한 사람들은 '환자분께 무슨 문제가 있는지 확신이 안 서네요. 그래서 약처방도 해드릴 수가 없어요. 몇 일이 지나도 나아지지 않으면 다시 병원으로 오세요.' 라는 말을 들었다.

분석 결과에서 A그룹과 B그룹 사이에 큰 통계적 차이가 나타났다. 확진을 받은 그룹은 병원 진단에 대한 두 배의 만족도를 보이면서 63%가 개선이 된 반면, 불분명한 진단을 받은 경우에는 3%만 증상이 개선 되었다. A1, A2 그리고 B1, B2 사이에는 통계적으로 건강상에 큰 차이가 없었다. 즉 치료가 되고 안되고의 문제가 아니라 확진인지 여부에 따라 엄청난 차이가 발생했다는 것이다.

이 연구에서 배울 수 있는 두 가지 교훈이 있다. 첫째는, 환자가 자신의 증상과 어떻게 될지에 대해 확신이 있는 경우에 더 나은 결과를 기대할 수 있다는 것이다. 우리에게 의미하는 바는 명확한 진단을 내리는 것이 최선이라는 것이다(만약 진단을 내릴 권한이 없는 경우라면 명확한 확인 결과를 환자에게 알려줘야 한다). 특발적이거나 심리적 문제로 보여서 사소하고 애매한 증상이라고 하더라도 환자를 도우려면 확진이 최선인 것이다. 둘째로, 확진을 할 수 없다고 생각될 때도 환자를 속이지 않으면서 불확실성 때문에 환자를 혼란스럽게 하지 않을 몇 가지 방법이 있다. 예를 들어:

- '이 부분이 감염된 것으로 나타났습니다(실제로 약간의 감염이 있다고 판단된 경우).' 고 말해주고 처방을 해 주거나 감염치료를 위해 단기간 집에서 식이요법 치료를 권한다. 다른 장에서 살펴 봤듯이 집에서 하는 식이요법은 단지 구두로 제안하는 것보다 더 나은 결과를 가져온다.
- '이것은 보통 우리가 특발성 통증이라고 부르는 경우입니다. 제 환자들 중에 많은 분들이 이런 증상을 보였죠. 이런 경우 치료되는데 2주 정도 소요됩니다.' 그리고 재택 식이요법을 제안하고 환자가 따르게 한다.

철저한 검사의 중요성(The importance of thorough testing)

치료의 한가지 중요한 면은 어떤 조건을 치료해야 하는지 결정하기 위해 모든 가능한 검사를 해야 한다는 것이다. 이런 검사는 의사에게도 이익을 주지만, 환자에게도 심리적 영향을 준다. 스탠포드 의과대학에서 이 가정을 실험하기 위해 불특정 가슴 통증을 호소하는 환자 176명을 대상으로 임상 결과를 살펴보았다(Sox 외 1981). 환자들은 심전도 테스트와 혈청크레아틴포스포키네이스 측정을 하는 그룹과 진단을 위한 검사를 하지 않는 그룹으로 나뉘었다. 검사를 받은 그룹은 그렇지 않은 그룹보다 통증 기간이 짧아졌다. 통계적 분석 결과 진단 검사의 사용은 회복 변수와는 독립적이었다. 검사를 받은 환자들은 검사를 받지 않은 경우 보다 더 많이 치료가 평소보다 더 나았다고 여겼다. 이것이 뜻하는 것은 환자에 대한 적절한 검사를 수행하는 것이 의사의 확신을 높여주고 환자의 확신을 위해서도 매우 중요하다는 것이다. 환자에게 정형외과적 검사를 해야 할지 확신이 들지 않으면 검사를 하면 된다. 대부분의 정형외과적 검사는 몇 분이 걸리지 않고 이런 검사가 의사의 확신을 높여줄뿐만 아니라 환자의 확신과 자신감도 올려주게 된다. 만약 방사선 검사를 의뢰하는 것이 당신의 업무 영역 밖인데 그 검사가 필요하다고 생각된다면, 환자에게 방사선 검사를 받을 수 있는 의사에게 가서 검사를 받을 것을 권해야 한다. 당신이 직접 그 의사와 연결이 되어 있다면 환자 대신 의사에게 의뢰하거나 의견서를 보낼 수 있다.

확신의 힘(The power of certainty)

확신에 대한 다른 예는 호텔 직원을 대상으로 한 실험에서 찾아볼 수 있는데 이 책 서두에도 나왔던 내용으로 사람의 마음에 따른 운동과 건강과의 관계를 살펴보는 실험이었다(Crum & Langer 2007). 자신의 업무에 대해 좀 더 '확신'이 있는 사람들이 적절한 운동을 했을 때, 체중, 혈압, 체지방, 허리-엉덩이 둘레 비율, 체질량 지수가 낮아졌다. 이런 확신이 없는 사람들은 건강상의 변화가 거의 없었다. 활동량에 차이가 있는 것은 아니었다. 차이가 있었다면 그들의 신념 체계였다.

확신의 힘을 보여주는 다른 예는 어떤 사람이 담배를 끊으려고 할 때, 엄청난 일과 씨름하거나, 삶에 변화를 주거나 훈련을 요구하는 결정을 하거나 하는 것이다. 정신적 확신으로부터 오는 확실하고 명백한 힘이 있다. 나는 확신이라는 개념을 주요한 목표이든 사소한 목표이든 인생에서 성취하고자 하는 일이 있을 때 사용하곤 했고 다른 사람들도 수 없이 그랬다는 것을 봐왔다. 실례를 들려면 많지는 않지만, 우리 주변에서 확신이 목표를 성취하는데 있어서 주는 힘이 얼마나 대단한지 보여주는 예를 쉽게 찾을 수 있다. 어려운 일로 씨름하는 사람들은 결과에 대한 확신이 부족한 경우 실패할 위험이 더 높다. 이것은 긍정적 생각에 대한 것이 아니다. 긍정적 사고는 완전 다른 이야기이다. 확신은 좀더 무엇인가에 매진하는 생각이면서 확실함으로부터 오는 힘이다. 당약을 먹고도 그 약을 먹으면 나을 것이라는 확신 때문에 신경증, 우울증이 치료된 사례는 얼마든지 있다. 이런 일들은 1962년 환자의 권리와 사전 동의 법안이 세워지기 전에는 상당히 자주 일어났었다. 그 전에는 의사가 환자에게 플라시보를 처방하는 일이 종종 있었기 때문에 처방 받은 약을 먹으면 치료가 될 것이라고 확신하는 플라시보 때문에 환자의 상태가 계선되는 경우가 많은 것도 이상한 일은 아니다.

확신을 주는 몸짓 언어(The body language of certainty)

확신에 대해 또 한가지 짚고 넘어가야 하는 내용은 걱정, 절망, 수치심 등과 관련된 독특한 몸짓 언어가 있는 것처럼 특정한 마음의 상태와 관련된 특별한 몸짓 언어가 있다는 것이다. 확신을 주는 몸짓 언어는 걱정, 절망을 나타내는 언어와는 다르게 좀더 꼿꼿한 자세에 가깝고 활력과 건강함을 나타낸다. 환자는 의식하지는 못하더라도 의사의 몸짓 언어를 읽고 의사에게 그들의 몸짓 언어를 읽어주길 바랄 수도 있다. 몸짓 언어는 환자의 상태와 정보를 더 많이 얻을 수 있도록 도와주면서 환자들에게 건강하게 되는 방법을 제시해 줄 수 있도록 해준다.

임상 적용(Clinical application)

확신을 실제 임상 환경에 어떻게 다룰 수 있을까?

확신은 기대를 갖는 마음과 관련이 깊다. 이 장에서 초점은 결과에 대해 기대를 갖게 하는 것뿐만 아니라 치료 결과에 대한 확신을 갖게 되면 그것이 의학적인 목표이든지 다른 목표이든지 상관없이 더 치료가 잘 될 것이라는 사실을 깨닫도록 도와주는데 있다. 이러한 사실을 깨닫게 되면 우리 몸이 스스로 치료해 나갈 수 있는 힘을 무력화 시키는 인지부조화를 줄일 수 있게 된다.

추가적으로 명심해야 할 것은,

- 의심이 들 때는 적절한 정형외과 검사를 수행하라
- 모든 경우가 가능할 때는 상태에 대한 명확한 진단을 내리도록 한다
- 환자가 확신할 때 나타나는 몸짓 언어가 있음을 알고, 환자가 확신하지 못하고 있는 것 같을 때 환자의 상태에 대한 이야기를 통해 환자가 걱정하는 부분에 대해 이야기 하도록 하고 들으라.

Box 2.3

의사와 시간 보내기 (TIME SPENT BY THE PRACTITONER)

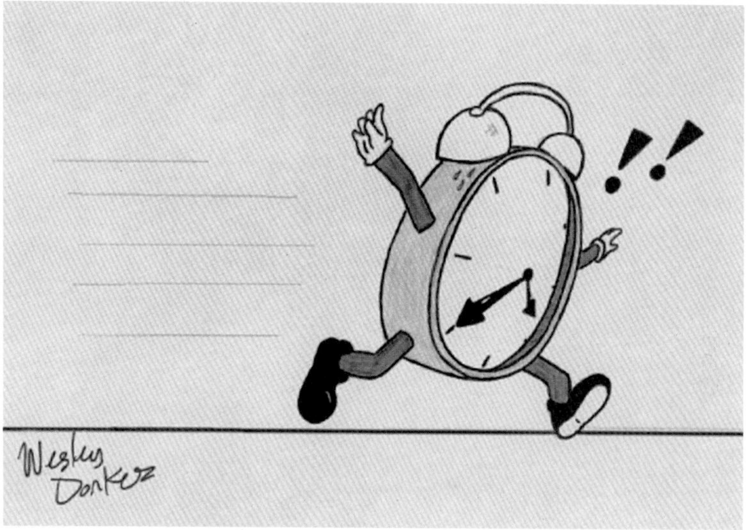

Fig. 2.14

내가 여러 주제를 조사하며 놀랐던 것처럼 이 책의 내용에 놀라는 분들이 많을 것이다. 하지만 플라시보 반응에 대한 많은 정보들과 임상 결과들은 모두 상식적으로 이해가 되는 내용들이다. 21세기인 지금은 단지 상식적이라는 말로는 충분하지 않다. 의사들은 늘 그들의 치료 방법에 대한 증거를 필요로 한다. 아인슈타인은 말했다. '상식이란 18세 까지 습득한 편견의 집합이다.' 상식은 늘 사실에 입각해야 하며 선입견에 의한 것은 아닌지 살펴보아야 한다. 환자가 의사와 많은 시간을 보냈을 때 치료효과가 좋아질 것이라는 것은 직관적으로는 매우 그럴듯하다. 만약 환자가 진료실에 들어가자마자 얼마 안되어 나오게 되면 치료에 대한 만족도가 높지 않을 것이다 하지만 진료시간을 계속 늘리다 보면 수확체감의 법칙이 나타나게 된다. 더 중요한 것은 그 시간 동안 무엇을 하느냐 이다. 다음의 데이터를 살펴보자.

진료시간이 적으면 환자의 만족도가 떨어진다 (Less time equals less patient satisfaction)

라이크와 지잔스키는 클리블랜드의 대학 병원 가정의에게 치료받는 환자들을 대상으로 환자의 만족도를 측정하는 설문을 수행했다(Like & Zyzanski 1987). 이 설문에서 의사와 더 많은 시간을 보내고 싶어했던 환자들일 수록 치료에 만족도가 적었다. 영국에서는 진료시간을 1분 늘리면 의사-환자간 의사소통이 여러 면에서 개선된다는 연구 결과가 나왔다(Wilson 외 1992).

영국에서 나온 또 다른 연구에서는 의사에게 5분 동안 진료 받은 경우 10분이나 15분인 경우에 비해 적절한 치료를 받지 못했다고 느끼는 경우가 많았다.

진료시간이 적으면 의료과실 신고도 많아진다 (Less time increases frequency of malpractice claims)

환자와 보내는 시간과 진료에 대한 불만 제기 건수의 상관관계에 대한 연구도 있다. 오리건과 콜로라도에서 59명의 의사를 대상으로 한 실험에서 진료 시간에 평균 18.3분 정도 소요된 경우가 평균 15분 소요된 경우보다 진료에 대한 불만 제기 건수가 적었다. 환자들은 충분한 시간 동안 진료가 이뤄지지 않는 경우 그들의 증상이나 문제에 대해 충분하게 다뤄졌다고 생각하지 않기 때문이다. 의료과실신고는 불만족의 끝단에 있는 것이다.

시간의 질과 양: 환자에게 질문하도록 유도하기 (Quality of time versus quantity of time: training patients to ask questions)

또 다른 실험에서는 진료시간을 16분부터 30분까지 달리해 보았는데 투입된 시간 보다는 그 시간에 무엇을 했느냐가 만족도에 영향을 주는 것으로 나타났다. 그린필드가 이끄는 팀이 수행한 두 가지 다른 실험에서(Greenfield 외 1985, 1988) 환자들에게 미리 의사로부터 정보를 끌어내기 위해 효과적으로 질문하는 방법을 훈련시킨 후 대조 그룹과 비교했다. 두 그룹 모두 진료 시간은 같았지만, 질문 훈련을 받은 환자들의 상태가 더 좋아졌고 대조 그룹에 비해 진료에 대한 만족도도 높았다. 환자와 보내는 시간이 중요한 이유는 그 시간 동안 환자가 질문하고 듣는 시간을 가질 수 있고, 적절한 설명을 들을 수 있으며 신뢰를 세울 수 있고 2장에서 다룬 여러 개념들을 만들어 나갈 수 있기 때문이다. 이러한 것들이 형성되고 나면 추가적으로 투입되는 시간은 수확체감으로 나타나는 것이다.

집에서 할 일 알려주기(Take-home message)

진료시간이 짧은 경우 치료가 더디고 환자의 만족도 줄어들지만 그 시간은 양의 문제가 아니라 질의 문제라는 것을 이야기 했다. 환자들에게 시간은 그저 분초가 아니라 의사가 그들의 말을 잘 듣고 귀기울였는지에 대한 문제이다. 만약 의사가 2장에서 다뤄진 능동적 듣기, 치료에 대한 적절한 설명하기 등의 중요한 개념들을 잘 적용하면서 시간을 사용했다면, 환자들이 진료가 허둥지둥 끝났다고 여기지는 않을 것이다.

의사의 관점에서 시간은 검사하고 치료하고 집에서 하는 치료와 식이요법을 설명하는데 시간을 충분히 갖는 것을 의미할 것이다. 환자의 관점에서도 다르지 않다. 환자들은 그들의 상태가 좋아지고 있는지 알고 싶어하고 진료가 끝난 후 집에 돌아가서 스스로 해야 할 일은 무엇인지 알고 싶어한다. 모든 것은 대화를 통해 이뤄진다. 검사를 하게 되면 기본적으로 어떤 검사를 하게 되는지 설명하게 될 것이다. 그럴 때 환자들은 검사가 잘 이뤄졌다고 이해하게 된다. 검사 자체가 짧은 시간 내 가능하다면 환자에게 이를 정확하게 설명하지 않으면 환자들은 뭔가 진료가 허둥지둥 이루어졌다고 생각할 수도 있다. 집에서 하는 재활 운동에 대해 설명해 주기 어렵다면 환자에게 운동법에 대한 내용이 있는 인쇄물을 줘야 한다.

기억해야 할 또 다른 내용은 환자가 적극적으로 질문하는 것과 건강 개선 상태와 명백한 관련이 있다는 것이다. 그러므로 진료하는 동안 환자가 적극적으로 질문할 수 있도록 유도해야 한다. 환자가 편하게 질문할 수 있게 되면, 환자가 걱정하는 것들에 대해 치료받는 동안 해결되었다고 느낄 가능성이 높아진다. 또한 환자가 적극적일수록 치료 과정에 더 능동적이게 되고, 치료로 인해 회복되었다고 느끼게 된다.

치료 기간에 있어서는 도수치료사들마다 다른 견해를 가지고 있고, 치료 기간에 대한 정해진 룰 같은 것은 없다. 결국, 중요한 것은 환자가 진료를 받는데 있어서 충분한 시간을 가졌다고 '느끼는' 데 있다. 환자가 만족하고 있는지 알 수 있는 방법은 치료를 마무리 할 때 다음과 같이 질문하는 것이다:

- '존슨씨, 다른 질문이 있나요?'
- '이제 좀 어떠신가요?'
- '이제 몇 분 안남았네요. 아직도 아픈 부위나 충분하게 이야기하지 못한 부분이 있으면 말씀해주세요.'

다음과 같이 치료가 마무리 되었음을 알려주는 것도 도움이 된다.

- '오늘은 여기까지 하면 될 것 같습니다. 더 진행하게 되면 내일 통증을 느낄 수도 있습니다.'
- '오늘 진료는 여기서 마치고 다음 주에 계속하겠습니다.'
- '시간이 다 되었네요. 3-4일 후에 다시 오셔서 치료를 계속하도록 하겠습니다. 그 동안 집에서 할 수 있는 운동이 있으니 이걸 가져가셔서 따라해 보세요.'

이런 식의 말이 충분하다는 것은 아니다. 다만 의사가 서두르면 환자는 귀신같이 안다는 것이다. 의사의 몸짓 언어, 행동 말 한마디 한 마디가 환자에게 그런 메시지를 전달하기 때문이고 환자를 속이는 것은 쉽지 않기 때문이다. 의사마다 치료법이 조금씩 다르다. 당신이 에너지가 넘치고 열정적인 의사라면 그 열정을 지속하라. 그것은 환자에게도 의사에게도 좋은 것이다. 하지만 서두르지는 말라. 서두르게 되면 빨리 빨리 하게 되고 환자도 이를 알게 된다. 시간을 기억하라!

환자로부터 피드백을 얻기 위해서 온라인 설문을 진행한다면 익명으로 진행할 수 있다. 이 방식은 환자가 불편했던 점까지 언급할 수 있도록 해준다. 환자의 만족에 대한 균형된 시각을 갖는 것도 중요하다. https://ko.surveymonkey.com/ 이나 구글폼을 이용해서 쉽게 설문조사를 할 수 있다.

의식의 사용(USE OF RITUAL)

구두 설명이 다 인것은 아니다. 치료에 관한 모든 설정(건강 전문가, 의료 기기들, 병원 환경)은 무엇이 치료적 행위 의식이라고 불리는지 보여준다. 사실 약은 치료 의식 없이는 효과가 미미하다.

의학박사 페브리지오 베네데티,
튜린 의과대학 생리학/뉴로과학 교수 (Benedetti 2012)

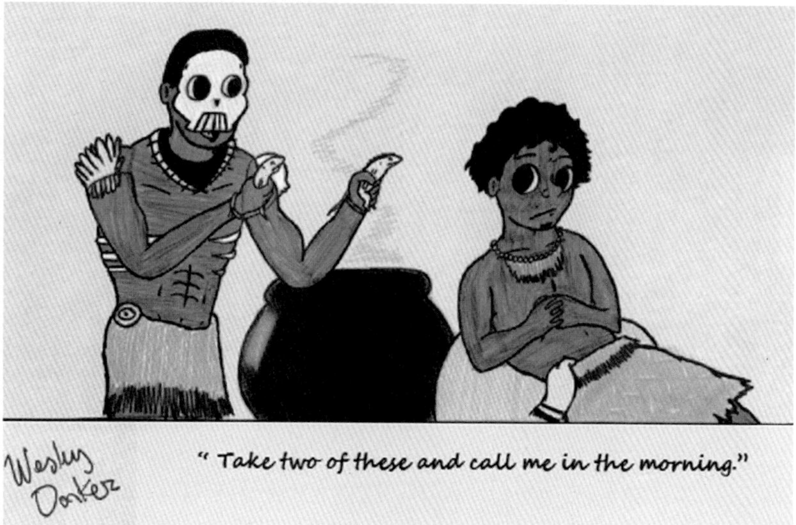
Wesley Donker
" Take two of these and call me in the morning."

Fig. 2.15

이번 과에서는 두 관점의 의식을 살펴볼 것이다. 첫 번째 관점은 매우 실용적이면서 조건화와 기대의 요소를 포함하고 있다. 두 번째 관점은 '신성'하면서 초월적 개념을 포함한다. 두 관점 모두 중요한 개념이지만 대부분의 독자들은 초월성과 관련된 의식은 넘어가고 싶어할 것이다. 분석적이면서 실증적 사고방식을 가진 사람들이라면 너무 추상적이라고 생각되는 부분은 지나쳐도 좋다. 나도 한 때는 이런 주제에 내키지 않아했다. 하지만 이 과를 그냥 지나치기 전에, 이어지는 몇 문단을 조금 더 읽어보면서 각각의 치료가 당신의 생각과 비교해서 어떤지 확인해 보라. 치료를 하기 전에 연습하는 것은 모든 의사에게 중요한 것이다.

치료 절차의 실제적 요소(Practical components of treatment ritual)

치료 절차의 실용적이고 실제적인 측면에서 우리는 환자들이 병원에 와서 떠날 때까지 어떤

모습인지 생각해 볼 수 있다. 아마도 다음과 같이 진행될 것이다:

- 환자가 병원에 들어와서 의료 스태프들과 인사를 나눈다.
- 환자와 악수를 한다.
- 병원에 음악이 흐른다.
- 의사가 나타난다.
- 환자의 심박수를 측정한다.
- 기본적인 정형외과적 검사를 수행한다.
- 환자의 눈, 귀, 손톱 등을 확인한다.
- **치료가 시작되면 환자의 이야기를 듣는 시간을 갖는다.**
- 하고 있는 치료에 대한 여러 측면 설명한다.
- 각 치료가 끝날 때 마다 증상이 완화되었는지 질문한다.
- 치료가 모두 끝난 후 괜찮아 졌는지 질문한다.
- 집에서 할 수 있는 내용이 적힌 유인물을 환자에게 전달한다(재활운동, 환자 교육, 통증 일지 등)
- 각 치료가 끝날 때 마다 환자에게 물 한잔 씩 준다.
- 추가적으로 필요한 치료 절차를 반영한다. 어떤 절차는 당신의 병원만의 독특한 절차일 수 있고 각 환자마다 특별한 절차가 추가될 수도 있다.

치료 절차의 실용적 측면은 조건화와 기대의 요소를 포함하고 있다. 기대의 측면을 보면, 환자들은 여러 병원을 다니면서 어느 정도 기대를 갖고 병원에 오게 된다. 마사지 치료사로 일하면서 나는 전문적인 병원처럼 보이는 곳도 많이 보았지만 어떤 경우는, 특히 홈오피스인 경우는 전문적으로 보이는 것과 거리가 먼 경우도 있었다. 내 생각이 어떻든지에 상관없이 환자들의 생각은 다를 수도 있다. 당신이 아늑하고 은은한 조명에 향기가 나는 듯한 분위기와 거리를 둘 수록, 평균적인 환자들에게서 플라시보 효과가 줄어들게 될 것이라는 것을 인식하는 것이 중요하다. 꼭 아늑한 분위기여야 한다는 것을 말하는 것은 아니다. 단지 여기서 기대에 대해 이야기 하고 있으므로 당신의 진료실에서 전문성을 제거해 나갈 수록, 환자들은 플라시보 효과에서 멀어진다는 것을 말하고자 하는 것이다.

치료 절차의 다른 측면은 조건화이다. 이런 말을 하는 환자들을 많이 보았다. '제 다리를 당기는 걸 잊으셨네요.' (종아리 풀어주기) 또는 마무리에 하는 치료를 언급할 때도 있다. 우선, 나 조차도 종아리 스트레치나 종아리 풀어주기처럼 특정한 움직임들을 치료가 끝날 때 의례적으로 한다는 것을 알지 못한다. 하지만 환자들은 알아차리는 경우가 있다. 둘째로, 환자의 상태에 따라서는 특정한 치료를 빼는 경우가 있는데, 환자들은 그 치료에 조건화가 되어 있어서 그 방법을 기대하고 있는 경우가 있다. 위의 리스트에서도 보듯이 절차적 요소들은 때때로 전체적으로 인식될 수 있다. 이 내용으로 워크샵을 하게 된다면 전문가들과 같이 이 목록들을 보완해 보고 싶다.

절차 사용을 지지하는 이론은 조건화를 지지하는 이론과 동일하다. 아마도 플라시보 효과의 가장 사실적인 측면일 것이다. 반복적으로 일어나는 치료는 이전의 결과와 행동의 강화시켜나 간다. 이 것은 이전에 결과가 안 좋았을 때도 마찬가지라는 것을 명심해야 한다. 그렇다면, 당신은 치료 방식뿐만 아니라 조건화 계기나 치료 절차들을 바꾸고 싶을 것이다. 조건화 이론을 지지하는 이론이 절차에도 적용되기 때문에 조건화에 나오는 실제적인 치료 제안들이 여기에도 적용될 수 있다.

도수치료의 절차의 중요성 관련한 다른 참고자료는 '도수치료의 효과: 영국 사례 보고' 라는 제목의 2010년도 보고서이다. 이 보고서는 최근 49건의 논문을 심층 분석하고 16가지의 임상 가이드 및 46건의 RCT가 반영되었다. 이 보고서는 다음과 같이 결론을 맺고 있다:

> *게다가, 환자와 의사의 상호간에 일어나는 절차들이 적용하는 치료법에 따른 효과와 별개로 치료효과를 발휘한다는 것을 보여주는 상당한 증거가 존재한다. 이러한 현상을 맥락 효과(contextual effects)라고 부른다.*
>
> (브론포트 외 2010)

의식(절차), 상징과 초월성 (Ritual, symbols and transcendence)

아마도 의학보다 더 오래된 전통적인 치료 기관 중의 하나는 교회 또는 종교라고 할 수 있다. 믿음과 치료의 상관관계는 아주 오래된 개념이다. 예를 들어, BC 1552년에 작성된 에베르스 파피루스(B.C. 16세기에 기록된 고대 이집트의 유명한 의학 문서의 하나)는 당시에 안수나 신앙을 통한 치료가 있었음을 보여주고 있다. 이 전에 구전 역사를 가진 많은 문화권에서도 그들의 종교적 전통과 섞인 치료가 있었음을 알 수 있다. 이런 치료에서 전형적인 것은 성인이 치료 절차에 밀접하게 관여하고 있다는 것이다. 성인이 등장함과 동시에 그 치료는 필연적으로 종교적이 되고 만다. 도수치료에서는 종교적 치료를 하지 않지만, 성인이라는 존재가 각 개인에 얼마나 깊이 파고드는지를 알 필요는 있다.

> *의식은 신화에 참여하는 기회를 준다. 당신은 어떻게 해서든 신화적 틀에 따라 의식하고 행동하게 된다. 내가 명확히 하고 싶은 것은 신화적 틀이 정신을 반영하고 있다는 것이다. 의식에 참여함으로써 당신은 신비한 영역에 있게 되고, 그 신비한 영역은 당신 자신의 깊은 심연에 닿게 한다.*
>
> 조세프 캠벨 (2003)

조세프 캠벨은 의식과 신화를 연구하는데 전 생애를 보냈으며 의식을 그룹에 소속된 개인이 그 그룹이 공유하고 있는 신화(여기서 신화는 종합적인 실상 또는 궁극의 진리)에 참여하게 하는 메커니즘이라고 보았다. 이를 통해 초월성을 경험하는 것이다. 그러면 의학에서 의식은 무엇인가? 우리는 삶에서 재미없는 일상에서 벗어나 한 층 높은 수준에 이르기 위해 단지 마지 못해 하는 것 이상의 것이 있다는 것을 믿을 필요가 있다. 의식은 이러한 기능을 위해 오랜 기간 사용되어 왔다.

상징과 의식에 관한 한, 지역 교회나 성당이나 모스크에 가보면 된다. 교회는 수천 년 동안 이러한 일을 경험해 왔으며 초월성을 목적으로 특별한 상징과 의식을 사용하는 놀라운 일을 해 왔다. 개인적으로는 부모님이 우리 형제들을 데리고 매 주일 영국성공회 교회에 갔던 종교적 경험이 있다. 성공회에는 의식이 정말 많다. 목사는 특별한 의식이 있을 때는 꼭 가운을 입는다. 목사를 돕는 사람은 카속(흑백 가운)을 입고 초에 불을 붙이거나 행렬을 이끌거나 목사를 돕는 등 여려 의무를 담당한다. 초는 회중들이 모두 자리에 앉으면 켜지만, 실제 예배가 시작되기 전에 하는 것이다. 초에 불을 킨다는 것은 예배가 곧 시작될 것이라는 것을 회중들에게 알려주고 '곧 마법이 시작된다' 는 것을 알려주는 것이다. 그리고 나서 목사와 장로, 성가대 행렬이 예배당으로 들어온다. 예배 중에는 종종 향을 피워두기도 한다. 성가대는 시편과 찬양 부르는 것을 인도한다. 복음서를 읽고 목사가 설교를 한다. 예배의 중심은 각 회중이 공동체에 속해있음을 확인하는 성만찬인데 목사의 주관으로 그리스도의 몸과 피를 상징하는 빵과 음료를 마신다. 성찬에 참여하는 사람들에게는 마법 같은 순간이 아닐수가 없다. 마지막으로 초가 꺼지면 모든 예배 의식이 마치게 된다.

이제는 더 이상 성공회 교인도 아니고 다른 종교도 갖고 있지 않지만 여전히 내가 다녔던 교회를 포함하여 많은 교회들이 상징과 의식에 관한 한 최고라고 생각하고 있다. 당신도 교회에 들어선 순간 모든 것들이 당신이 다른 행성에 들어왔음을 말해줄 것이다. 종교적 맥락에서 말이다. 좋은 의식들이 다 그렇듯, 이런 의식적 요소들은 수백 년 또는 수천 년 동안 다듬어진 것들이다. 조세프 캠벨이 지구상의 문화들에 존재하는 신화적 요소가 나로 하여금 이를 깨닫게 해 주었다. 지금까지 존재해왔던 모든 사회에는 고유의 신화(중심이 되는 신화적인 믿음)와 개개인이 그 신화에 참여하는 의식이 있었다. 이 믿음의 중심에는 개인 혼자서는 신화에 직접 다가갈 수 없다는 불문율이 존재한다. 이것이 바로 의식이 필요한 이유이다. 의식은 유한한 존재인 인간이 초월적 존재에 접근하는 수단이며 사람들이 신성한 영역에 참여할 수 있도록 하는 방편이다.

신성한 치료 행위(The sacred act of healing)

독자들이 왜 우리가 의식과 상징, 초월성에 대해 논의하고 있는지 그 이유를 알아가고 있기를 바란다. 우리 환자들도 이러한 초월성과 치료라는 성스러운 행위를 통해 치료가 되기를 원한다. 이것은 온갖 종류의 치료 의식과 행위를 포함한 오늘날의 샤머니즘처럼 보인다. 우리는 환자들에게 있어 성직자와 같은 역할을 하게 되는 것이다.

교회에 가는 것과 의사에게 가는 것에는 큰 차이가 있지만 중요한 것은 치료가 일어나는 환경이라는 것을 말해주는 요소들을 환자들이 의식적으로든 무의식적으로든 느끼게 되는 요소들이 있다는 것이다. 치료가 성스러운 일이라는 것에는 의심의 여지가 없다. 그 성스러움이라는 주제에 대해 논의하기에 앞서 우리가 하려고 하는 성스러움이 무엇인지 잠시 살펴볼 필요가 있다. 우리는 사실 환자의 삶과 개인적 영역에 여러 단계로 자리잡게 된다.

- **개인적 단계**– 이 단계의 예로 환자의 건강 정보나 다른 개인적 일들을 알 수 있다.
- **신체적 단계**– 이는 치료를 위해 환자의 몸을 진찰하고 검사하는 것이다.
- **영적 단계**– 이 단계는 정량화하기 어렵지만, 대부분의 의사들은 인간에게 영적인 측면이 있다는 것을 이해하고 있다. 나 같은 경우, 환자를 치료하면서 상호간에 짧지만 깊은 영적인 연결을 경험하곤 한다.
- **다른 단계들**– 정량화 하거나 설명하기 어렵지만 이 책의 범위를 벗어나는 여러 다른 연결이 일어난다.

환자들은 의사에게 환자 개인의 영역으로 들어올 수 있는 권한을 준다. 의사들은 그 영역을 오가며 정보를 축적한다. 의사들은 이러한 영역이 신성한 영역이라는 사실을 기억해야 한다. 우리가 이 영역에 들어갈 권한을 얻었고, 이 영역이 신성한 곳이라는 것을 끊임없이 우리 마음속에 각인시켜야 한다. 학교에서는 한 번도 이 사실을 배운 적이 없지만 마사지 치료사로서 이것을 깨닫기 까지 오랜 시간이 걸리지 않았다. 내 생각에 이런 태도, 이러한 접근, 이런 믿음은 당신이 오랜 시간 전문가로 일하기를 원하고 사람들의 삶에 긍정적인 영향을 끼치기 원한다면 도움을 줄 것이다.

이제 다시 치료라는 신성한 행위로 돌아가보자. 환자가 기대를 가지고 당신의 병원을 찾아왔다. 환자는 알지 못하지만 특히 한번도 당신 병원에 와 본적이 없는 환자라면, 말로 표현하는 기대와 표현하지 않는 기대 모두를 갖고 있을 것이다. 또한 어떤 놀라운 일이 일어날 거라는 의식적이고도 무의식적인 기대도 있을 것이다. 기대하는 일이 병원에 오자마자 일어나지는 않지만 마법은 이미 시작된 것이다. 내가 농담조로 말하는 것일 수도 있지만 환자들은 실제로 무언가 일어나길 바라는 것이다. 그런 마법이 일어나도록 하기 위해, 한층 높은 수준 즉 한시적으로 인간을 초월하는 수준으로 가야 한다. 원시적인 사회에서는 주술사들이 이런 역할을 담당했다. 오늘날의 주술사인 의사들은 사람들을 치료하는 일을 한다. 과거의 주술사들처럼, 교회에서 초를 켜는 것처럼, 우리도 실제로 치료라고 알려진 '마법'이 시작되고, 일어나도록 치료 경험을 환자에게 주기 위해 치료 현장에서 의식을 사용하는 것이다.

잠시 의학계에서 의식의 사용에 대한 관점을 살펴볼까 한다. 스탠포드 의과대학에서 의학의 이론과 실제를 가르치고 내과 수석의인 아브라함 버기즈 박사는 다음과 같이 말했다:

나는 여러 문화권에서 온 대부분의 환자들이 의사가 환자를 보는 의식에 대한 깊은 기대가 있다는 사실을 알게 되었다. 환자들은 흰 가운을 입은 의사가 두르고 있던 청진기로 배를 진찰하는 30초도 안 되는 시간 동안 그것을 금새 알아차린다. 의식은 진료실에 들어와 진료를 받으면서 변화가 일어나는 것이다. 그 변화는 의사와 환자와의 관계가 이어지는 것인데 다음과 같이 말하면서 일어난다: '제가 이 병이 치료될 수 있도록 해드리겠습니다. 좋을 때나 나쁠 때나 의사인 제가 함께 할 것입니다.' 이것은 의사가 의식의 중요성에서 잊지 말아야 할 핵심이다.

(Verghese 2011)

이 문장에 한가지 더한다면 의사뿐만 아니라 의료에 종사하는 모든 사람들이 의식의 중요성에 주목해야 한다는 것이다.

센터링 하기(Centering yourself)

의식에서 첫 번째로 가장 중요한 것은 바로 센터링 연습이다. 의사로서 모든 순간 모든 치료에 최선을 다하는 것은 중요하다. 그것은 몇 일 전, 또는 몇 주 전이나 몇 달 전에 있었던 안 좋은 일이나 방금 통화한 내용, 그 이전의 어떤 경험이든지 모든 개인적인 짐을 내려놓는 것을 의미한다. 또한 다음 환자를 진료하기에 앞서 지난 환자의 일은 잊어야 하는 것도 포함한다. 그렇게 하기 위한 가장 좋은 방법이 바로 센터링이다. 센터링하는데는 몇 분도 안 걸리지만 그렇게 되려면 연습이 필요하다. 개인적인 진료실이 없다면 치료실이나 문을 닫을 수 있는 공간에서 센터링을 연습해야 한다. 이것은 부분적으로는 당신에게 유익이 되지만 다음 환자를 위해서 당신이 잘 준비될 수 있도록 관심을 집중하는 연습을 하는 것이다. 센터링하는 여러 방법이 있지만, 센터링을 연습하기 위해 기본적인 세 요소를 소개하고자 한다:

1. **당신의 모든 문제는 문 앞에 내려 놓는다.** 밤에 잠자리에 드는 것처럼, 지금은 당신의 문제를 위한 시간이 아니다. 당신이 안고 있는 어떤 문제든 당신이 하려고 하는 치료와 분리시켜야 한다. 미래에 대한 걱정이나 과거의 어떤 경험을 떠올리는 것은 치료를 방해만 할뿐이다. 치료를 하는 동안 당신의 시간은 환자의 소유이다. 센터링 연습을 할 때 이 연습을 하면 진료실에 들어갈 때 준비된 상태로 들어갈 수 있다.

2. **몸의 긴장을 푼다.** 꾸준히 할 수 있는 명상 운동을 배우고 실행하면 몸의 어느 부분이든

근육의 긴장을 풀 수 있게 된다.

3. **마음을 진정시킨다.** 마음을 차분하게 하고 뇌가 알파파를 생성할 수 있는 상태로 들어가면 스트레스가 줄고 직관력이 높아지면서 치료 능력도 향상된다(Jauk 외 2012). 만약 명상으로 마음을 훈련시키면 원할 때는 언제든 안정을 취할 수 있게 된다. 한번 훈련이 되면, 30초면 센터링을 할 수 있게 되고 뇌에서 알파파 활동을 증진시킬 수 있게 된다.

다른 어떤 것보다, 이 선치료 의식이 선행되어야 하고 모든 다른 문제들은 뒤로 하고 현재에 집중하면 환자를 맞을 때마다 당신은 최상의 상태로 준비될 것이다.

치료 의식의 4가지 요소

전문가들은 치료 의식을 무엇이라 말하는가? 당신도 알다시피, 이 분야에 정해진 법칙은 없다. 하지만, 전인적 간호 운동을 시작한 바바라 도시의 견해를 따르고 싶다. 그녀는 치료 의식에 다음과 같은 4가지 특성이 있다고 보았다:

- **일상의 일과로부터 떨어진 시간을 갖는다**– 이것은 앞에서도 언급했듯이 자기 자신에 집중하는 것이다.
- **치료할 공간을 마련한다**– 진료실은 치료를 목적으로 만들어진 공간이다. 실제 설계에 관한 문제는 '임상/치료 환경'이라는 단원에서 다루려고 한다. 환자와 함께 진료실에 있을 때는 다른 어떤 종류의 방해로부터 자유로워야 한다. 치료 중간에 치료와 관련이 없는 다른 일을 하게 되면 환자는 방치된 것 같다는 느낌을 받게 된다. 진료실 관련 정책이나 지침이 이러한 일을 막을 수 있다. 이와 관련된 주제가 의사들이 종종 하게 되는 왕진이다. 치료를 위해 환자가 있는 곳으로 가게 되면 여러 가지 일들이 있을 수 있는데 집중을 방해하는 일이 생길 수도 있고, 비밀스럽게 진료해야 하는 경우일 수도 있고 환자가 치료하는 동안 일상 업무를 놓지 못하는 경우도 있다. 이러한 문제들은 치료의 목적을 달성하기 위해 사전에 논의하는 것이 좋다.
- **건강전문가나 의료팀을 고용한다**– 이 내용은 따로 설명이 필요 없는 부분이다. 명심할 것은 만약 환자가 다른 의료진을 보고 있다면 같은 마음을 가지는 것이 중요하다는 것이다. 이것은 어려운 일 일수 있다. 그런 경우 환자의 건강을 위해 무엇을 해야 하고, 각 의료진이 상황을 어떻게 보고 있는지를 공유하기 위해 의료진 사이에 대화를 할 필요가 있다.
- **의도한다**– 한편으로 의도는 설계상 치료에 꼭 들어갈 필요는 없는 내용이다. 의사로서

당신은 과학과, 치료의 기술과 환자의 문제들에 먼저 초점을 맞춰야 한다. 각각의 치료 전에 센터링하는 것은 이러한 마음 상태를 갖도록 도와준다. 또 한편으로는 환자 자신이 치료 효과를 극대화 하고 싶다면 그들 개인적으로 그들의 몸에 신경 써야 한다는 것이다. 이것은 불교의 치료, 샤머니즘, 그리고 다른 종류의 의식 치료의 공통된 주제이다. 의료 환경에 적용한다면 환자가 자신이 치료되고 있다는 것을 알고 회복되는 것을 마음으로 보는 것이다. 환자들은 기독교도이든, 불교도이든, 아유르베다(힌두교) 의술이든 중의학이든, 북아메리카 원주민이든 다른 어떤 종류의 종교이든 그 종교에서 쓰는 상징체계를 따르게 되어 있다. 그 상징체계가 무엇이냐는 중요한 것이 아니다. 중요한 것은 그 상징체계가 강력한 것이 되어 치료 의식과 함께 간다는 것이다.

치료 의식의 3가지 단계(The three phases of the healing ritual)

앞서 언급한 성공회 교회 이야기를 기억할 것이다. 그리고 그냥 한 소리가 아니라는 것도 알게 되었을 것이다. 각각의 의식에는 처음인지 중간인지 끝인지 알 수 있는 명백한 표시가 있다. 치료하는 것도 마찬가지로 환자가 치료의 과정을 알 수 있는 표시들이 필요하다. 그렇다면 도수치료에서는 어떤 것이 그런 역할을 할까? 각각의 치료소마다 다르고 개인마다 다르겠지만 몇 가지는 꼭 있어야 하는 것이 있다. 치료소의 운영과 설치, 치료 환경이 그것이다. 대부분의 내용은 임상/치료 환경에서 다루겠지만 여기서는 치료 자체에 대해 논의하고자 한다. 당신은 진료소를 혼자 운영하거나 좀더 큰 규모로 운영하고 있을지도 모른다. 당신이 모든 것을 통제할 수 있는 경우도 있고, 권한이 제한적인 경우도 있다. 여러 사람이 있는 치료소라면 환자가 처음 왔을 때 하는 인사는 안 할 수도 있다. 또한 환자의 재방문 일정이나 치료비 결제 등을 담당하지 않거나 진료소를 떠날 때까지 지켜보지 않는 경우도 있다. 이런 것들이 당신의 진료와 아무런 상관이 없으면 좋겠지만 진료 외의 요소에서 잘못이 일어난 경우 당신의 치료 효과마저 깎일 수 있다. 그러므로 이런 일들은 교육과 훈련이 필요한 부분이라고 할 수 있다. 환자가 진료실에 들어오는 순간, 진료를 받는 동안, 그리고 병원을 나서는 순간까지 세 단계가 치료 의식이 일어나는 세 단계라고 볼 수 있다.

진료실에는 치료의 상징이 되는 여러 가지 물건들이 있다. 삽화, 화분, 향기, 의료차트나 포스터, 해부 모형, 자외선 치료나 레이저 같은 치료 장비나 간섭 전류 치료기 같이 환자에게 그

---

3 향기는 안 좋은 냄새를 커버하기 위해 주로 사용해 왔다. 향수를 사용하는 것보다는 방을 청결히 하고 환기를 잘 시켜주는 것이 훨씬 좋은 방법이다. 특정한 향기가 나게 되면 대부분의 사람들은 '무슨 향기일까?'를 먼저 생각한다. 향수를 사용하는 데 또 다른 문제는 화학 물질이 우리 건강에 좋지 않은 경우가 많고 천식을 일으킬 수도 있다는 것이다. 공기중의 화학 성분이 어느 정도가 안전하다는 기준은 없다. 대부분은 스프레이를 뿌리거나 플러그인하는 방식으로 향수를 사용한다. 만약 향수를 사용해야 한다면 순수한 에센셜 오일을 사용하라. 이 문제에 대한 더 상세한 사항은 CDC 웹사이트를 방문하여 건강한 실내 환경 매뉴얼의 5장. 실내 오염 및 독성물(https://www.cdc.gov/nceh/publications/books/housing/housing_ref_manual_2012.pdf)을 참고하길 바란다.

들이 치료 환경에 들어와 있다는 것을 알려주는 것들이 그것이다. 방안의 이런 상징물들은 당신의 의도에 따라 편안하게 보이는 것들 일수도 있고, 의학적으로 보이는 것들 일수도 있다. 진료실에서 나는 향기는 강한 감정적 트리거로 작용하지만 향기를 선정할 때는 신중해야 한다. 당신이 주로 사용하는 향기가 있다면 당신은 그 향기에 적응되어 거의 인식을 못할 수 있다. 그래서 더 향기가 나게 하려고 향수를 더 뿌리거나 할 수도 있다. 예를 들어, 베르가못이나 라벤터향이 나면 좋을 것 같다는 생각에 더 뿌리면 환자의 후각을 힘들게 할 수도 있는 것이다. 에센셜 오일은 필요할 때[3] 약간씩 가끔만 사용하는 것이 좋다.

1. **진료실에 들어오기 또는 시작**- 환자와 인사를 나누면서 진료가 시작된다(또는 병원내 다른 직원과 이미 인사를 하고 대기실에서 기다리고 있는 경우도 있다). 아마 당신은 직책과 이름이 쓰여진 의사 가운을 입고 있을 것이다. 새로운 환자이든 재방문인 환자이든, 환자에게 진료실로 들어오라고 할 것이다. 만약 음악을 사용한다면 미리 틀어놓아야 한다. 규모가 큰 곳인 경우 이런 음악은 종종 밝은 느낌의 잔잔한 음악일 것이다. 새로운 환자라면 환자가 진료를 기다리는 도안 최대한 전문적으로 보이는 것이 중요하다. 당신이 치료 전반을 책임지고 이끌어갈 훈련된 전문가라는 것을 보여주는 상징들이 필요한 것이다. 이것이 전부라는 것은 아니지만 환자에게 좋은 첫인상을 남길 단 한번의 기회임은 확실하다. 그리고 나서 환자와 상담하면서 눈을 맞추고 자신감을 보여주고 2장에 나온 여러 개념들을 따르다 보면 좋은 출발을 하는 샘이다. 치료가 진행중인 환자에게는 현재 상황에 대해 이야기 하고, 오늘의 주요 문제가 무엇인지 또는 걱정되는 것은 무엇인지 이야기를 나누는 것이 중요하다. 새로운 환자든 진행중인 환자든 노트를 하면서 그들의 상태에 집중하고 있다는 것과 건강 전문가로서의 당신의 자신감을 보여줄 수 있는 것들을 사용해야 한다. 마지막으로, 옷을 갈아입도록 하거나 탈의를 하도록 지시한다. 이런 경우 문을 닫고 환자에게 시간을 주어야 한다. 이 시간 동안 당신은 센터링을 할 시간을 가질 수 있다. 하지만 병원의 규모가 있어서 센터링할 별도의 공간이 있다면 진료실이 센터링하는 공간이 아닐 수도 있다.

2. **몸 치료하기**- '몸'이라는 단어를 쓴 것은 우연이 아니다. 우리는 사실 환자의 몸을 치료하고 있고, 전에도 말했듯이 환자의 몸은 당신이 들어갈 권한을 얻은 신성한 공간이다. 도수치료사들은 손을 올려놓고 치료하게 되는데 이것은 우리가 가지고 있는 가장 강력한 의식적 상징이다. 우리의 모든 훈련과 상징이 하나가 되는, 마법이 시작되는 시점이기도 하다. 치료라는 것은 어떤 과정을 따라 진행된다는 것을 알 것이다. 하지만 경험이라는 의식적 모델로부터 변형이 일어나는 신성하고 신비한 순간인 것이다. 많은 환자들이 치료하는 동안 즉각적인 신념을 경험하는데 다른 도수 치료사들에게 말할 수는 없지

만 마사지를 통한 감각적 입력으로 많은 환자들이 다른 공간으로 이동하고 그것이 영적일 수도 있고 아닐 수도 있지만 변화가 있다는 것은 확실하다. 향기나 의학 포스터, 해부 모델, 의료 장비 같은 진료실의 상징물들이 치료를 시작하면서 의식적 장비가 될 수 있다. 예를 들어, 만약 당신이 진료실을 아로마치료를 위해 쓴다면 해부학 모델이나 의학 차트, 전기 요법 장비 등을 이용해서 환자에게 시각적으로 치료에 대해 알려줄 수 있다. 이러한 장비들은 차후에 조건화에 사용될 강력한 의식 상징으로서의 역할을 할 수 있다.

3. **종료 및 마무리**- 모든 것에 마무리가 있듯이 치료도 그렇다. 대개는 치료가 끝났다는 말을 하거나 치료가 언제 끝나는지 궁금해 하는 사람인 경우 거의 마쳤다고 말해줄 수 있다. 예를 들어, 마사지 치료사들은 시간 기반의 의학 모델로 일을 하기 때문에 이런 경우 환자에게 치료가 거의 끝나가고 있다고 말해주는 것이 좋다. 그럼으로써 환자에게 오늘 환자가 말한 모든 문제들에 대해서 다 다루어졌는지 또는 환자의 기대가 충족되었는지 확인할 수 있다. 예를 들어, '천천히 일어나시고 필요한 시간만큼 쉬셨다가 제 자리로 오세요.' 라고 말할 수 있다 여기서 조명도 치료가 완료되었다는 것을 알려줄 수 있다. 이런 사인들은 애매모호하지 않으면서 치료가 끝났다는 것을 알려줄 수 있는 방식이어야 한다. 당신은 치료가 전이가 일어났음을 알려주었고 도수 치료도 했다. 이제 치료 과정이 마무리 되었다는 것을 알려주어야 할 때이다.

이 시점에서 환자에게 알려줘야 할 내용은 도수 치료는 끝났지만 몸 안에서 일어나는 치료는 도수 치료 내용에 따라 이 후 몇 시간 또는 몇 일 동안, 몇 주 동안 지속될 것이라는 것이다. 즉 의학적인 치료는 다 끝났지만 몸 안에서 일어나는 치료는 실제로 계속된다는 것이다. 즉, 치료 과정이 진행 중임을 알려주는 것이다. 이제 그러한 정보를 알게 된 환자의 몸 내부에서는 환자의 활성화된 치료 능력을 이용해 치료 과정이 계속될 것이다. 이 사실을 의사와 환자 모두 아는 것이 중요하고, 환자들에게 그들의 몸 안에 놀라운 치료 능력이 있으며 다음 예약시까지 그 치료 능력이 지속된다는 사실을 상기시켜야 한다.

임상의사의 페르소나(THE CLINICIAN'S PERSONA)

환자에게 플라시보 효과를 끌어내지 못하는 의사는 의사가 아니라 병리학자가 되어야 한다.

블라우 1985

이 장에서 다룰 내용은 헬스 전문가로서 당신이 만들어 내야 하는 전문가적인 태도와 이미지에 대한 내용이다. 이 이미지는 실제 당신의 모습은 아닐 수도 있다. 당신의 이미지는 당신을 좀더 자신감 있게 해 주고 당신을 전문가답게 만들어 줄 것이다. 또한 확신에 찬 모습으로 비춰지게 할 것이다. 당신의 전문가적 이미지는 완벽한 변신까지는 아니어도 분명한 것은 당신이 친구에게 대하는 태도로 환자에게 하지는 않을 거라는 것이다. 친구 앞에서는 신발을 아무렇게나 벗고 같이 술도 마시고 하겠지만 환자와는 그렇게 하지 않는다. 어떤 사람들은 전문가적 이미지를 대수롭게 여기지 않지만 그렇게 쉽게 접어둘 문제는 아니다. 중요한 것은 당신은 환자와 있는 매 순간 전문가로서의 이미지를 만들어 내고 있고 환자들은 그런 당신을 치료사/건강관리자/의사 등으로 보게 된다는 것이다. 이러한 페르소나는 만들어 낼 수 있는 것이어서 환자로 하여금 치료 결과를 극대화 시킬 수 있는 것이 바로 이 이미지이다. 기억해야 할 중요한 사항은 우리가 플라시보 효과에 대해 이야기 할 때, 의사에 대한 환자의 인식과 의사의 능력이 환자의 건강 상태에 영향을 주고 이것은 환자와의 관계에서 끊임없이 형성된 의사의 이미지 또는 페르소나에 의존적이라는 사실이다.

플라시보의 문화적 측면이 흥미로운 것은 당신이 사는 곳이 어디인지, 어떤 사회인지에 따라 굉장히 다양하기 때문이다. 문화적으로 전문가들은 자신감이 있어야 한다는 것이 지배적인 관점이라면, 당신도 전문가적 이미지에 그와 같은 관점을 적용시키는 것이 좋다. 이 말은 자신의 독특한 특징을 버리라는 것이 아니라 당신의 페르소나의 여러 측면 즉, 당신의 전문가적 이미지는 당신 자체이기 보다 당신이 만들어낸 이미지라는 의미이다. 마찬가지로 그 사회에서 전문가들은 진지한 사람들이라는 시각이 있다면 경솔한 행동이 광대처럼 보일 수 있다는 사실을 인지해야 할 것이다.[4]

임상의사의 페르소나는 많은 측면을 내포하고 있다. 그 중에서 특히, 당신의 전문성, 당신의 신념체계, 당신의 신뢰도, 전문적인 능력과 열정의 측면을 살펴보고자 한다.

4 문화에 따라 다르게 나타나는 플라시보에 대한 인식은 흥미로운 주제이다. 이 주제에 관심 있다면 다니엘 모어맨의 책 '의미 의학과 플라시보 효과'를 읽어볼 것을 권한다. 모어맨은 미시건-디어본 대학 인류학 명예교수이다. 그는 생애 대부분을 의학의 인류학적 관점을 찾는데 보냈다. 그래서 수 많은 플라시보 효과를 접할 수 있었다. 나는 그의 관점이 아주 새롭다고 생각한다. 그의 연구에 대한 내용은 인터넷에서 쉽게 찾아 볼 수 있다.

전문성(Professionalism)

북미에서는 보건 의료 분야에 종사하는 사람들에 대한 전문성 요구가 날로 높아지고 있다. 전문성에는 여러 측면이 있고, 사실 모든 측면이 치료 결과와 관련되어 있다. 왜냐하면 전문성의 토대가 환자의 관심에 있기 때문이다. 흥미로운 것은 플라시보 효과 관련한 윤리적 질문들이 있다는 것이다. 의료 전문가로서, 당신이 가장 신경 써야 할 것은 바로 환자이다. 그런 이유로 의사는 종종 전문성과 윤리의 문제에 봉착하곤 한다. 당신이 전문가적으로 행동할 수록 플라시보 효과를 높일 수 있고 좋은 치료 결과도 기대할 수 있게 된다. 의료 전문가로서 행동 지침에 대한 예시들은 다음과 같다:

- 의료 전문가로서, 연방법 및 주법의 테두리 안에서 진료한다.
- 특수하고 상세한 훈련과 교육을 받는다.
- 적법한 자격시험을 통과했다는 증명서를 걸어 놓는다.
- 굉장히 복잡한 지식 체계에 통달한 사람이어야 한다.
- 전문직 수행을 위해 필요한 지식, 기술 등에 요구되는 수준에 도달한 사람이어야 한다.
- 전문분야에 대한 허가 및 자격증을 소유한다.
- 의료전문가로서 같는 페르소나로 가장 중요한 것은 그들이 봉사하는 사람의 이익을 추구하는 것이다. 사실 누군가가 어떤 사람이 전문적이지 않다고 할 때 그들의 관심이 환자가 아닌 경우를 말하는 것이다.
- 전문성을 입증하기 위해, 의료 전문가는 사회 계약이라고 불리는 계약을 맺어야 한다. 이 계약 안에서, 의료 전문가는 그들의 환자의 건강과 안위를 최우선으로 해야 한다는데 동의해야 한다. 이 계약의 대가로, 사회는 의료 종사자들에게 적법한 권한과 권리를 부여해야 한다.
- 항상 최근 연구 결과와 최신의 모범 사례를 참고한다.
- 배우기를 멈추지 않는다.
- 대학교에서 배운 실무 지침 문서를 따른다.
- 대학교에서 배운 윤리 강령을 따른다. 온타리오의 마사지 치료 대학에서는 다음과 같은 4가지 윤리 강령이 있다.
    - 환자를 존중한다.
    - 책임지고 진료한다.
    - 관계에 있어 정직하게 행한다.
    - 사회에 공헌한다.
- 전문적인 판단을 내린다.
- 전문가적 의무를 행함에 있어서 신뢰를 유지한다.

- 책임을 다한다.
- 사람 존중하기를 실천한다.
- 전문가적인 경계를 유지한다.
- 항상 사전 동의를 구한다.
- 환자의 비밀을 보호한다.
- 항상 전문성을 유지한다.

전문성에 있어 탁월함을 유지하기 위해 노력하는 것은 환자의 치료 결과를 높이는 첫 걸음이다. 당신이 전문적으로 행동할 때, 당신의 환자가 존경하고 믿을 만한 사람의 이미지를 나타낼 수 있는 것이다. 이 존경과 신뢰는 전문적 관계의 토대이고, 플라시보 효과를 높이는 기반이 된다. 결과적으로 치료 결과를 증진시키게 되는 것이다.

임상의사의 신념(Clinician's belief system)

치과 수술 후 통증으로 입원환 환자 대상으로 더블 블라인드 플라시보 실험이 진행되었다(Gracely 외 1985). 환자들은 두 그룹으로 나뉘어 져서 다음 중 한 가지 약을 받았다: 1) 통증을 가중시키는 약(날록손), 2) 진통제(펜타닐), 3) 아무 효과가 없는 약(플라시보). 이 실험이 흥미로운 것은 의사들에게 일부러 두 그룹 중 한 그룹에는 진통제를 주지 않았다고 말했다는 것이다. 이 실험은 환자보다는 의사들을 대상으로 한 실험인 것이다. 의사가 진통제를 주지 않았다고 믿는 그룹에서는 플라시보 반응이 매우 적게 나타났다. 이는 의사의 믿음이 플라시보 반응에 영향을 준다는 것을 보여준다.

의사의 믿음이 치료에 영향을 줄 것이라는 데에는 의심의 여지가 없다. 이는 실험 초기에 밝혀진 사실이다. 연구자들은 처음에는 의사들이 아는 상태에서 플라시보를 사용했는데 실험 결과에 영향을 미친 것에 놀라워했다. 어떤 면에서는 그런 미묘한 차이가 결과에 영향을 준다는 것이 믿기 어려웠던 것이다. 의사들이 환자들에게 다르게 말한 것이 없다고 할 때 무언가 다른 것이 결과에 영향을 준 것이다. 이것은 관찰자 효과[5], 관찰자 편향[6] 등의 이름으로 플라시보 효과의 조합으로 불리게 되었다.

몸짓 언어나 무언가 미묘한 차이가 결과에 영향을 준 것이다. 어느 쪽이든 분명한 것은 정확한 결과 얻으려면, 더블 블라인드여야 한다는 것이다. 즉, 환자도 의사도 어떤 약물이 활성 약

5 관찰자 효과(또는 관찰자 기대효과)는 양자 역학보다는 설명이 쉽다(감사한 일이다). 이 개념에 대한 가장 간결한 설명은 사람들이 관찰되고 있다는 사실을 알면 행동이 바뀐다는 것이다. 이런 효과는 실험에 방해가 되는 요소이다.

6 관찰자 편향은 연구자들이 연구의 목적이나 가정을 알고 있을 때, 그 목적을 염두에 두고 관찰을 하게 되어 영향을 받게 되는 것이다. 이에 대한 예로, 만약 연구자가 어떤 약의 진정제 효과에 대한 연구라는 사실을 안다면 환자의 진정 상태에 집중하게 되고 그런 효과가 없더라도 있는 것처럼 여기게 되는 것이다.

물인지 몰라야 하는 것이다.

이는 우리가 매일 매일 우리의 환자를 대함에 있어서 어때야 하는지에 대해 많은 것을 시사해준다. 만약 우리가 환자나 치료의 성공 가능성에 대해 부정적인 생각을 품고 있다면, 그런 생각이 결과에 영향을 준다는 것이다. 이것은 뉴에이지 영성 같은 개념이 아니다. 지금까지도 최고의 측정법으로 분류되는 더블블라인드 무작위 제어 실험을 통해 1950년도에 성립된 것이다. 완전히 새로운 낯선 사람과 신나게 교류하고 있는 자신을 발견한 적이 있는가? 복잡하고 얽힌 관계들과 걱정들을 내려놓고 완전히 다른 만들어낸 삶을 살고 있는 것이다. 이와 동일하게 당신도 환자와의 사이에서 매 순간 이런 행복을 느끼고 있다는 사실이다.

당신의 믿음이 어떻게 영향을 주는지 보여주는 명백한 예는 보험회사나 세상에 빚을 진 양 예민한 환자를 대할 때 나타난다. 이런 환자들은 다루기 어려운 유형의 사람들이다. 만약 이런 환자들을 부정적으로 인식하고 대한다면, 의심할 것도 없이 치료 결과에 영향을 주고 결국 환자의 건강도 해치게 된다. 대하기 어려운 환자라고 하더라도 긍정적이고 판단하지 않는 태도를 유지해야 한다. 어떻게 하면 그렇게 할 수 있을까?

- 환자에 대한 기대와 믿음을 평가하라. 특히 대하기 어려운 환자일 수록 그렇게 하라.
- 부정적 생각을 내비치지 않더라도 그것이 부정적인 결과를 만들어 낸다는 것을 기억하라. 예를 들어, 환자에게 '이 쪽 팔 기능이 완전히 다 돌아오지 않을 수도 있다' 거나 '이 쪽 팔 움직임이 예전 같지 않을 수도 있다' 같은 말은 사실상 환자의 신뢰 체계에 제약을 거는 것이다.
- 기적은 매일 일어나고 있으며 의사가 환자에게 더 이상 걷거나 스케이트를 타거나 하키 운동을 하지 못한다고 말했는데도 환자가 의사가 틀렸다는 것을 보여주기 위해 강한 의지로 질병을 이겨낸 사례가 무수히 많다는 것을 명심하라. 말할 때는 현실적이어야 하겠지만 환자를 위해 완치의 가능성을 늘 열어두어야 한다. 환자의 믿음이 혹시 제약을 받더라도 당신의 믿음에는 한계가 없게 하라.

자신감(Confidence)

학교를 막 졸업했을 때는 경험도 부족하고 아는 것도 많지 않다는 생각에 위축되어 있었다. 나도 초기에는 마사지 치료를 자신감 있게 해보려고 했지만 내 능력에 대해 자신감이 부족했던 것이 사실이다. 성공하게 되었을 때, 내적인 자신감이 충만해져 있었다. 내가 내적 자신감이라는 단어를 쓴 이유는 의료 전문가로서 내가 천성적으로 외적 자신감이 충만해서 내가 자신감 때문에 어려움을 겪는 사람이라고 의심을 하는 환자들은 거의 없었기 때문이다. 이 자신감은 사실 전문적 이미지의 일부로서 나도 매일 진료실에 가면서 들고 들어가고 있다. '경험은 능숙함을 가져오고, 능숙함은 자신감을 가져온다'는 속담이 있다. 대부분의 사람들은 의사로 시작하는 첫 해에 자신감의 부족을 느낀다. 성공적인 치료 경험이 없이는 환자의 건강에 영향을 주는 자신의 능력에 대한 실제적인 내적 자신감을 갖는 것은 거의 불가능하다. 초창기에 나타나는 자신감은 거의 보여지는 것이 다 인 것이다. 치료 능력이 향상될 수록 당신의 내적 자신감이 증가하고 당신이 나타내는 자신감이 실제적이 되는 것이다. 만약 환자의 상태가 좋아질 것이라는 긍정적 자신감이 있으면, 당신의 치료 때문이든, 환자의 내적 치료 능력 때문이든, 당신은 의식적 수준뿐만 아니라 무의식적 수준의 신뢰에까지 영향을 주게 된다.

이 분야에 대한 연구는 아직까지는 많지 않다. 의사의 자신감이 주는 영향에 대해서 실험적으로 증명해야 하는 것은 분명하다. 최근 카이로프랙틱 학생들의 자신감을 관찰한 실험에서 환자와의 의사소통 자신감 지수(PCCS)와 임상 능력 자신감 지수(CSCS)가 학생들의 도수치료에 대한 자신감을 측정하기 위해 사용되었다(Hecimovich 외 2014). 이 논문 결론에서는 새로운 정보/기술을 배우는 것과 어려운 상황을 대할 때, 자신감에 부정적 영향을 준다고 말하고 있다. 이 연구로 학생들이 경험을 쌓아갈수록 자신감도 증가했으며 그들의 임상 능력에 영향을 주었다는 것을 알게 되었다. 또한 PCCS와 CSCS가 시간이 지남에 따른 기술의 자신감 정도의 변화를 추적하고 자신감과 능력의 조화 수준을 측정하는데 유효하고 신뢰할 만한 도구라는 것도 밝혀졌다. 바라기는 의사의 자신감과 치료 결과 사이의 관계에 대한 연구가 더 진행되었으면 한다.

의사 초기에는 당신의 자아가 환자의 성공을 기쁨으로 삼는 것은 자연스럽고 적절한 일이다. 이런 과정을 통해 자심감이 세워지지만 당신의 성공이 당신의 자아에 영향을 주게 하는 것은 현명한 처사는 아니다. 당신의 자아는 의사로서 당신의 능력에 완전히 간섭하게 된다. '교만하면 실패하게 된다'는 말이 있다.[7] 자아는 방해를 받게 되면 무언가를 제대로 보기 어려워지기 때문에 환자의 성공이지 나의 성공이 아니라는 것을 늘 생각해야 한다.

1998년 노스 캐롤라이나에서 189명의 의사들을 대상으로한 하부요통 실험에는 각 주에서 무작위로 선발된 의사들과 카이로프랙터들이 참가했다. 이 실험이 보여준 것은 과도한 자신감은 치료 결과의 향상으로 이어지지 않는다는 것이다. 이 예상 집단 연구(prospective cohort study)에는 중증 하부 요통 환자 1,633명이 참가했다. 카이로프랙터들은 의사들보다 더 강한 자신감을 보였지만 가한 자신감을 보이는 사람에게 치료 받은 환자들은 기능 개선에 걸리는 시간에서 큰 차이를 보이지 않았다. 전반적인 환자의 만족도나 치료의 완벽성에 대한 인지도 마찬가지였다. 이 연구에서는 치료사의 자신감 수준을 1~4점으로 측정했고, 중증 하부 요통 치료에서 환자의 결과는 예측하지 않았다(Smucker 외 1998).

왜 이런 결과가 나왔을까? 아마도, 우리가 할 수 있는 것은 자신감의 증가가 왜 긍정적 효과를 미치지 않는지를 이론화 하는 것일 것이다. 이 현상에 대해 생각할때면 다소 직관적이지 않

7 잠언 16장 18절에서 온 말이다. '교만은 패망의 선봉이요 거만한 마음은 넘어짐의 앞잡이니라'

은 결과가 나온 호주의 노화에 대한 종적연구(ALSA)가 떠오르곤 한다. 이 연구는 1992년도에 수행되었고 거의 1,500명의 노인을 대상으로 손주들, 친척이나 친구등 다른 사람들과 얼마나 자주 연락하며 지내는지를 인터뷰했다. 이 대상자들은 4년 동안 연 단위로 관찰되었고 그리고 나서 십년 동안 간간이 인터뷰를 진행했다. 연구팀은 경제적, 사회적, 환경적 삶의 요소들이 얼마나 노인의 건강과 행복에 영향을 미치는지 알고 싶어했다. 이러한 변수들을 관찰하면서, 연구팀은 흥미로운 발견을 했는데, 손주들이나 친척들과 가까이 지낸다고 해서 노년에 장수하는 비율에 영향을 크게 미치지 않는다는 것이었다. 가족이나 친척들과의 가까운 관계가 장수에 미치는 영향이 적다는 것에 충격 받았는가? 나도 그 결과를 보며 왜? 라는 질문을 했었다. 그에 대한 정답은 없지만, 이 난제에 답을 줄 만한 가설을 제안해보려고 한다. 가까운 가족 관계나 의사들의 자신감이라는 긍정적인 측면에는 어쩔 수 없이 부정적인 측면에 따라 올 수 밖에 없다. 가족은 소중한 존재들이지만 서로에게 기대를 많이 하는 대신 실망도 많이 하게 된다. 그와 같이 자신감은 좋은 것이지만 우리의 자아가 그 역할을 하는 현장의 치료의 현장이다. 자신감이 커질 수록, 우리의 자아도 이 현상에 깊이 들어가게 되고 문제가 생기게 된다. 우리의 자아는 자아 실현의 주요한 장애물이기도 하다. 또한 전문적인 영역에서도 장애가 되곤 한다. 이를 더 명확하게 하기 위해 더닝 크루거 효과를 살펴볼 필요가 있다.

더닝 크루거 효과 (The Dunning-Kruger Effect)

> *나는 이 사람보다 현명하다, 이 사람이나 나나 위대한 것이나 선한 것을 모르는 것은 마찬가지다. 하지만 그는 자신이 아는 것이 있다고 잘난 척 한다. 사실은 아는게 없으면서도 말이다. 하지만 나는 아는 것이 없고 그래서 자랑하지도 않는다. 이런 점에서 내가 그 사람보다는 현명하다고 할 수 있는 것이다. 적어도 나는 내가 모르는 것을 안다고 뽐내지는 않으니 말이다.*
>
> 플라톤, 소크라테스의 변명

> *이 시대의 아픔 중 하나는 자신감이 있는 사람은 무지한데, 상상력과 이해력이 있는 사람은 의심하고 주저한다는 것이다.*
>
> 버트란트 러셀, 어리석음의 승리

위의 격언을 곱씹어 보면 더닝 크루거 효과의 기본 개념을 이해할 수 있을 것이다. 이 효과는(코넬대의 데이비드 더닝과 저스틴 크루거의 이름을 딴 것이다) 무능한 사람들이 일을 제대로 못할뿐만 아니라 그들이 그 업무를 하는데 능력이 부족하다는 것을 깨닫지 못하는 상황에서 나타난다. 다음의 4가지 현상은 더닝 크루거 효과가 관찰되는 상황들이다:

1. 다른 능력있는 동료들보다 자질이 부족한 사람의 능력과 성과가 심하게 과대평가된다.
2. 다른 사람의 진정한 능력을 알아보지 못한다.
3. 자신의 능력이 부족하기 때문에 생긴 곤경을 알아보지 못한다.
4. 훈련을 통해 능력이 매우 나아지고 난 후에야, 이전의 능력 부족을 알아보고 인정한다.

이 4가지를 모두 합치면 사실상 자신감과 능력사이의 반비례 관계가 생기게 되는데 정확히 대부분 우리가 가정하는 사실과 정 반대이다. 더닝 크루거 효과는 플라톤이 살았던 시대에도 새로운 개념은 아니었던 것 같다. 이는 사실상 무지에서 오는 오만인 것이다. 우리 모두가 자신감이 과도해서 잘못된 길로 빠지지 않기를 바란다. 즉, '당신이 알면 알수록, 당신이 모르는 게 많다는 것을 깨닫게 되는 것이다.' 이것은 철학적 자기 망상이 아니라 증거가 충분한 말인 것이다. 당신이 생리학의 기본 측면과 치료에 대해 이해하기 시작하면 우리 몸을 이해하는 새로운 패러다임과 시스템을 만들어 내고 싶은 수많은 유혹을 만나게 된다. 인간의 모든 병을 치료할 수 있는 시스템을 파는 영업사원이 있다면 당신은 그런 시스템이 심하게 과장되었다고 생각할 것이다. 최신의 모든 기술이 다 접목되어 있고, 5~6천 달러만 있으면 이 시스템을 사용할 수 있는 인증을 받을 수 있고, 1년에 천 달러씩만 내면 인증을 유지할 수 있다는 식으로 제품을 선전하는 것을 들어 본 적도 있을 것이다. 그들이 그렇게 주장할 수 있는 임상적 결과가 얼마나 되는지 모르겠지만 내가 보기에는 또 하나의 더닝 크루커 효과일뿐이다.

그렇다고 의사의 접근방식에 자신감을 갖지 말라는 것인가? 절대 그렇지 않다! 환자의 관점에서 보면 당신의 자신감은 다른 요소들(진단을 정확히 내리고 치료를 제대로 하고 치료 결과가 긍정적으로 나오는 것 등)을 위한 중요한 요인이 된다. 하지만 당신의 자아가 자신감 때문에 쉽게 자만해 질 수 있고 관찰자 편향을 만들어 낼 수 있다는 것을 알아야 하는 것이다. 또한 당신이 자기 회의적인 사람이라면 환자들이 당신에게서 자신감을 찾아보기 어렵게 된다. 이에 대해서 더 생각해 보자.

능력 (Competence)

1996에 있었던 연구에서는 일반 내과 전문의 74명과 환자 814명이 참가하여 9개 영역(의사의 치료 기술, 의사의 대인관계 기술, 지원 환경, 정보의 제공, 환자 참여, 비재정적 접근, 재정, 조직적 치료)의 125개 치료 요소에 대한 연구가 진행되었다. 참가자들에게 각 항목에 대해 4점 만점으로 치료에 있어서 중요도를 매기도록 했다. 환자와 의사의 점수를 비교하고 각 영역마다 합산을 해 보았다. 환자와 의사들은 외래 진료에서 가장 중요한 항목으로 치료 기술을 꼽았다(Laine 외 1996).

스탠포드 의대에서 진행한 연구도 의사의 능력에 대한 환자의 인식에 관한 것이었다(Sox 외 1981). 이 연구는 환자의 질병에 대한 원인을 파악하기 위한 검사를 어느 정도 수행해야 환자들이 만족하는지 알아보는 실험이었다. 이 실험은 의사들뿐만 아니라 환자의 특성에 따라서도 달라질 수 있는 것이다. 검사를 받은 사람들은 받지 않은 사람들 보다 단기 통증을 덜 호소했다. 통계적 분석에 따르면 진단을 위한 검사는 회복과는 독립적인 지표였다. 진단 검사를 받은 환자들은 검사를 받지 않은 사람들보다 더 많이 보살핌을 받고 있다고 느꼈다. 그래서 환자를 위해 적절한 검사를 하는 것은 의사와 환자 모두의 확신을 높여주기 때문에 매우 중요하다. 정형학적 검사를 수행하면 환자들은 의사가 명확한 진단을 내렸을 것이라는 생각에 의사의 치료 능력을 신뢰하게 된다.

의사의 능력에 대한 주제는 우리에게는 충격적이지 않을 것이다. 당신이 건강 관리 분야에서 일을 하거나 그런 유사한 일에 종사한다면 의사의 능력이 매우 중요한 문제로 부각된다. 그 외 다른 요소들은 중요하지가 않다. 이 책이 말하고자 하는 바는 의사의 능력을 플라시보 효과로 대체할 수 있다는 것이 아니다. 논의의 초점은 환자가 당신을 능력있는 사람으로 여기고 있느냐 하는 것이다. 흰색 가운 효과, 의사의 용모, 진료실 분위기 같은 첫 인상도 중요한 요소이다. 환자가 의사의 능력에 대해 갖는 인상은 전문성과 깊은 연관이 있다. 환자와 관계를 만들어 나갈 때, 능력을 대체할 만한 것은 없다. 당신은 당신 자신을 알고 어떻게 그것을 보일지를 알아야 한다. 어떻게 보면 단순하지만 능력이 부족한 의사에게는 단순한 문제는 아닐 것이다.

당신 자신의 능력을 어떻게 평가할지 궁금하다면 이 문제에 대해 다양한 자료를 제공하고 있는 차코 캐년 컨설팅의 릭 브리너의 웹사이트를 찾아보면 좋을 것이다(https://www.chacocanyon.com). 릭의 컨설팅 서비스는 개인의 능력을 방해하는 조적적인 문제를 극복하고 조직의 성과를 개선하는 방안을 제시해 준다. 다음은 업무 현장에 적용하기 위해 릭이 제안하는 능력에 대한 4가지 일반적인 지표들이다:

1. **자신의 한계 알기.** 진정 능력있는 사람은 자신의 한계-잘 못하는 것이 무엇인지, 모르는 것이 무엇인지-를 아는 사람이다. 이런 사람은 계속해서 배우려고 한다.
2. **배우기에 열심내기.** 호기심, 연습, 질문, 지속적인 공부는 능력의 향상시키고 있다는 증거이다. 이를 통해 능력의 향상을 꾀할 수 있다. 배움에 대한 지속성이 약해지면 그 사람의 능력에도 의문을 달 수 밖에 없다.
3. **실패에 대한 건설적인 반응.** 실패를 또 다른 배움의 기회로 삼는 것은 능력을 증진시키는 또 다른 방법이다. 당신의 자아를 내려놓고 능력을 만들어 나가는 것이 중요하다.
4. **위험에 현실적으로 대처하는 능력.** 현실적 위험 평가는 많은 경험을 필요로 한다. 능력이 부족하면 위험에 대한 잘못된 평가를 내릴 수 있다. 성급해도 잘못된 평가를 내릴 수 있다. 능력이 있는 사람은 그런 극단을 피할 수 있다.

능력을 향상시키기 위해서는 자신을 내려놓고 냉철하게 자신의 능력을 분석할 수 있어야 한다. 그래야 변화를 만들어 낼 수 있다.

의복(Attire)

의사들을 전문적으로 보이게 하는 것 중의 하나는 바로 의사들의 흰 가운이다. 이 흰 가운은 청결, 위생 이상의 의미를 갖고 있다. 이 흰 가운이 갖는 의미를 다음과 같이 나열해 볼 수 있다:

- 특별한 의학 교육을 받음
- 권위
- 의사의 자격이 있음
- 신뢰
- 깊은 개인적 질문을 할 수 있는 능력
- 질병, 고통, 심지어 죽음에도 익숙함
- 믿음직함
- 과학적
- 돌보는 사람
- 존경할 만한 사람
- 사회적 지위가 있는 사람
- 전문적인 사람

최근 캐나다에서 수행한 집중 치료를 받고 있는 환자의 가족 337명을 대상으로한 설문조사는 이 현상에 대한 몇 가지 통찰을 제공한다(Beach 외 2013). 그들에게 의사들의 사진이 있는 게시판에서 가장 신뢰감이 가는 사람이 누구인지 선택하라는 질문에 전통적인 흰색 가운을 입고 있는 의사들이 가장 많이 선택되었다. '흰 가운을 입은 의사들이 가장 지식도 많고 정직해 보인다' 는 것이다. 최고의 의사를 골라보라는 질문에도 52%사람들이 흰 가운을 입고 있는 의사를 선택했고, 그 다음은 수술복(24%), 정장(13%), 캐주얼한 복장(11%) 순이었다.

흥미롭게도 같은 질문을 환자의 가족들에게 물었을 때는 32%의 사람들만 의사가 흰 가운을 입는 것이 중요하다고 답했다. 이에 대한 추가적인 논문에는 환자와 환자 가족들 사이에 선호도에 차이가 발생하는 것은 무의식적으로 선호하는 것이 다르기 때문이며 의사가 전문적으로 보이기 위해 꼭 흰 가운이어야 한다기 보다는 적절한 의상이면 된다고 나와있다.

이제 환자가 의사의 외모를 그 의사의 능력이나 정문성과 연관지어 생각한다고 가정하는 것이 어느 정도 일리 있다는 것을 알게 되었을 것이다. 그러므로 복장에 있어서 사회적 통념과 연관지어 신중하게 선택할 것을 권하는 바이다. 도수 치료사들은 환자의 팔다리와 몸통을 다루어야 하기 때문에 흰 가운은 적절한 선택이 아니지만 캐주얼하게 입을 수록 당신의 전문적인 이미지는 깎인다는 것을 명심해야 한다.

치료사의 열정(Enthusiasm of practitioner)

열정(Enthusiasm) - 헬라어로는 enthousiazein 이라는 단어에서 파생된 enthousiasmos에서 온 단어. Entheos-영감된, (en + theos-신)

미리엄 웹스터 온라인 사전

열정은 전염되는 성질이 있다. 대부분의 의사들은 선천적으로 열정적인 사람들이다. 열정적인 사람들은 좀더 성공한 사람들로 인식되고, 주변 사람들에게 영감을 주는 사람들이다. 이 단어의 정의에는 신성 또는 영감이라는 의미가 포함되어 있다. 내 경험에 비춰서 하는 이야기긴 하지만 대부분의 열정적인 사람들은 가장 성공적인 의사이고 그들의 환자들은 그 의사를 극구 칭찬한다. 의사와 환자와의 관계는 매우 복잡한 문제이지만 환자가 의사에게 오는 이유는 무엇인가 얻기 위해서이다. 어떤 환자들은 수치화 할 수 있는 것을 찾는 반면 그렇지 않은 사람들도 있다. 내가 보기에 의사와 환자는 서로 에너지를 교환하는데 환자는 의사에게서 에너지를 얻기를 기대한다. 당신이 열정적이면 당신의 에너지가 환자에게 자연스럽게 전달된다.

이 특별한 주제에 대한 연구는 많이 진행되지 않았지만 한가지를 살펴본다면 치과 주사를 놓는 실험이 있다(Gryll & Katahn 1978). 약의 효과에 대해 열정적으로 설명한 경우 통계적으로도 임상적으로도 주사에 대한 공포가 줄었고, 국부마취를 할 때도 공포심이나 통증이 감소되었다. 이 논문을 인용해 보면, '치과 의료진이 친근하고 친절할 때 긍정적인 플라시보 효과가 강해지는 경향이 있지만 통계적인 유의성을 보인 요소는 태도 밖에 없었다' 의료진의 열정이 이 연구에서 차이를 만들어 낸 것이 확실하다.

전에도 언급했지만, '도수치료의 효과: 영국 사례 보고서'라는 제목의 2010년 리뷰에서 최근 나온 49건의 관련 논문과 16개의 증거 기반 임상 가이드라인, 추가적으로 46개의 RCT를 검토했다. 이 연구들에서 의사의 열정이 치료 결과에 긍정적 영향을 미쳤다고 보고하고 있다. 결론에 이런 내용이 나온다. '치료 작용 외의 요소로 의사가 어떤 사람인지, 설명이나 진단이 적절하게 되었는지, 의사의 열정, 환자의 기대 같은 요소들에 따라서 치료 결과가 상이하게 나타났다.' (Bronfort 외 2010)

플라시보 효과에서 열정의 중요성을 보여주는 다른 예는 신약 치료의 힘에서 볼 수 있다. 전에 논의한 바와 같이 새로운 치료법이나 약물이 도입되면 대체로 1년에서 2년 동안 임상 효과가 가장 높게 나타난다. 그 기간이 지나고 나면 약물의 효과는 플라시보 효과와 거의 비슷해지게 된다. 이는 열정의 중요성을 말해주고 있는 부분이기도 한다.

의사로서 당신에게 이는 어떤 의미인가? 우리는 모두 다른 기질을 가지고 있지만 그렇다고 해서 이 기질 안에만 머물러서는 안 된다. 당신의 전문적인 이미지는 당신이 만들어 내야 하는 것이다. 환자와 소통하면서 당신의 열정을 증진시킬 방안은 다음과 같다:

- **끊임없이 배운다** – 평생교육은 당신의 경력과 열정을 위해 가장 중요한 것 중 하나이다. 당신이 이 책을 읽고 있다는 사실은 당신이 능력을 향상시키는데 열정이 있음을 보여준다. 이런 점은 칭찬받아 마땅하다. 배움은 젊음의 샘과 같다. 당신이 배우고 있다면 자연스럽게 새롭게 취득한 정보 때문에 그 주제에 대해 더 열정을 갖게 된다. 배움은 지식의 탈진을 방지한다. 새로운 가능성에 마음을 열면 당신이 현재 하고 있는 기법들과 생각들을 재평가 할 수 있게 된다.
- **얼굴에 항상 미소를 띤다** – 이 제안은 당신이 환자와 통화를 하거나 진료상담을 할 때 적용된다. 심지어 전화에 녹음된 메시지라도 무드에 따라서 사람들이 다르게 반응한다는 것을 알면 매우 놀랄 것이다.
- **적극적으로 감사를 표현한다** – 감사는 책 한권을 써도 될 정도로 할 말이 많은 부분이다. 우리는 일상의 감사를 통해 우리의 삶을 변화시킬 수 있다. 이런 훈련은 개인에게도 유익함을 주지만 환자–의사간 관계도 좋게 한다.
- **항상 친절하도록 노력한다** – 의료진들끼리도 환자에게도 항상 친절하라
- **기본을 기억한다** – 몸짓 언어에 유의한다. 똑바로 앉고 미소 띤 얼굴을 하고 환자와 눈을 맞춰야 한다.
- **열정을 표현한다** – '당신을 만나 매우 기쁩니다.' 또는 '당신을 만나 더할 나위 없이 기쁘군요' 같은 표현을 사용하라. 다른 기술들과 마찬가지로, 열정은 당신의 전문적인 태도의 한 측면이다. 열정적인 태도를 통해 당신과 환자와의 관계 개선도 기대할 수 있다.

치료 환경 (CLINICAL/HEALING ENVIRONMENT)

20세기에 들어온 후 이상적인 치료환경에 대한 인식에 많은 변화가 있었다. 병원이 꾸밈 없고 소박한 곳이라는 인식에서 따뜻하고 편안한 느낌의 공간이라는 인식으로 변화한 것이다. 인간적인 요소가 중요해 지면서 이 분야에 대한 연구도 많이 진행되었다. 병원을 짓는데 수십억의 돈이 들고 있고 증거 기반 의학의 시대에 살고 있다는 증거를 곳곳에서 볼 수 있다. 건강 관리에서 치료 환경의 변화는 환경이 환자의 건강에 긍정적 영향을 줄뿐만 아니라 직원들의 사기까지 높여준다는 것을 보여준다 (Zborowsky & Kreitzer 2008, Schweitzer 외 2004). 그 변화를 살펴보면 다음과 같다:

- 환자가 자연(병원내 정원, 창 밖으로 보이는 화분들)과 접할 기회가 증가했다. 이런 환경은 환자를 진정시켜주고 진통제 투여가 줄어들거나 입원 기간이 짧아지는 등 환자 상태에 여러모로 도움을 준다.
- 자연스러운 조명의 사용. 바닥부터 천장까지 난 높은 창이나 천장에 있는 창은 환자가 시간 생물학 적으로 동기화를 유지하도록 해 준다.
- 예술 작품, 자연의 풍경을 담은 사진이나 비디오, 벽난로, 수족관 등은 환자의 관심을 돌려 침착하게 해 준다.
- 소음 감소
- 투쟁 또는 도피 반응을 줄여주는 넓은 복도
- 잔잔한 음악과 소리
- 눈부심 완화
- 청정한 공기
- 라운지 및 대기실 확충

병원에서는 2인실 또는 4인실 보다는 1인실 사용을 권장한다. 1인실을 사용하는 경우 의료진과 의사소통이 편해지고 룸메이트와의 갈등 해결 같은 일이 줄어들며, 약물 투여 오류나 감염도 줄고 환자 가족들도 편안해한다. 정형외과나 정신의학과 환자들은 2인실 이상의 병실 보다는 1인실 병실에서 치료 받는 것을 더 선호한다(Schweitzer 외 2004).

창문이 적은 병실에 있는 경우 불안이나 우울증세, 망상증의 비율이 더 높게 나타난다는 연구 결과가 있다. 담당제거술을 받은 환자들을 살펴본 결과 폐쇄적인 공간 보다는 자연 풍경을 볼 수 있는 병실에 있는 경우 수술 후 입원 기간이 짧아지고 진통제 사용이 줄어들며, 치료에 대한 만족도도 높은 것으로 나타났다 (Schweitzer 외 2004).

예술 작품(Art)

자연 이미지를 담은 그림에 노출된 환자들은 불안 증세도 줄어들고 강한 진통제 사용 요청도 줄어들었다는 연구 결과가 있다. 추상적인 작품을 본 환자들은 오히려 아무 그림도 안 본 환자들보다 회복 결과가 좋지 않았고 환자들이 그런 그림을 싫어한다고 한다(Schweitzer 외 2004).

잔잔한 음악(Music and ambient sounds)

간간히 음악을 사용하면 스트레스가 높은 환자(예를 들어, 수술을 받은 외래환자)의 불안감을 줄여주고 입원환자들의 경우 편안함을 느끼고 엔돌핀이 증가하고 심박수가 줄어들고 진통제 요구가 감소하는 것으로 나타났다. 다른 연구에서는 치료 환경에서 음악은 진통제 사용을 줄이고 수술 후 회복을 촉진한다고 보고 하고 있다. 수술 과정에서 음악의 사용은 통증에 대한 인지를 상당 수준 줄여주고 혈중 스트레스 호르몬 수치를 내려준다. 신생아에게 음악을 들려주면, 체중이 증가하고 스트레스가 줄어들며 병원에 있는 기간도 짧아진다고 한다(Schweitzer 외 2004).

때때로 음악이나 소리의 사용은 방안의 고요함을 채워주고 바깥에서의 소리를 차단해주기도 한다. 바쁜 사무실에서 일한다면 시끄러운 경우가 많은데 이는 환자의 안정에도 영향을 미칠 수 있다. 이러한 경우 음악이 치료 공간 외부에서 들려오는 소음을 막아주는 역할을 할 수 있다. 음악을 대체할 수 있는 것은 자연의 소리이다. 이러한 소리들로 방안에 분수를 둔다던가 소리 생성 기계나 자연의 소리를 들려주는 CD를 사용할 수 있다.

색상(Color)

어떤 색상은 다른 색상들보다 더 안정감을 준다. 이런 색상은 입원실이나 대기실뿐만 아니라 약학조제에 적용되기도 한다. 분홍색 알약이 파란색 보다 집중도를 유지하는데 더 효과적이라고 한다. 빨간색 약이 환자들에게 좀더 경계심과 경각심을 주는 반면에 노란색 약은 우울증을 치료하는데 더 효과적이다. 초록색 약은 불안감을 줄여주고 흰색 약은 배탈에 잘 듣는다. 플라시보 위약의 색상은 그 효과에 있어 절대적 요소이다. 따뜻한 계열의 색상은 흥분제에 많이 쓰이고 차가운 계열의 색상은 억제제로 효과적이다. 흥분제인지 억제제인지 말을 안 해준 경우 파란색 위약은 억제제 효과를, 빨간색 위약은 흥분제 역할을 했다(Blackwell 외 1972). 오렌지 색상의 약을 먹었을 때 보다 파란색 알약을 먹은 경우 환자들이 더 숙면을 취했다는 보고도 있다(Lucchelli 외 1978). 통증 완화제로는 흰색, 파란색, 녹색보다는 빨간색이 더 효과적이었다(Huskisson 1974, de Craen 외 1996).

전에도 말했듯이, 플라시보 효과는 문화적 또는 환경적 요소에 따라 다르게 나타난다. 문화적 배경은 색상에 대한 선호도에 강한 영향을 미친다. 인종에 상관 없이 종교가 같은 경우 색상에 대한 선호도가 같다고 한다(Whitfield 1990).

색상 선호도가 사는 곳의 기온에 따라 달라진다는 증거도 있다. 예를 들어, 추운 곳에 사는 사람은 빨강이나 노랑 등 따뜻한 계열의 색상을 선호하고 더운 지역에 사는 사람은 파란색이나 녹색을 선호한다. 어떤 연구에서는 여성의 경우 따뜻한 색상을, 남성의 경우 차가운 색상을 선호한다는 결론을 내렸다 (Whitfield & Whiltshire 1990)

색상은 실제로 우리 미각에도 영향을 미친다. 한 연구에서는 14%의 사람들이 분홍 알약이 빨간 알약보다 더 달콤하다고 느꼈다고 한다. 노란 알약의 경우 성분에 상관없이 더 짜게 느낀다고 한다. 11%의 사람들은 흰색이나 파란색 약이면 더 쓰게 느끼고 10%의 사람들은 오렌지 색상 알약에서 신맛을 느낀다 (Whitfield & Whiltshire 1990).

어떤 색상을 선택할 지는 어떤 치료를 할지에 따라 달라진다. 예를 들어, 당신이 운동 치료사라면, 치료를 받는 환자들은 대체로 활동적이고 좀처럼 쉴 시간이 없을 것이다. 반면 마사지 치료사들은 휴식을 원하는 환자들이 많을 것이다. 운동치료사는 밝고 환한 색상을, 마사지 치료사는 차분한 색상을 원할 것이다.

결국 이 모든 것은 개인의 기호의 문제로 귀결된다. 수년 전, 내 이웃집의 주인이 여러 번 바뀌었다. 첫 번째 커플은 집을 강한 원색으로 꾸몄다. 다음 주인은 원색을 싫어해서 연한 회색으로 바뀌었다. 그 다음 주인이 된 커플은 회색조를 싫어해서 밝은 색상으로 칠했다. 그 집에 어울리는 최적의 색상은 무엇이었을까? 그것은 그 집에 누가 사느냐에 따라 달라지는 것이다.

결국 색상에 대한 반응은 다양하기 때문에 환자의 성별, 나이, 문화, 성품 및 진료실에 올 때의 감정의 상태에 따라 달라질 수 있다. 이 문제에 대해 증거기반의 결정을 내리기란 쉽지 않다. 당신이 디자인적 감각이 있는 사람이라면 필요한 색상을 직접 고를 수 있을 것이고, 그렇지 않다면 인테리어 전문가 등 전문가의 도움을 받는 것이 좋을 것이다. 중요한 것은 진료실의 색상을 고를 때 만큼은 전문성이 돋보이도록 해야 한다는 것이다. 일반적으로 사람들이 편안함을 느끼는 색상에서 너무 동떨어진 색상을 선택할 경우, 전문성에 안 좋은 영향을 줄 수 있다.

디자인 (Design)

펑 수이는 그 환경에 있는 사람들에게 최적의 생산성과 조화를 만들어 내는 것을 추구하는 사람이다. 자연 과학은 아니지만, 펑 수이의 원칙은 치료 공간을 설계하는데 있어 널리 쓰이고 있다(Schweitzer 외 2004). 침술이나 다른 중국 전통 의학에서 펑 수이는 세월의 시험을 견뎌야 했다. 펑수이의 원칙들을 당신의 진료 공간과 비교하면서 보면 좋을 것이다. 가장 기본적인 수준에서 펑 수이는 3가지 원칙을 말한다:

1. 모든 것이 생동한다.
2. 모든 것이 연결되어 있다.
3. 모든 것이 변한다.

듣기에는 좋은 소리 같은데 이 원칙을 당신의 치료 공간에 적용하려면 어떻게 해야 할까? 당신이 디자인적 감각이 있는 사람이라면, 우선 이 주제에 대한 책을 사는 것부터 시작해야 할 것이다. 디자이너의 도움을 받아야 하는 경우라면 아래 나오는 펑 수이의 기본적인 디자인 아이디어를 참고해 볼 만하다.

- 입구가 바로 보이도록 한다. 그래서 환자들이 입구를 등지고 앉지 않도록 한다.
- 사생활 보호 및 그들이 감시되고 있다는 느낌을 주지 않기 위해 환자가 문쪽에 앉지 않도록 한다. 풍수지리에서는 그렇게 되면 기가 나가서 건강에도 안 좋은 영향을 준다고 한다.
- 너무 눈부신 조명이 아닌 따뜻한 조명을 사용한다. 너무 밝은 빛은 사람을 성가시게 하고 두통을 유발한다. 벽에 돌출된 조명이면 완벽하다. 그러면 너무 환하지 않으면서도 환자의 눈에도 피로하지 않게 된다.

결론

치료 공간에 변화를 주고자 할 때 고려해야 할 여러 디자인적 요소들을 살펴 보았다. 당신의 선택은 당신이 젊은지 나이 들었는지, 민족적인지 다문화 적인지, 남자인지 여자인지에 따라 달라질 수 있고 당신이 하고 있는 치료의 형태에 따라 달라질 수도 있다. 어떤 측면을 고려하든 주변의 소음을 최소화하는 것만큼은 꼭 반영되어야 한다.

치료 공간에 변화를 주는 좋은 방법은 우리의 작업 공간을 당연히 여기기 보다 전혀 새로운 시각으로 바라보는 것이다. 음악, 잔잔한 소리, 예술 작품, 가구, 창문, 화분, 조명 그리고 환자가 앉는 의자에 이르기까지 전문자적 관점과 환자의 마음으로 들여다보자.

디자인을 주제로 한 워크샵을 위한 제안

디자인을 주제로 워크샵을 한다면 이전에 다룬 주제들과 함께 전문적 치료 공간의 측면에서 강조되어야 한다. 이 책에서 배운 것으로부터 당신의 전문성을 높여주는 것들과 플라시보 효과를 증진시키는 것, 그리고 치료 효과를 높이는 것에 집중되어야 하는 것이다. 이 제안은 아래와 같은 내용을 포함한다.

- 인증서나 학위를 걸어 둔다.
- 참고 서적이 들어 있는 책장을 둔다
- 환자 교육 자료나 환자들이 참고할 수 있는 자료들을 비치한다.
- 신체 구조를 입체적으로 볼 수 있는 해부 마네킹을 세워둔다.

- 의료진 모두 전문적으로 보이는 복장을 한다.
- 레이저, 자외선 등 의료 장비는 잘 보이는 곳에 비치한다.
- 의료/해부 차트를 벽에 걸어 둔다.
- 대기실에는 건강 관련된 전문 잡지를 비치한다.
- 진료실 운영의 모든 항목에 관심을 가진다.
- 청결과 위생을 철저히 관리한다.
- 주변의 소음을 상쇄시킨다.
- 월 단위 뉴스 레터는 건강에 대한 최신 정보를 담도록 한다.
- **홈 클리닉** – 자택이 진료실과 같이 있는 경우 집과 진료 공간을 확실히 구분하는 것이 좋다. 별도의 출입문을 만들고 집에서 발생하는 소음이 치료 공간에 들리지 않도록 하는 것이 좋다.

Box 2.4

유머의 사용(PRACTITIONER'S USE OF HUMOR)

웃음과 숙면은 의사들의 책에 나오는 최고의 치료법이다.

아일랜드 속담

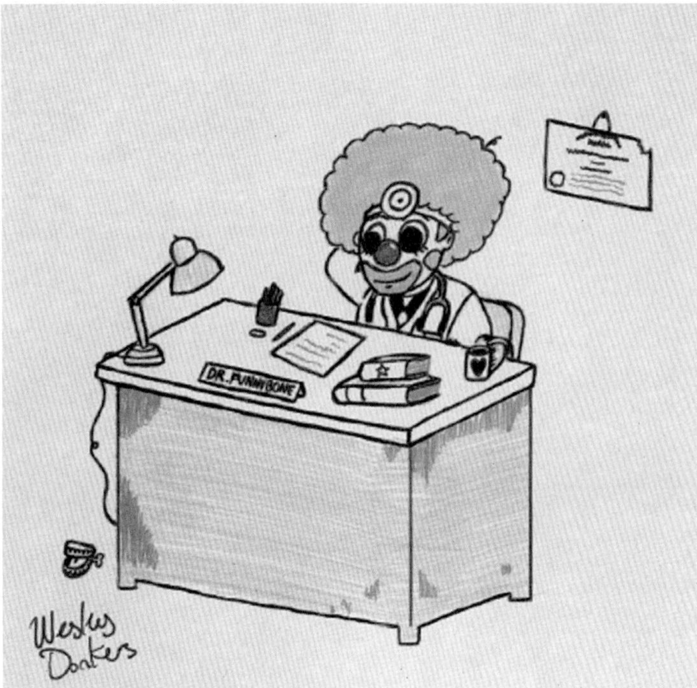

Fig. 2. 16

건강과 관련하여 유머 사용의 유익은 1979년 노만 커즌스의 책 '질병의 해부학'이 나오면서 언론의 관심을 받기 시작했다. 그 책에 보면 웃음과 비타민 C가 강직성 척추염 치료에 도움을 준다고 나와 있다. 커즌스에 따르면, 10분을 웃으면 2시간 동안 통증 없이 잠을 잘 수 있고 적혈구 침강 속도도 낮아진다고 한다. 비슷한 시기에 의사인 패치 아담스는 치료의 일환으로 유머를 사용했다. 그는 '몸조심하세요 협회'를 세웠지만 1998년에 그의 일대기를 다룬 영화가 나오기 전에는 그리 알려지지 않았다. 패치 아담스나 그의 유머에 대해 들어본 사람도 있을 텐데 실제 그의 유머 치료에 대한 내용은 알려진 것보다 훨씬 많다. 패치 아담스가 그의 치료에 유머를 사용한 것은 자동차가 점화 플러그를 사용하는 것과 같다고 할 수 있다. 유머는 그의 치료법의 일부였고 어릿광대 옷을 입고 모자 묘기를 하며 웃음을 유도했다. 그러나 패치 아담스는 유머만큼 중요한 것은 우정이고 전반적인 건강의 속성을 고려했을 때, 웃음 자체가 최고의 약은 아니라고 말한다. 몇몇 인터뷰에서 공통적으로 나오는 말은 그의 병원에 찾아오는 환자들과 할 수 있는 6가지가 있다는 것이다. 이런 속성들은 사람을 행복하게도, 웃음짓게도, 사랑하게도 하고 협동하며 창의적으로 생각하게 한다. 유머에 대한 그의 개인적인 생각은 다음과 같다.

1. 탈진 방지에 도움을 준다.
2. 진통제 효과가 있다.
3. 협력하는 분위기를 조성한다.
4. 치료 관계에서 계층적 관계를 수평적 관계로 바꿔놓는다. 이것은 아담스가 가장 핵심이라고 본 것이다.

그러므로 그의 관점은 그 자체로 플라시보로 보기는 어렵지만 의사-환자와의 관계에서 엄청나게 중요한 역할을 하고 있다는 것만은 분명하다. 이 관계의 질은, 우리가 살펴봤듯이, 치료 결과에 직접적으로 영향을 미친다. 그가 환자에게 직접적으로 영향을 미친다고 본 영역은 통증 감소에 대한 부분이었고, 그는 이런 현상을 교전 지역에 있는 병원에 있는 어린 환자들과 살아갈 날이 얼마 남지 않은 환자들에게서 발견했다. 만약 당신이 패치 아담스의 관심이 무엇인지 안다면 그의 놀라운 삶에 대해 더 알고 싶어 할 것이다. 만약 그렇다면, 그의 대한 영화가 그의 삶을 단지 1차원적으로 그려냈지만 사실 그가 몇 권의 책도 남겼다는 것을 알게 될 것이다. 또한 온라인에서 그의 인터뷰도 찾아볼 수 있다. 유투브에서 그의 급진적 치료 방식, 환자들에 대한 그의 헌신과 열정, 철학이 어떤 것인지 알려주는 많은 영상들을 볼 수 있다. 패치 아담스는 진실로 의료 혁명가였다.

2003년에 하워드 베넷은 '의학에서의 유머' 라는 주제를 다룬 논문을 심도 있게 리뷰했다. 그에 따르면, 유머의 역학을 다루는 논문들에서 유머와 웃음이 건강 상태를 개선하고 면역 기능을 강화시키고, 환자와 의사간 소통에 도움을 주며 환자를 돌보는데 도움을 주며, 환자 보호에 대한 심리학적 도움을 주고 의료진들의 스트레스를 줄이는데도 도움을 준다는 사실을 지지한다고 한다(Bennett 2003).

2011년 연구에서는 호흡기 질환을 앓는 43명의 어린이들을 관찰했다. 21명은 실험 그룹이었고, 22명은 대조 그룹이었다. 아이들이 입원해 있는 동안, 실험 그룹에 있는 아이들은 소아과 경험이 있는 두 명의광대와 지냈다. 모든 참가자에 대해 광대와 지내기 전과 후의 치료 과정과 심리적 변화, 통증 등을 측정했다. 대조그룹과 비교 했을 때, 실험 그룹의 아이들은 병적 증세가 빨리 사라졌고, 통계적으로 심장 확장기의 혈압, 호흡 빈도, 체온도 낮아진 것으로 나타났다. 수축기 혈압과 심박수는 두 그룹이 같았지만 통계적 유의도에는 미치지 못했다. 저자는 이렇게 결론을 맺고 있다:

종합해 보면, 이런 결과는 병동에 광대가 존재한다는 것이 건강 상의 효과를 가져온다는 것을 보여준다. 그러므로, 유머는 쉬우면서도 저렴하고 자연적인

치료 모델로 여타 치료법과 함께 병행할 수 있다.

(Bertiniet 외 2011)

윌리엄 스트린은 이렇게 말했다(2009):

유머는 처방이 쉽고 과다 복용이나 부작용, 알러지 같은 염려가 없다.
하지만 의료계에서는 여전히 이런 치료 방식을 너무 가볍게 여기고 있다.

스트린은 유머에 대한 연구들의 결점과 보완할 점에 대해서도 말하고 있다. 하지만 결론에서는 '야채를 먹는 것이나 충분한 잠을 자는 것처럼 웃음을 건강을 증진시키는 방안으로 고려해야 한다'고 말한다.

유머의 능력에 대해 언급하는 논문들에는 한결 같이 유머가 오히려 환자의 기분을 상하게 하거나 적절하지 않은 경우도 있다는 것을 지적한다. 그렇긴 해도, 패치 아담스는 그와 함께 광대 역할을 하는 자원봉사자들과 함께 했고, 40년 동안 지속해 왔다. 광대가 되는 별도의 훈련은 없었다. 훈련이 필요한 경우는 전쟁 지역의 병원에 가는 경우뿐이었다. 엄청난 고통과 통증, 죽음을 겪는 어린 환자들을 보는 참혹한 상황에서는 일종의 심리적 준비가 필요하기 때문이었다.

호워드 베넷은 그의 논문 '의료에서의 유머'에서 유머가 가장 잘 듣는 영역은 통증에 대한 반응 부분이었다고 말한다. 코미디 비디오를 보여준 후에 환자의 통증에 대한 인내도를 측정해 보면 통증을 견디는 정도가 증가했다는 것을 알 수 있다. 그가 검토한 다른 논문들은 코미디 비디오를 보고 나면 진통제를 찾는 빈도가 줄어든다고 말한다. 환자가 무엇을 보았느냐에 따라 개선 정도가 달라지는 것이다. 베넷은 또한 유머가 소아과에서 특히나 더 중요하다고 말한다.

베넷의 결론은 환자와 의사와의 관계에서 가장 먼저 분명한 효과를 나타내는 패치 아담스의 경우와 상당히 유사하다. 유머가 입원환자의 스트레스를 줄여주고 의사의 스트레스도 줄여준다는 것이다. 적어도, 유머는 환자들이 치료를 받는 동안 그들의 걱정과 아픔에 대해 잠시나마 잊을 수 있게 해준다. 하지만 환자들의 건강에 더 오래 지속되는 영향을 주기도 한다. 유머는 의사와 환자 모두를 편안하게 해주고, 의사–환자간 계층 구조를 완화하고 의사들이 환자를 좀더 인간적으로 대하게 해준다.

건강과 행복(Health and happiness)

최근에 디에너와 찬은 이 논란에 또 다른 관점을 더했다(Diener & Chan 2011). 동물과 사람을 연구한 160편의 논문을 검토한 결과 행복한 사람들이 행복하지 않은 사람보다 10년 정도 더 살고 더 건강하다는 명백하고도 확실한 증거를 발견한 것이다. 43 페이지로 된 이 보고서는 행복에 대해 7가지 방식의 측정에 따라 나온 주관적 행복이라는 것이 실험에 참가한 사람들의 건강과 장수에 영향을 주었다고 말한다. 그들이 얻을 수 있는 메시지는 참신하면서 분명한 것들이었다. 독자들은 저자가 좀더 강한 어조로 말하기를 원할 것이다. 그들의 문장 전형적으로 많은 논문들에 나오는 '좀더 많은 연구가 필요하다'는 문구보다 신선한 것이었다. 아래에서 보는 것처럼 강한 어조의 결론을 접하기란 사실 드문 일이다(Diener 2011):

> *비교적 강한 결론을 도축하는 모든 종류의 죽음에 이르는 원인들과 특정 질병에 대한 연구들이 상당히 많다. 우리의 종합적인 결론은 주관적 행복이 매우 다양한 유형으로 존재하면서 특정 질병에 영향을 주고 있고 매개 과정에서 불확실성도 많지만 주관적 행복이 건강과 죽음에 주는 영향이 명백하고 설득력 있다는 것이다. 주관적 행복과 건강의 효과도는 사회라는 큰 관점으로 볼 때 결코 사소한 것이 아니다. 만약 높은 주관적 행복지수를 가진 사람이 낮은 사람보다 4에서 10년 정도 더 산다면 국가적으로 관심을 가져야 할 만큼 중요한 것이라고 할 수 있다.*

이 광범위한 연구는 행복의 중요성을 과소평가한다. 그래서 우리가 얻을 수 있는 메시지는 이 장의 나머지 내용과는 동떨어진 내용일 수 있다. 행복이 유머와 동일어가 아니다. 반면 웃고 있는 사람이 행복하지는 않다고 주장하는 것은 쉽지 않다. 우리는 웃음과 울음이라는 그게 두 가지 감정을 표출한다. 이 두 감정은 스펙트럼의 양끝에 존재한다. 웃는 것과 우는 것은 환자로 하여금 내면에서 밀려오는 감정의 파도를 분출할 수 있도록 도와준다. 물론 시간이 필요한 과정이다. 폭풍우가 몰아 칠 때의 번개 같은 것은 아닐 것이라는 것이다. 이런 특성에 모든 사람이 동의하지는 않겠지만 감정의 변화를 공유함으로써 사람과의 친밀함을 활용할 수는 있을 것이다.

플라시보 효과의 대부분의 측면을 볼 때, 문화적 차이가 분명히 존재한다. 엄격한 동부 유럽에서 나고 자란 한 환자가 있었는데 그녀는 전문직종에 있는 사람이 유머를 남발하면 신뢰성이 떨어진다고 했다. 그러므로 유머를 쓰더라도 그 유머를 듣는 사람이 어떤 사람인지가 우선 중요하다. 또한 문화적 특성 때문이 아니더라도 환자가 의사를 실없는 사람이라고 생각할 수도 있기 때문에 늘 신중해야 한다.

결론적으로, 의료인으로서 당신은 다음의 3가지 이유가 있을 때 유머의 사용을 고려해 볼 수 있을 것이다.

1. 환자의 유익함을 위해서
2. 환자와 의사간의 관계의 유익함을 위해서
3. 당신 개인의 유익을 위해서

유머의 적절한 사용이 위와 같은 상황에서 사용될 때 유익함이 된다는 것은 많은 연구 결과에서 공통적으로 말하고 있다.

환자 스스로의 치료 반응을 최대화 하기 위한 방안들 (HELPING PATIENTS MAXIMIZE THEIR OWN HEALING RESPONSE)

이 장에서 우리는 치료 기법 외에 우리 몸의 치료 반응에 도움을 주는 요소들에 대해 살펴볼 것이다. 이 장에서는 이 주제에 대한 광범위한 참고 문헌보다는 환자의 치료 반응을 최대화하도록 동기부여 할 수 있는 체크리스트를 중심으로 살펴보려고 한다. 앞으로 살펴보겠지만 이 주제에 대해 의사가 알고 있어야 하는 이유는 다음과 같다:

1. 환자의 치료를 담당하는 전문가로서, 환자를 위해서 치료 효과를 최대화 하는 방법에 대해 알고 있어야 한다.
2. 환자들이 이런 주제로 질문을 하는 경우가 종종 있기 때문에 알고 있는 것이 좋다.
3. 치료하는 동안 종종 이 주제가 논의 되는 경우가 많다.
4. 치료에 진척이 없는 것처럼 보일 때, 치료 반응을 높여줄 다른 전략에 대해 고민하게 될 것이다.

도수 치료 전문가인 우리는 환자와 함께하는 시간이 많고 치료를 하면서 자연스럽게 주변 주제에 대해 이야기 하게 된다. 이는 치료라는 상황을 다소 편안하게 해주는 역할을 해주기도 한다. 우리는 환자에 관한 많은 정보를 배우고 재빨리 그 환자에 관한 광범위하면서도 전체적인 관점으로 접근하기 시작한다. 우리가 심리학자는 아니지만 우리의 환자의 건강에 영향을 주는 심리적 장벽들에 대해서는 말해 줄 수 있다. 또 우리가 사회복지사는 아니지만 환자가 사회적 기반을 얻는 능력에 영향을 미치는 심리적 요인에 대해서는 말해줄 수 있다. 우리가 영양사는 아니지만 영양, 생리학, 면역학, 병리학 등을 배울 때 식습관이 면역 기능에 영향을 준다는 것은 알고 있다. 또 무엇을 먹느냐에 따라 염증 반응이 과도하게 일어나거나 최소화 할 수 있다. 다음과 같은 체크리스트를 보면서 치료에 장애가 될 수 있는 요인이 무엇인지 확인해 볼 수 있다.

치료 과정에 영향을 주는 주요 요인들 (Important factors affecting the healing response)

- 사회적 유대감
- 일반적인 불안 수준
- 스트레스 관리 능력

- 평상 시 영양 습관
- 환자의 면역 상태
- 기본 성향(낙관적 또는 비관적)
- 평상시 심리 상태. 예를 들어 통제 불능의 우울, 분노, 죄책감, 슬픔이 관찰되는 경우 전문적인 치료가 요구됨
- 행복감
- 낮은 자존감 또는 몸매에 대한 불만
- 환자가 겪고 있는 병에 대해 자기 자신 또는 관련된 다른 이들을 용서하지 못함
- 운동 부족
- 불규칙한 수면 습관

이런 요소들이 모두 당신이 하는 치료에 영향을 줄 수 있다. 치료가 잘 되게 할 수도 있고 방해가 될 수 있는 것이다. 말할 필요도 없이, 우리는 우리 역량 안에서 치료를 해야 하지만 우리의 범위를 넘어가는 영역에 대해서는 다른 전문가의 도움을 받을 수도 있다는 것을 인지해야 한다. 둘째로, 치료하는 과정 중의 위에 열거한 문제들이 나타난다면 긍정적인 말로서 환자를 도와줄 수 있다. 마지막으로 우리는 건강에 영향을 주는 이런 요소들에 대해 인지하고 있어야 한다. 그래서 때로는 파일로 만들어 놓을 수도 있다. 이러한 방법으로 우리는 환자의 건강과 관련 있는 건강식단, 심리 상태 등의 개념에 열려있는 환자들에게 정리해 놓은 자료를 공유해 줄 수 있다. 이것을 염두에 두고, 개인의 건강에 영향을 주는 요소들을 살펴보도록 하자. 그러면 환자가 병을 이길 수 있는 능력이 올라가고 부상이나 질병, 감염 상태에서 회복될 것이다.

사회적 지지 기반

인간은 사회적 동물이며 여전히 사회적 유대관계에 큰 가치를 둔다. 이러한 사고는 모든 것에 영향을 미친다. 지금의 아프리카처럼 숲과 들에서 지낼 때 우리는 개인으로 있기보다 무리 지어 있는 것을 더 편안해 했다. 대부분 건강에 좋은 영향을 주는 것들도 사회적 유대감에서, 그리고 삶에 대한 우리의 사회적 접근 방법에서 온다. 그것은 건강과 관련된 기관과의 접근성일 수도 있고, 우리가 즐기는 부 또는 안전하고 따뜻한 집이 주는 편안함, 친구와 가족 같은 존재일 수도 있다. 이 스펙트럼의 반대쪽 끝에는 사회적으로 소외되거나 노숙자 같은 사람들이 존재한다. 이런 사람들은 사회에 이런 저런 유대관계가 있는 사람들 보다 치료 결과가 좋지 못한 것이 사실이다.

당신도 알겠지만, 여러 가지 이유로 사회적 유대관계가 빈약한 경우를 만나기도 할 것이다. 정신적인 질병일 수도 있고, 장애일 수도 있고 소득의 문제일 수도 있으며 습관이나 성품, 자신감, 수줍음, 사회성의 결여 같은 문제일 수도 있다. 때때로 의사들은 환자에게 어떤 처방을 내려

야 할지 난처한 입장에 처할 때가 있다. 어떤 약물은 3~5%정도 밖에 상태를 개선시키지 못하는 반면 환자들이 사회적으로 더 많은 관계를 갖도록 도와주면 기대 수명이 두 자리 수까지 올라가기 때문이다. 문제는 알면서도 현장에서 그런 식으로 처방이 잘 안 된다는 것이다. 다행히도 우리는 사회적 프로그램을 가지고 있다. 특히 노인들을 위한 것이 많은데 여전히 의사들은 부분적으로 사회적 관계의 결여에서 온 질병을 가진 환자들에게도 감시인 정도의 역할만 하고 있다.

좋은 소식은 지난 수년간 이 분야에 대해 많은 연구가 이뤄졌고 대부분 사회적 관계가 건강에 중요한 영향을 준다는 것이다. 놀랄 일은 아니지만 여전히 의학적인 근거가 있다는 것은 사회적 통념상 좋은 것이다. 가능한 오랫동안 참가자를 살피는 노화에 관한 적어도 6개의 종단적 연구가 다른 문화권의 다양한 국가에서 수행되었다. 각 연구당 최소 천 명의 참가자가 있었고 그 들의 사회적 소통과 관계에 대한 연구가 진행되었다. 그 중 한 연구는 '레가네스(Leganes) 에서의 노화연구' 라는 제목으로 1993에 2천명의 거주자를 대상으로 65세부터 90세 노인을 대상으로 15년간 추적한 연구를 진행했다(Zunzunegui 외 2009). 또 다른 연구는 호주 노화 종단 연구(ALSA)로 2087명을 대상으로 70년간 추적하는 연구이며 현재 진행중이다. 1992년에 시작된 이 연구로 많은 데이터가 축적되었으며 그에 따라 후속 연구들이 뒤따라 2010년에만 11개의 추가 연구가 진행되었다.

그렇다면 이 연구들이 말하는 바는 무엇일까? 삶의 대부분이 그렇듯, 중요한 것은 질이지 양은 아니다. 물론 여전히 큰 사회적 그룹에 속할 수록 오래 사는데 더 유익이긴 하다. ALSA는 호주 정부 요청에 따라 노인들을 위한 사회/건강 프로그램 개발을 위해 정보를 수집해왔다.

2005년에 ALSA는 70세 이상의 1447명의 참가자들을 대상으로 손주, 친인척, 지인, 친구 등 사회적 관계 유형을 살펴보았다. 참가자들은 지역사회에 거주하는 경우도 있었고, 요양원에 있는 경우도 있었다. 연구결과 인간관계, 건강, 삶의 변수들을 통제할 수 있을 때 10년간 지켜본 결과 수명에 긍정적 영향을 준다. 요약하면 다음과 같다:

- 10년간의 연구에서 자녀 손주들이나 친인척 과의 친밀한 관계는 장수 비율에 그다지 큰 영향을 주지 않는다.
- 친구나 지인들과 광범위한 관계를 맺고 있는 사람들은 그렇지 않은 사람들보다 22% 더 오래 살았다. 이런 통계에 대해 어떻게 생각할 지 모르겠지만 상당한 영향을 주는 것은 틀림 없다.
- 우정이 장수에 미치는 긍정적 영향은 배우자나 가까운 친척의 죽음 등 삶의 변화에도 연구기간인 10년 내내 지속되었다.

이 연구의 흥미로운 결론은 자녀손과 친척들과의 관계는 장수와 관련해서는 중립적이라는 것이다. 즉 긍정적이지도 부정적이지도 않았다. 여러 반론이 있을 수 있지만 가족도 중요하나

친구 관계가 더 중요함을 이 연구는 말해주고 있다. 또 다른 최근의 연구는(Darviri 외 2009) 100년 이상 장수한 사람들의 습관을 살펴보는 것으로 이들에게는 독특한 사회성이 발견되었다. 직접 인용해 보면 이렇다. '이들의 특징은 사람들과 갈등을 피하려는 경향이 있다는 것이었다. 또한 이들은 스트레스가 오는 상황에서 도피반응이 자주 나타나는 것을 볼 수 있었다.' 이 연구의 결론은 장수하는 사람들에게서는 다음과 같이 3가지의 심리학적 요소가 나타난다는 것이다:

1. 사회적 결정성
2. 갈등 회피
3. 적응

UCLA 공공의료 대학의 생물 통계학 공동 학장인 테레사 시만 박사는 노화에 있어서 건강 위험에 대한 사회적 및 심리학적 요소의 역할에 관심을 가져왔다. 그녀는 기존의 노인병학 연구 내용을 세심히 살피는 연구들에 참여해왔다. 그 중 몇 가지 결론은 매우 흥미롭다. 예를 들어, 사회 통합이 일반적으로는 더 건강한 삶과 연관이 있지만 현재 관계의 질도 건강에 영향을 준다는 것이다. 그러므로 건강 사회 통합은 장수뿐만 아니라 더 나은 건강 상태와 관련이 있다고 볼 수 있다. 그녀는 관계의 질이 무엇보다 중요하다는 사실을 강조한다. 질 적인 측면에서 낮은 상태에 있는 사람들은 사회적 고립뿐만 아니라 사회적 관계가 부족해 건강 상태도 좋지 않고 수명도 짧다는 것이 여러 연구의 공통 견해이다(Seeman 1996, Cerhan & Wallace 1997, Rodriguez-Laso 외 2007). 그녀의 논문은 사회적으로 고립되어 있고 지지 기반이 약한 사람들은 그렇지 않은 사람들에 비해 면역 기능이 약하고 신경 내분비계 질환이나 심혈관계 질환에 걸릴 가능성이 높다는 내용으로 결론을 맺는다(Seeman 1996).

사회적 고립의 측면에서 일반적으로 간과되는 사실 한가지는 사회적 공동체에 속해 있으면서도 그것을 쓸모 없이 여기는 사람들이 있다는 것이다. 이런 상황에 있는 사람들은 여러 사람들과 연락을 하기도 하지만 스스로 사회적 관계가 취약하다고 여긴다. UCLA 노인학 조교수인 테라 그루뉴발트는 2009년 노인들이 쓸모 없다고 여기는 인식에 대한 연구를 진행했다. 이 연구에서 첫 3년 동안 자신이 줄곧 쓸모 있다고 여기지 않는 성인은 그 이후 9년의 기간 동안 자신이 쓸모 있는 존재라고 여기는 사람들 보다 더 높은 사망률의 위험에 노출된다는 사실이 발견되었다(Gruenewald 외 2009). 이 연구 역시 우리가 지금 논의하고 있는 개념의 중요성에 대해 보여주는 것이다. 결국 사회 속에서 자신의 대한 인식이 삶과 죽음의 문제로 환원되고 있는 것이다.

몬트리올 대학에서 수행된 레가네스 지역의 노화에 대한 다른 연구에서는 적어도 한 명의 어린 아이와 좋은 유대관계가 없는 경우 사망률이 30%까지 올라가는 것으로 분석되었다. 자신이 손주들에게 중요한 역할을 하고 있다고 여기는 노인들은 그렇지 않은 사람들보다 사망률이 낮았다. 손주들에게서 사랑 받고 손주들이 자신의 이야기를 들어준다고 느끼는 것이 노인들의 생존율에 영향을 주는 것이다. 확대 가족에서 중요한 역할을 유지하는 것은 장수에도 영향을 준다(Zunzunegui 외 2009). 엔젤 로드리게스 라소는 레가네스 연구에서 친구가 있는 경우 사망 위험이 25%가량 낮아진다고 분석했다(Rodriguez-LAso 외 2007). 몇 가지 중요한 사실을 언급하면 다음과 같다:

1. 부모로서의 역할 인지는 매우 중요하다
2. 확대된 가족(조부모, 삼촌 등)에서의 역할 인지는 매우 중요하다.
3. 손주들과의 약한 관계는 매우 안 좋은 영향을 끼친다
4. 친구가 있는 것 또한 매우 중요하다.

이 연구는 호주의 연구와는 상충되는 내용도 있기는 하지만 아마도 문화적 차이에서 기인하는 것으로 보인다. 하지만 여러 연구에서 공통적으로 드러나는 사실은 자신의 주요 역할에 대한 통제와 그 역할의 중요성에 대한 인식이 중요하다는 것이다. 고립된 삶은 건강에 좋지 않으며 가족이든 아니든 친구가 있어야 한다. 이런 역할에서 우리가 하게 되는 중요한 질문은 우리에게 찾아오는 환자들이 사회에서 고립되지 않고 중요한 역할을 하고 있다고 느끼게 하려면 어떻게 해야 할까에 대한 것이다. 흥미로운 사실은 이러한 질문의 답을 찾기 위한 검색을 해보면 98% 정도는 소셜 미디어에 대한 내용이라는 것이다. 사실 이런 결과에 웃어야 할지 울어야 할지 모르겠다. 명백한 것은 이것이 우리가 사는 시대의 현실이라는 것이다. 의사들이 여러 일로 바쁘기도 하고 환자의 사회성까지 챙기려고 하는 의사를 만나기는 쉽지 않다. 우리가 할 수 있는 것은 환자의 사회적 관계를 증진시키는 체크리스트를 활용하는 것이다. 내가 만났던 환자들 중요서도 치료에 앞서 사회적 관계를 강화할 필요성이 있는 사람들이 있었다. 어떤 분들은 자신이 속할 수 있는 기관이나 모임이 없는지 물었다. 이런 문제에 대해서 다음의 4개의 웹사이트를 소개하고자 한다. 부록에도 유용한 제안을 정리해 두었다:

- Humana.com 사이트에는 '사회 속에서 당신의 삶은 얼마나 건강하십니까?' 라는 제목의 페이지가 있다(https://www.humana.com/learning-center/health-and-wellbeing/mental-health/social-life) 이 글은 사회성을 증진시키는 방안에 대한 조언을 해주고 있다.
- 라이프웍스는 개인적 유대관계를 세우는 방법에 대한 조언을 해주는 사이트이다(https://portal.lifeworks.com/potal/Viewers/HPSArticle.aspx?HPSMaterialID=14691).
- 마요 클리닉도 개인적 네트워킹을 위한 조언을 제공한다(http://www.mayoclinic.org

/healthy-lifestyle/stress-management/in-depth/social-support/art-20044445)

- 버팔로 사회복지 학과 사이트에 나오는 사회성에 대한 내용은 매우 유용하며 이 책의 부록에도 수록하였다(https://socialwork.buffalo.edu/resources/self-care-starter-kit/additional-self-care-resources/developing-your-support-system.html).

운동(Exercise)

여기까지 책을 읽었다면 운동의 중요성에 대해서 다시 말할 필요는 없겠지만 짧게 다시 살펴보고자 한다. 교정운동과 집에서 하는 운동을 제외하고 이미 증명된 운동의 유익을 살펴보면 다음과 같다:

- 장수: 운동을 더 많이 하는 사람이 더 오래 산다. 스웨덴에서 20년간 추적한 연구에 따르면, 정기적인 운동은 갑작스런 죽음의 위험을 낮춘다(Rosengren & Wilhelmsen 1997). 1970년부터 2007년 까지의 연구에 대한 메타 분석에서 걷기 운동은 심혈관 질환 위험을 31% 낮추고 연구기간 동안의 사망 위험도 32%가량 낮추는 것으로 나타났다. 이런 수치는 남성이나 여성이나 동일하다. 일주일에 약 9km(5.5 mile)을 걷거나 하루 한 시간 약 3km(2.2 mile)을 걷는 것만으로 사망 위험을 낮출 수 있다. 빠르게 많이 걸을수록 사망 위험이 낮아지는 것으로 나타났다(Hamer & Chida 2008).
- 우울증: 다수의 연구에서 운동이 정신 건강을 증진시키고 우울 증세를 줄여준다고 보고되고 있다(Blumenthal 외 1999, 2007)
- 심혈관계 질환: 운동 부족은 심혈관계 질환을 일으키는 주요 위험 요소 중 하나이다. 규칙적인 운동은 심장 근육을 강화시키고 심혈관계 질환으로 인한 사망 위험을 낮춰준다(Janssen & Jolliffe 2006)
- 콜레스테롤 수치: 운동 그 자체를 콜레스테롤을 태우지는 않는다. 하지만 운동은 혈중 콜레스테롤 수치를 개선시키는데 LDL (나쁜) 콜레스테롤, 트리글리세라이드 및 전체 콜레스테롤 수치를 낮춰주고, HLD(좋은) 콜레스테롤 수치는 높여준다(Kelley 외 2004)
- 당뇨 방지: 운동과 제2형 당뇨병 사이의 상관관계는 부정할 수 없는 사실이다. 핀란드 당뇨 예방 학회에서는 체중 조절과 균형 잡힌 식단과 함께 적당한 운동을 하는 경우 당뇨병 발병 위험이 50~60% 줄어든다고 발표했다(Lindstrom 외, 2003)
- 혈압: 모든 형태의 운동이 혈압을 낮추는데 효과가 있다. 고혈압 환자들이 에어로빅 같은 운동을 하면 혈압이 낮아지는 효과를 볼 수 있다(Pinto 외 2006).
- 뇌졸중: 일정 수준 이상의 운동은 허혈성 및 출혈성 뇌졸중의 위험을 낮춰준다(Lee 외 2003)

- 체중조절: 식단 조절은 체중 조절에서 가장 중요한 요소이지만 규칙적인 운동도 건강한 체중을 유지하는데 도움을 준다. 운동 후에 대사량이 증가하는 것보다 칼로리 소모는 적다. 운동 중 간격을 이용하는 것은 운동 후에 긴 기간 동안 높은 대사율을 유지하도록 하는 가장 효율적인 방법일 것이다.
- 근육 강화 및 지방 감소: 건강 관련 연구들에서 운동이 근육을 강화시켜주고 지방 조직을 줄여준다고 보고되고 있다(Sarsan 외 2006)
- 뼈대 강화: 운동은 골밀도에 영향을 준다. 체중이 실리는 운동은 뼈 형성에 도움을 주고 뼈조직 손실을 지연시키며 골다공증을 예방한다. 뼈 조직의 손실은 노화와 관련이 있다(Kemmler 외 2004).
- 수면: 운동은 건강한 잠을 살 수 있도록 한다 다만 수면 주기를 깨지 않기 위해 아침이나 점심 시간대에 운동을 해야 한다.
- 인지 및 기억 능력 증진: 운동을 하면 뇌의 기억, 배움, 판단, 문제 해결을 담당하는 부분에 자극을 받게 된다(Wu 외 2007).
- 성기능 개선: 정기적인 운동은 성생활을 유지하고 증진시키는데 도움을 준다. 근지구력과 근긴장이 좋아지고 신체 조화와 심혈관계 기능이 좋아지면서 남성 여성 모두에게 성기능이 향상되는 것으로 나타났다. 운동을 하는 남성은 안 하는 남성보다 발기부전 증상이 나타날 가능성이 줄어든다는 연구 결과도 있다(Bacon 외 2003).

여기에 더해서 아마도 당신은 다음의 두 문구를 병원 게시판에 붙여놓고 치료받으러 오는 환자들이 정기적인 운동 습관을 갖도록 독려하고 싶을 것이다:

- '운동은 노화방지 약을 먹는 것과 같은 효과를 나타낸다' 하버드 의대 리프 박사의 말이다. 노화와 관련된 질환의 80%는 운동을 하는 경우 예방하거나 지연시킬 수 있다.
- '현재와 가까운 미래에서 운동을 능가하는 약은 없다' _미국의료협회

운동이 건강에 주는 유익에 대한 논문은 계속해서 나오고 있고 당신의 환자의 나이에 상관없이 그들에게 제안할 수 있는 운동들이 있다. 환자의 상태가 심혈관계 운동을 처방할 수 없는 상태라고 하더라도 스트레칭이나 가벼운 운동은 처방이 가능하다. 적어도 움직이라는 처방(movement)은 어떤 환자에게 내려도 안전하다.

수면(Sleep)

충분한 수면을 취하지 않으면 단기적으로든 장기적으로든 건강에 영향을 줄 수 있다. 단기적으로는 피로, 기분 저하, 기억력 감퇴나 집중력 상실 등이 나타날 수 있다. 장기적으로는 당뇨, 고

혈압, 심장 질환 등 만성 질환으로 수명이 단축될 수 있다. 또한 9시간 이상 잠을 자는 경우도 건강에 좋지 않다는 연구 결과도 있다.

수면 부족은 다음과 같은 잠재적 위험을 가지고 있다:

- 혈압 상승
- 혈중 글루코오스 제어 이상
- 염증 증가

횡단면 역학조사에 따르면 수면 부족, 수면 과다 모두 고혈압, 당뇨, 비만과 관련이 있다고 한다. 그러나 횡단면 조사가 왜 수면 시간이 너무 길거나 짧은 것이 이런 질환을 유발하는지에 대한 이유를 설명해 주지는 않는다.

결국 가장 설득력 있는 증거는 장기적인 역학 조사에서 수면 습관과 질병 패턴을 추적했을 때 여러 다양한 질환들이 수면 습관과 연관이 있다는 정도 있다. 이런 연구 결과들은 바른 수면 습관이 질병의 발병 위험을 낮춰 주고 진행되는 질병의 진행을 늦춰준다고 말하고 있다. 다음의 질병들은 수면이 부족할 때 나오는 질환들이다:

- **비만**: 수면 부족은 체중 증가와 관련이 깊다. 수면 부족은 코티솔 생성과 식후 인슐린 분비를 증가시킨다. 인슐린은 글루코오스 처리와 지방 저장을 촉진하는 호르몬이다. 인슐린이 과다 분비되면 체중이 증가하고 당뇨 위험이 높아진다. 수면 부족은 뇌에 포만 상태를 알려주는 호르몬인 렙틴 수치를 낮추고 식용을 자극하는 화학물질인 그레린 수치를 증가시킨다.
- **당뇨**: 연구자들은 수면부족이 우리 몸에서 탄수화물이 태워질 때 쓰이는 글루코오스 처리에 영향을 줌으로써 제2형 당뇨를 유발한다고 말한다. 상당수의 횡단면 역학조사에서 5시간 이하로 잠을 자는 성인의 경우 당뇨 위험이 급격하게 증가하는 것으로 나타났다. 게다가, 연구자들은 수면 무호흡증이 당뇨에서처럼 글루코오스 제어에 손상을 일으킨다고 말한다.
- **심장질환 및 고혈압**: 수면 부족은 혈압 상승의 원인이 되기도 한다. 고혈압이 있는 사람이 하루라도 잠을 제대로 못 자면 다음날 혈압이 높아진다. 이는 심혈관 질환이나 뇌졸중이 수면 부족과 관련이 있다는 것을 설명해 준다. 또한 수면 무호흡증과 심장 질환 사이의 상관관계도 속속 밝혀지고 있다. 수면 무호흡증은 심혈관계 질환의 주요 위험 요소 중 하나인 만성 고혈압의 위험을 높인다. 다행인 것은 수면무호흡증을 치료하면 혈압도 낮아진다는 것이다.
- **기분장애**: 만성적 수면 장애는 우울, 불안 및 정신질환과 관련이 있다. 한 연구에서는 4.5시간 수면을 취한 사람들은 더 많은 스트레스, 슬픔, 분노, 정신적 탈진을 호소했다. 또

다른 연구에서 4시간 수면을 취한 사람들은 낙관성, 사교성이 줄어드는 것으로 나타났다. 이런 증상들은 실험 참가자들이 정상 수면을 취하는 경우 개선되는 것으로 나타났다.

- **면역기능**: 사람들이 아프면 잠을 자려고 하는 것은 자연스러운 것이다. 면역체계에서 생성된 물질은 감염을 예방하고 피로를 줄여준다. 어떤 이론은 면역 체계가 '졸음 유발 요인' 에 관여한다고 한다. 잠을 충분히 잔 경우는 그렇지 않은 경우보다 감염을 잘 이기기 때문이다. 사실 동물을 대상으로 하는 실험에서 충분한 수면을 취한 경우 세균 주입 시 생존율이 더 높은 것으로 나타났다.
- **수명 연장**: 위에 언급된 수면 관련 내용을 살펴볼 때 수면 부족과 수명 단축의 연관성을 부인하기 쉽지 않다. 3개의 대규모 횡단역학조사에 따르면 매일 5시간 이하로 자는 사람은 모든 종류의 질환 위험이 15%가량 높았다.

순한 진정제나 알코올도 나쁜 수면 습관에 영향을 준다. 연구에 따르면 수면 습관이 안 좋은 사람들의 상당수는 알코올과 관련이 있었다. 이유는 두 가지 인데 첫째, 가벼운 진정제로서 알코올을 사용하는 사람들은 불면증 문제를 해결하고자 하는 경우였다. 둘째, 알코올의 진정 효과는 일시적일뿐이다. 술을 마시고 나서 몇 시간이 지나면 뇌에 흥분을 일으킨다. 이는 잠을 깨우고 수면 문제를 일으키게 되는 것이다. 당신의 환자 중에 수면 문제로 괴로워하는 사람이 있다면 잠자기 전에는 술을 마시지 말라고 해야 한다.

약 5천에서 7천명의 미국인들이 수면 장애를 겪고 있다고 한다. 그들 중 상당수는 의사에게 자신의 수면 문제에 대해 말하지 않고 대부분의 의사들도 환자들에게 수면 습관에 대해 질문하지 않는다. 수면 습관은 진료 기록에 꼭 포함시켜야 한다. 수면 문제가 있는 환자라면 건강한 수면에 도움을 줄 수 있는 요소가 무엇일지 살펴봐야 한다. 식단조절, 정기적인 운동, 규칙적인 생활 습관 등이 그 예이다. 하버드 대의 수면 연구소에서 제공하는 체크리스트로 수면 상태를 쉽게 파악할 수 있다(상세 내용은 다음의 페이지를 방문하여 살펴보라: http://healthysleep.med.harvard.edu/healthy/getting/overcoming/tips).

1. 수면에 방해가 되는 카페인, 알코올, 니코틴을 피하라
2. 침실을 수면을 유도하는 환경으로 조성하라. 조명의 밝기나 소음, 온도, 환기 상태 등을 점검하라. 더 적극적으로는 귀마개나 눈가리개, 암막커튼, 백색 소음 생성기를 이용할 수도 있다.
3. 잠을 편안하게 들게 하는 잠자기 전 활동을 이용한다.
4. 정말 피곤할 때는 잠자리에 들라. 잠이 안 오면 일어나서 책을 읽으라
5. 시계만 쳐다보며 멍하니 있지 말라
6. 생체 시계가 좋은 수면 습관을 가지도록 아침에 깨어나는 시간에는 밝게 하고 잠들 시간에는 어둡게 한다

7. 일관적인 수면 습관을 갖도록 한다
8. 낮잠은 잠깐 자거나 낮잠을 자지 않는다
9. 저녁 식사 시간에는 불을 밝게 한다
10. 자기 전에는 수분 섭취를 조절한다. 너무 많이 먹어도 화장실에 가려고 잠이 깨고 너무 안 마셔도 목이 말라서 깨게 된다.
11. 아침이나 점심 시간대에 운동을 하고 늦은 저녁에는 운동하지 않는다.

환자가 심각한 수면 장애를 앓고 있는 경우 수면 클리닉을 통해 치료받도록 해야 한다. 수면 클리닉에서는 개인의 수면 상태를 정밀 분석한다. 보통 30개 정도의 선을 몸에 연결해서 잠을 자는 동안 몸의 상태와 뇌의 활동을 분석하여 수면 장애 전문 의사가 결과를 해석하고 환자에게 최적의 치료 방안을 제시해 준다. 모든 종류의 수면 문제에 대해서 하버드 대학의 건강한 수면 웹사이트에서 환자들에게 권하는 다양한 자료들이 있다(http://healthysleep.med.harvard.edu/). 이 사이트의 모든 데이터와 통계는 환자와 의사 모두에게 유용한 정보를 제공한다.

영양(Nutrition)

우리는 학교 다닐 때 영양의 중요성에 대해서 배우지만 적합한 인증을 받지 못하면 환자에게 제대로 된 조언을 해 줄 수 없다. 하지만 치료 중에 영양에 대한 내용은 등장하기 마련인 주제이다. 탄수화물과 지방은 우리 몸에서 글루코오스로 분해되어 ATP를 생성하는 크렙스 회로로 들어간다(학교 다닐 때 배웠던 생각이 나는가?). 하지만 단백질, 탄수화물, 지방을 분해하는 과정은 아주 복잡하고 에너지를 생성하는 작업보다 더 많은 과정을 필요로 한다. 또한 영양소에는 비타민과 무기질도 포함이 된다. 우리가 섭취하는 음식물은 에너지 생성을 위한 자원을 제공하고 그 에너지는 성장이나 신체 회복에 쓰이거나 면역 체계를 정비하는데 쓰이게 된다. 말할 필요도 없이 몸이 감염을 이기려면 건강한 면역 체계가 필수적이다.

영양이라는 주제를 더 복잡하게 만드는 것은 음식 알러지 또는 특정 음식에 대한 과민반응 같은 것들이다. 음식 알러지는 소화불량, 피부 발진 같은 가벼운 증상에서부터, 아나필락시반응 이나 죽음에 이르는 경우처럼 심각한 증상까지 다양하다. 알러지나 과민 반응은 사람에 따라 다르게 나타나며 증상을 정확히 알기 위해서는 공인된 전문가에게 적절한 검사를 받아야 한다. 이 글을 읽고 있는 사람들은 주변에 한 두 가지 음식을 멀리함으로써 알러지 반응이 사라진 사람들을 쉽게 떠올릴 수 있을 것이다. 알러지는 중요한 문제로 환자에게 영양에 대한 가이드를 할 때 주의를 기울여야 한다. 과민 반응 관련한 모든 경우에 대해서는 이 분야의 전문가들과 상의하는 것이 좋다.

기본적으로 건강한 식단에 대한 개념에 있어서는 대부분의 전문가들이 아래의 내용에 동의하고 있다:

1. **초록 야채를 많이 먹어라.** 초록 야채들은 글리세믹 지수가 낮고 칼로리도 적어서 칼로리 부담 없이 포만감에 이르게 하고 비타민과 무기질도 풍부하다.
2. **여러 다양한 색상의 신선한 야채를 먹어라.**[8)]
3. **단순 탄수화물, 특히 설탕의 소비를 줄여라.** 복합 탄수화물은 글루코오스를 천천히 배출한다. 단순 탄수화물은 설탕을 더 찾게 만들고 제2형 당뇨의 위험을 높인다. 정제된 설탕은 이른 노화, 심혈관 질환 및 알츠하이머 병과도 관련이 있다. 당을 포함한 음식을 제한하면 건강에 긍정적 영향을 주게 되고 대사 증후군이나 심혈관 질환 위험을 낮춰준다 (Luevano-Contreras & Chapman-Novakofski 2010).
4. 정제된 음식이나 정제된 곡식보다는 **정제되지 않은 식품을 선택하라.** 정제된 음식에는 섬유질이 적다(캐나다 식이요법 협회 2014). 섬유질은 다음과 같은 일을 한다:
   - 음식물의 소화를 도와 배변을 쉽게 해주고 장을 깨끗하게 해 준다.
   - 변비를 예방한다
   - 혈당을 안정화하고 혈청콜레스테롤 수치를 낮춘다
   - 암 예방에도 도움이 될 수 있다 - 장에서 박테리아는 섬유질을 짧은사슬지방산으로 전환하여 신체에 에너지를 공급하고 암을 예방하는 활동을 한다.

정제되지 않은 음식은 섬유질도 풍부하고 가공음식보다 생물학적 이용 가능성이 높은 비타민도 풍부하다. 가공음식에는 때때로 가공하는 과정에 비타민을 추가하기도 하지만 그 비타민이 우리 몸에서 얼마나 그 역할을 하는지에 대해서는 여전히 논의 되고 있는 현실이다. 결론적으로 정제되지 않은 음식은 혈액에 글루코오스는 점진적으로 방출함으로써 설탕에 대한 갈망을 일으키지 않는다.

5. 식료품점에 있는 **가공 음식을 피하라.** 가공 식품은 나트륨 함량이 높고 정제되지 않은 신선한 음식에는 없는 방부제가 많이 포함되어 있다.
6. **지방 소비를 줄여라.** 지방은 지구상에서 가장 에너지를 많이 포함한 음식이다. 어느 정도의 지방 섭취는 필요하지만 식단을 꼼꼼히 살펴 과잉되지 않도록 하는 것이 중요하다. 북미 지역에서 비만이 유행하는 것은 식이 지방뿐만 아니라 칼로리가 높은 음식을 소비하고 있기 때문이다. 특히 비만인 사람이 지방을 많이 섭취하는 것은 좋은 생각이 아니다. 이와 관련하여 놀라운 사실은 1980년대에는 보건 당국에서 매 끼니마다 지방을 30~40%가량 섭취해야 한다고 했었다는 것이다. 현재 미국인들은 33%의 지방을 섭취

8 개인적인 의견으로 야채는 유기농을 먹거나 개인이 직접 재배하여 먹는 것을 권한다. 이는 몸안에 농약이 축적되는 것을 줄여준다. 이는 나의 개인적 견해이이다. 음식 색에 따른 영양소에 대한 연구도 많이 진행되고 있다. 신선한 야채는 위에서 언급한 초록 야채의 이점과 동일한 이점을 제공하고 있다. 기억할 것은 야채의 칼로리 수준은 매우 낮기 때문에 체중 감량을 원한다면 매우 좋은 음식이다. 다만 조리시 버터나 오일, 설탕, 소금 등을 최소화 해야 한다.

하고 있지만 여전히 지방으로부터 많은 칼로리를 섭취하고 있다.

7. 식사량을 줄여라. 미 심장/폐/혈액 협회는 패스트푸드를 섭취하게 되면 일상적인 식사를 하는 경우보다 매일 섭취하는 칼로리 소모가 느는데 이는 20년전 보다 1,595칼로리를 더 섭취하게 되는 것이라고 보고했다(미 국립보건원 2013). 맥주나 초콜릿 바를 보면 예전에는 가장 큰 사이즈가 지금은 가장 작은 사이즈라고 한다. 감자튀김, 햄버거, 탄산음료 같은 경우도 예전보다 사람들이 섭취하는 양이 2에서 5배 가량 늘었다고 한다(Young & Nestle 2002).
8. 칼로리 소비에 대해 이해하라. 북미인들의 칼로리 소비는 거의 균일하지만 지난 40년간 매우 문제가 많았다. 체중 관련 문제가 있다면 칼로리 소비를 줄여야 한다:
   - 한 연구에서 미국 여성들은 1971년에는 1542 칼로리를 소비하고 2000년에는 1877 칼로리를 소비하여 22%정도 늘었다. 같은 기간 동안 남자의 경우 2450에서 2618로 늘어 약 7% 상승했다. 칼로리가 증가한 주요 이유는 탄수화물 때문인데 건강한 복합 탄수화물 보다는 설탕의 소비가 늘어난 것이다. 또한 이 연구에서는 미국인들이 지방으로부터 섭취하는 칼로리가 줄어들었다는 것을 발견했다(대부분 포화 지방이 줄었다). 실제 매일 섭취하는 지방의 그램 수는 1971년에 비해 크게 변하지 않았는데 전체 칼로리 섭취가 증가했기 때문으로 보고 있다(미 질병 대책 센터, 2004).
   - 1981년에 미국인의 평균 칼로리 소모는 일당 3200 칼로리였다. 2012년에는 3900이 되었다(크레딧 스위스, 2013).
   - 비만 연구를 위한 유럽 협회는 비만이 유행하게 된 습관과 음식간의 연관성에 대한 연구를 수행하였다. 미국의 경우 1970년대부터 비만이 증가한 것은 에너지 섭취가 증가했기 때문이었다. 이 연구는 다음과 같이 결론을 맺는다, '미국인들의 체중이 증가한 이유는 에너지 섭취가 증가한 것에서 찾을 수 있다. (Swimburn 외 2009)
9. 집에서 조리한 음식을 먹어라. 이 방법만이 당신의 식단에서 정제당, 소금, 지방 섭취를 조절할 수 있도록 해주고 가공되지 않은 식품을 먹도록 해 준다. 외식할 때는 지방과 소금을 통제하기가 매우 어렵다.
10. 물을 더 마셔라. 대부분의 사람들은 충분한 양의 수분을 섭취하지 않는다. 물은 간의 부담을 줄여주고 무엇보다 칼로리가 없다.
11. SOS를 기억하라! 소금(salt), 기름(oil), 설탕(sugar) 이 세가지는 건강한 식단을 위해 항상 통제되어야 한다. 마트에서 식품을 살 때나 외식할 때 주의해야 할 뿐만 아니라 집에서 조리할 때도 항상 신경 써야 한다.

이 밖에도 여러 내용이 있지만 여기에서의 목표는 가능한 일반적이고 널리 통용되는 내용으로 논의를 한정하고자 한다. 항암 식단, 노화 방지 식단, 수 많은 다이어트 식단 등이 그 효용성과 함께 존재하고 있지만 이 장의 목표는 안전하면서 중용을 지키는 선에서 당신이 환자를 대할 때 놓치지 말아야 할 내용을 소개하는 것으로 충분할 것이다. 이 다음부터는 몸 전체의 염증뿐만 아니라 영양의 다른 측면을 살펴볼 것이다.

염증(Inflammation)

아마 독자의 대부분은 수 치료법(hydrotherapy)과 다른 방법들로 국부적인 염증을 치료하는 방법들을 잘 알고 있을 것이다. 반면에 전체적인 염증은 내가 정식 교육을 받지 않았으나 '책임 있는 의료를 위한 의사회' 의 회장인 닐 버나드 의학 박사의 연설을 들은 이후로 흥미를 갖게 된 주제이다. 그의 발표된 연구와 비영리 단체인 예방 의학 연구 기관의 회장이자 설립자인 딘 오니쉬 박사, 그리고 클리블랜드 병원의 콜드웰 B. 에셀틴 주니어 박사에 의해 수행된 임상 연구는 내가 앓고 있는 동맥염인 심장 질환을 고치기 위해 내 식단에서 모든 동물성 단백질과 동물성 지방을 제거하게 했다. 이 점에 있어서 인류 역사상 몇몇 환자들은 이보다 급진적인 변화를 바라겠지만, 충분한 고통 가운데 있거나 그들의 건강을 더욱 통제하고자 바라는 사람이라면 생활방식과 식이 요법 변화의 제안에 확실히 수용적이다. 아래의 뒤이은 내용들은 전체적인 염증을 줄이기 위한 증거에 기초한 제안들이다.

환자들에게서 가끔 보이는 한 유형은 병을 유발했을 어떤 활동에 대한 환자의 인식 없이 특발성 건염이나 건초염 또는 오십견이 발병하는 것이다. 때때로 건강 상태는 처음에 치료에 긍정적으로 반응하다가도 만성적으로 돌아오기도 한다. 가끔 건강 상태는 치료에 성공적으로 반응하지만 사실상 염증인 또 다른 특발성 근골격의 문제가 나타나는 것을 볼 수 있다. 이러한 때에는 식이 요법과 다른 요인들이 환자의 염증 소인의 원인이 되었을 것이라고 여기는 것이 현명하다. 그들의 의사는 세 가지의 표지를 구하는 혈액 검사를 지시할 수 있다.

1. **C 반응성 단백질(CRP)** - 급성기단백질로 불리기도 한다. 이는 당신이 염증을 유발하는 특정한 질병에 걸렸을 때 CRP의 수치가 올라간다는 의미이다. CRP는 혈액 샘플에서 측정 가능하다.
2. **적혈구 침강속도(ESR)** - ESR은 적혈구가 혈장으로부터 분리되어 시험관 바닥에 가라앉는 속도를 측정한다. 속도는 시간 당 밀리미터(mm/hr)로 측정된다. 어떤 단백질이 적혈구를 덮으면 이들은 서로 달라붙어 적혈구를 더욱 빨리 가라앉도록 한다. 따라서 높은 ESR 수치는 당신이 몸 속 어딘가에 어떤 염증이 있다는 것을 의미한다. ESR 수치는 일반적으로 여성에게 높고, 연령이 높아질수록 증가한다.
3. **혈장 점도(PV)** - ESR 검사는 상태를 살피고, 이는 PV 검사에 의해서도 살펴볼 수 있다. 그러나 이는 실시하기 어렵고 ESR 검사만큼 널리 쓰이지 않는다.

CRP와 ESR 모두 몸 전체적인 염증을 살펴볼 수 있지만 CRP 수치는 식이요법에 변화를 준

이후 더욱 급속히 감소할 것이다. 따라서 이는 대안 건강 공동체에서는 대체로 염증에 긍정적인 반응이 있었는지 보기 위해 식이요법에 변화를 준 이후 확인하는 표지가 된다고 여긴다. 몇몇 음식과 생활방식, 그리고 염증과 관한 건강 문제의 효과와 CRP 수치를 살펴보자.

나쁜 것들

- 설탕– 설탕이 첨가된 음료의 적당한 섭취도 CRP 수치를 높인다.(Livesey & Taylor 2008)
- 흡연은 CRP 수치를 높인다.
- 높은 체질량 지수(BMI)는 CRP 수치를 높인다.
- 낮은 운동 수준은 또한 CRP 수치를 높일 것이다.
- 위에 나열한 요소들은 또한 염증성 조건을 악화시키는 누적 효과를 가진다.

좋은 것들

- **정제하지 않은 곡물**은 정제된 곡물보다 많은 영양분, 노화 방지 물질, 피토케미칼, 섬유질과 다른 보호하는 요소들을 함유한다. 섬유질이 풍부한 식품들도 혈당량을 안정시키도록 돕는데, 이는 또한 CRP 수치를 낮추는 데 도움이 된다.
- **마그네슘**–대부분의 미국인들은 일일 권장량(RDA)보다 낮은 단계로 마그네슘을 섭취한다. 일일 권장량보다 낮게 섭취하는 사람들은 CRP를 높여 왔을 가능성이 높은데, 이는 심혈관 질환 위험에 기여할 수 있다.(Kinget 외 2005)
- **식이 플라보노이드**는 혈청 CRP농도와 반대로 연관된다. 따라서 플라보노이드가 풍부한 음식의 섭취는 염증을 유발하는 만성질병을 감소시킬 수 있다.(Chun 외 2008)
  - 플라보노이드를 많이 함유하고 있는 음식들: 파슬리, 양파, 블루베리와 산딸기류 열매, 홍차, 녹차와 우롱차, 바나나, 모든 감귤류 과일, 은행나무, 적포도주, 산자나무와 다크 초콜릿(70%이상의 코코아 성분 함유)
- 아주 묘하게도, **알코올 섭취**와 혈청 CRP 수치는 반비례하는 것으로 나타난다.(Stewart 외 2002) 연구는 술을 안 마시는 사람들은 보통 높은 CRP 수치를 가지는 경향이 있다고 보여준다. 가볍게 술을 마시는 사람들은 약간 낮은 수치를, 그리고 적당하게 술을 마시는 사람들은 가볍게 술을 마시는 사람들보다도 더 낮은 수치를 가진다. 이것이 당신이 술을 더 마시라는 의미인가? 아마도 아니지만, 이는 당신이 술을 마실 때 당신의 죄책감을 줄이도록 도울 수 있을 것이다. 그리고 잠에 관한 부분을 기억해 보라. 취침 시간과 가까운 알코올은 단기의 진정 효과를 가지나 결국 질이 좋지 않은 잠을 자도록 하며 정상적인 수면 주기를 방해한다. 또한 중요한 것은 알코올과 많은 암 사이의 양성적 연관성이 있다는 것을 기억하는 것이다. 이는 알코올 섭취를 제한하는 또 한 가지 이유이다.
- **오메가-3 지방산**은 염증을 줄이는 능력으로 잘 알려져 있다. 이는 또한 심장 질환의 위

험을 줄일 수 있기 때문에 인기 있게 되었다. 연구는 오메가-3 지방산이 염증을 줄이고 심장 질환, 암, 관절염과 같은 만성 질환의 위험을 낮출 수 있다고 보여준다. 오메가-3 지방산은 염증을 줄이는 반면, 많은 오메가-6 지방산은 염증을 촉진하는 경향이 있다. 메릴랜드 대학 의료 센터에 의하면 연구는 오메가-3을 보충함이 뒤이어 나열한 질병과 질환의 치료와 예방에 효과적이라고 뒷받침한다.

- 고 콜레스테롤
- 고혈압
- 심장 질환
- 당뇨병
- 류마티스 관절염
- 전신성 홍반성 루푸스(낭창)
- 골다공증
- 우울증
- 조울증
- 정신 분열증
- ADHD(주의력 결핍 및 과잉 행동 장애)
- 인지능력 쇠퇴
- 피부 질환
- 염증성 장 질환
- 천식
- 시력 감퇴
- 생리통
- 대장암
- 유방암
- 전립선암

영양학을 중시하는 의사들은 일반적인 미국인의 식단이 오메가-6 지방산부터 오메가-3 지방산의 부적절한 비율을 포함하는 경향이 있다는 의견을 갖는다. (메릴랜드 대학 의료 센터. 2013) 그들은 보통의 미국인이 더욱 많은 오메가-3 기름과 더욱 적은 오메가-6 기름을 섭취할 것을 권한다. 오메가-3 기름은 농도가 높은 순서부터 나열한 다음의 식품들에서 얻을 수 있다. 아마씨, 호두, 정어리, 자연산 연어, 콩, 두부, 새우, 방울 양배추, 콜리플라워(꽃양배추), 겨울 호박.

늘 그렇듯이, 영양소를 보충제가 아닌 자연 식품에서 얻는 것이 가장 좋다. 또한 과학적 증거는 더 이상 생선유 보충제를 뒷받침하지 않는다. 오메가-3 기름은 열과 산소에 의해 매우 쉽게 상하기에 잘 저장할 수 없다. 이것이 오메가-3 기름이 자연 식품의 형태로 섭취되어야 하는 이유이다. 또 다른 오메가-3 보충제의 문제점은 약물과의 상호작용과 혈액의 응고를 방해하는 효과를 끼치는 것을 포함한다. 이러한 이유로 오메가-3 보충제는 반드시 주치의의 조언에 의해서만 복용되어야 한다.

염증을 치료하는 마지막 접근은 '접지'(스스로 땅에 댐)라고 알려져 있으며, 조금 이상하게 들릴 수 있지만 이러한 양상을 뒷받침하는 과학은 꾸준히 발달하고 있다. 이 주제와 관련 연구는 후에 이 장에서 논의될 것이다. 접지는 급성과 만성 염증의 치료를 포함해 많은 이점을 가진 것으로 나타난다.

결론을 말하건대 당신의 환자가 염증과 관련한 문제에 대처해야 한다면, 그들의 의사가 염증성 표지를 위한 혈액 검사를 지시하는 것이 효과적일 것이다. 우리가 영양학자는 아니지만 적어도 여기에 제시된 기본적인 정보를 인지하는 것이 중요하다. 정말 원한다면, 이 부문에 참조된 자료를 읽고 나서 당신의 환자와 관련된 연구로 넘어갈 수 있다. 그렇기에 당신은 위에 제시된 각 주제 다음의 참조 자료를 보게 될 것이다. 최적인 방법으로 당신은 환자를 식이요법의 도움을 위해 전체론적 의학의 정규 영양학자에게 보낼 수 있다. 동기가 부여된 환자는 대부분 건강에의 영양학적 접근에 수용적이다. 끝으로 접지 또한 염증 문제를 돕는 것으로 나타난 새로운 양상이다.

환자의 관점(Patien's outlook)

삶에 대한 관점은 건강과 장수에 상당한 영향을 미치는 것으로 나타난다. 예를 들어, 660명의 50세 이상의 어른들을 대상으로 한 오하이오의 노화와 은퇴에 대한 종적 연구(OLSAR)에서 발췌한 예일 대학의 연구는 노화 과정에 긍정적인 관점을 갖는 사람들은 정신적, 신체적으로 악화될 수밖에 없는 운명이라고 여기는 사람들보다 7년 이상을 더 살았다고 한다(Levy 외 2002). 이는 통계적으로 연령, 성별, 사회 경제적 지위, 고독, 기능적인 건강의 변수를 통제한 이후 드러난 장점이다.

잉글랜드의 노화에 관한 종적 연구(ELSA)는 잉글랜드에 사는 10,000명 이상의 사람들을 연령이 50세일 때부터 추적한 종적 연구이다. 그 목적은 노령화 사회의 경제적, 사회적, 심리적, 그리고 건강에 관한 문제를 이해하는 것이다. ELSA의 목표 중 하나는 노인들의 심리적 행복이 나쁜 건강상태의 경과와 이른 죽음과 연관되는지 밝혀내는 것이다. 연구원들이 밝혀낸 것은 놀랄 만했다. 삶에 커다란 즐거움을 가짐으로 처음에(1기) 기록된 사람들은 10년 후의 연구(5기)에 이르러 살아 있을 가능성이 가장 높았다. 결과는 덜 긍정적인 관점의 사람들은 더욱 긍정적인 태도를 가진 사람들에 비해 **죽었을 가능성이 거의 세 배나 높았음**을 보인다. 연구원들은 또한 2004년 5월(2기)에 측정한 심리적 행복 상태(어떠한 장애가 생기기 전)로 2010년 11월

(5기)에 다시 마주할 때 어떤 사람들이 관상동맥성 심장병이 발병할지, 좋지 못한 건강을 많이 기록할지, 장애로 고통 받을지, 걸음 속도가 느려질지 예측할 수 있다고 밝혔다. 이 예측들은 연구원들이 연령, 성별, 민족성, 기본적 건강, 재산과 같은 다른 영향을 미칠 수 있는 요인들을 고려했을 때만큼 강력하지는 않다.

이러한 점을 바탕으로, 어떻게 한 사람이 그의 태도를 조절할 수 있는가? 이는 이 책의 범위를 훨씬 넘어서고 확실히 그 나름의 책의 가치가 있지만, 하나의 실제적인 기술은 매일 감사 운동을 실천하는 것이다. 이 분야의 한 전문가는 로버트 에먼스 박사이다. 그의 주 연구 관심사는 감사의 심리와 개인적 목표에 관한 심리, 그리고 어떻게 각각의 것이 행복과 안녕과 인격 통합을 포함한 긍정적인 심리 작용과 연관되는지 알아보는 것이다. 그는 〈긍정 심리학 저널〉(The Journal of Positive Psychology)의 편집장이고 「감사의 심리학」(The Psychology of Gratitude, 옥스퍼드 대학출판부)'과 「THANKS! 마음을 여는 감사의 발견」(THANKS!: How the New Science of Gratitude Can Make You Happier, 호튼 미플린 출판사)의 저자이다. 아래는 에머슨 박사가 건강과 장수에서의 감사의 이점에 관한 그의 논문을 작성하는 데 참조한 자료에서 일부 발췌한 내용이다.(2014년 에머슨 연구소 웹사이트에서)

- 실험의 비교에서 매주 감사 일기를 쓰는 사람들은 귀찮은 일들이나 그저 그런 삶의 사건들을 기록했던 사람들에 비해 더욱 규칙적으로 운동했고, 보다 적은 신체 증상을 기록했으며, 삶 전체적으로 한결 좋다고 느꼈고, 다가오는 주에 대해 더 낙관적이었다.(Emmons & McCullough 2003)
- 관련된 이점은 개인적 목표달성의 범위 내에서 관찰되었다. 감사 리스트를 작성한 참가자들은 다른 실험적 조건에 있던 피실험자들과 비교해서 두 달이 넘는 기간 동안 개인적으로 중요한 목표(학업의, 대인관계의, 건강 중심의 목표)를 향해 더욱 전진하는 경향이 있었다.
- 매일 감사하는 상황의 참가자들은 귀찮고 번거로운 상황이나 사회적 비교에 놓인 상황에서보다 더욱 많이 개인적인 문제를 가진 사람들을 돕거나 다른 이에게 정서적 지지를 제공했음을 기록했다. (이타심에서 비롯한 행위는 행복 지수를 높인다고 보여져왔다.)
- 신경근 질환을 가진 성인의 표본집단에서 21일 동안의 감사의 개입은 비교 집단에 비해 더 많은 긍정적 기분의 높은 에너지와, 한층 강하게 타인과 연결되어 있다는 느낌, 삶에 대한 더욱 낙관적인 평가, 보다 나은 수면 시간과 수면의 질을 가져왔다.
- 감사하는 생각을 연습하는 아이들은 학교와 가족을 향해 더욱 긍정적인 태도를 가진다.(Froh 외 2008)

언급했듯이 관점을 긍정적인 방향으로 바꾸는 또 다른 입증된 방법은 자원봉사와 같은 이타적인 행동을 행하는 것이다. 엑세터 의과 대학에서의 메타분석은 40권의 출판된 자원 봉사에 관한 논문을 분석하고 봉사활동을 하는 사람들에게서 낮은 수치의 우울증과 높아진 삶의 만족도와 향상된 행복을 발견했다.(Jenkinson 외 2013) 게다가 다섯 개의 집단 연구 메타분석에서 자원봉사자들은 자원봉사를 하지 않는 사람들보다 사망할 확률이 20% 낮다고 나타났다.

이 장을 마치며 하고자 하는 말은 삶에 대해 보다 긍정적인 관점을 가진 사람들이 극적으로 더 좋은 건강과 장수의 결과를 낳는다고 연구가 뒷받침할 것이라는 사실이다. 삶에 대한 관점을 바꾸는 것에는 틀림없이 많은 방법이 있겠지만 한 가지 효과적인 방법은 매일 감사를 실천하는 것으로 나타나며, 다른 방법은 이타적인 행동의 수행이다. 다음 장에서 보게 될 것이지만 행복을 증진하는 어떠한 계획 또한 사람의 관점을 개선할 것이므로, 이 두 주제는 깊은 연관을 갖는다.

행복(Happiness)

행복은 관점과 밀접하게 관련되지만 이 특정한 주제를 분리된 주제로서 합당하게 대하기 위한 충분한 조사가 있었다. 행복은 인간이 서로에게 생각을 전달할 수 있는 한 확실히 대화와 사색과 학문의 주제가 되어왔다. 이는 세계의 모든 주요 종교들에 의해 조사되어왔고 많은 철학자들에게도 그러했다. 행복의 추구는 미국에서 양도할 수 없는 권리로 여겨지며 1776년의 독립선언에 이와 같이 포함되었다. 아마 이는 캐나다인들에게도 우선순위의 목록에서 상위를 차지할 것인데, 그 이유는 밝혀졌듯이 우리가 세계에서 행복의 과학 용어인 주관적 행복(SWB)의 10위를 차지하기 때문이다. 이는 행복이 삶의 질을 높일뿐만 아니라 건강을 증진시키기 때문에 당연히 그러하다. 고대의 잠언에서는 '마음의 즐거움은 양약(17:22)' 이라고 말한다. 최근 연구는 행복의 건강적인 이점이 늘어난 수명(Danner 외 2001), 강화된 면역 체계(Dillon 외 1985), 증진된 정신 건강(Diener 1984), 높아진 활력과 에너지(Csikszentmihalyi & Wong 1991), 낮은 우울증의 경향(Koivumaa-Honkanen 외 2001, Diener & Seligman 2002), 보다 나은 자기통제력과 대처 능력(Okun 외 1984, Aspinwall 1988)을 포함한다고 보여져 왔다. 행복은 건강에만 영향을 미치는 것이 아니다. 연구는 또한 행복이 개인적인 창조성, 생산성, 일의 양질과 수입에도 밀접한 상관관계가 있다고 나타낸다.뿐만 아니라 더 행복한 사람들은 이혼하는 경향이 낮고 더욱 행복한 결혼을 하며 많은 친구들을 사귀고 강한 정서적 지지를 즐기는 경향이 높다.(Okun 외 1984, Berry & Hansen 1996, Marks & Fleming 1999, Harker & Keltner 2001) 따라서 행복의 추구(또는 선택)는 정말 가치 있는 것으로 볼 수 있다.

주관적 행복(SWB)의 연구가 소비자 지향적 사회의 신화 중 몇몇을 폭로해 왔다는 것에 주목하는 것은 매우 흥미롭다. 우선 행복은 높은 수입과 연관되지 않는다. 연구는 기본적 욕구가 충족되면 추가적인 수입은 삶의 만족감을 그다지 높이지 않는다는 것을 보여준다. 주목할 만한 매우 흥미로운 것은 가장 부유한 미국인으로 포브스의 명단에 있는 37%의 사람들이 보통의 미국인보다 덜 행복하다는 것이다. 놀랍게도 좋은 교육이나 높은 IQ도 삶의 행복과 연관되지 않는 것으로 보인다. 우리 문화가 흠모하는 것으로 보이는 또 다른 것, 즉 젊음은 어떠한가? 다시 한 번 답은 그렇지 않다. 사실 나이 많은 사람들이 젊은 사람들보다 더욱 일관되게 그들의 삶에 만족한다.(질병 관리 예방 센터 2014)

이와는 반대로 종교적인 신념은 진정으로 정신을 격앙시키는 것으로 보인다. 강한 소셜 네트워크는 또한 삶의 행복과 밀접히 연관되어 있다.(2002년에 일리노이 대학에서 디너와 셀리그먼에 의해 수행된 연구는 가장 높은 지수의 행복과 가장 적은 우울함의 조짐을 보이는 10%의 학생들이 공통으로 가지는 가장 중요한 성격이 그들이 친구들과 가족에게 느끼는 강한 유대감과 그들과 함께 시간을 보내는 헌신이라고 밝혔다.) 호기심이나 학습의 즐거움과 같은 지적인 덕이 친절, 감사, 애정을 베풀 수 있는 능력 등 대인 관계에 관련된 덕보다 행복과 밀접하게 연관되어 있지 않다는 사실은 흥미롭다. 행복에 영향을 미치는 모든 요인들을 살펴보며 연구자들은 우리의 개인적인 행복에 영향을 미치는 세 가지의 주요 영역을 발견했다.

행복 설정값의 개념

우리에게는 모두 나름의 편안한 책임이 있고, 편한 단계의 활동이 있으며 또한 행복에 이르는 미리 설정된 단계가 있는 듯 보인다. 이 설정값들은 어느 정도는 변할 수 있으나 우리가 누구인가에 대한 기본적인 표출이다. 1978년의 복권 당첨자에 대한 흥미로운 연구는 설정값의 개념에 대해 설명한다. 이 연구는 복권 당첨자들이 비교 집단에 비해 상당히 행복한 신세가 아니었다는 것을 밝혔다. 팔다리를 사용하지 못하는 사람들조차도 그들의 이전 설정값에 가깝게 다시 회복되는 경향을 보였다. 심리학자들은 이러한 새로운 상황에서의 조정을 '적응(adaptation)'이라고 부른다. 일리노이 대학의 심리학 교수 에드워드 디너는 적응에 대한 그의 광범위한 연구에서 사람들에게 영속적으로 행복 설정값 아래로 타격을 주는 듯한 두 가지의 삶의 사건들을 찾았다. 이는 **배우자를 잃는 것**과 **일자리를 잃는 것**이다. 두 경험 모두 새로운 일자리와 관계에도 불구하고 오랜 시간동안 당신의 설정값을 낮출 수 있다. 설정값에 대한 개념은 미네소타의 연구원인 데이비드 리켄으로부터 나왔는데, 그는 4,000쌍의 일란성, 이란성 쌍둥이들에 대한 정보를 모았다. 그는 삶의 만족도나 행복의 50% 정도는 유전 프로그래밍에서 비롯된다는 결론에 도달했다.

설정값이 유전적으로 미리 정해진 것으로 여겨지지만 이를 바꾸는 세 가지 방법이 있다. 하나는 약학적으로 프로잭과 졸로프트와 같은 약물을 사용하는 것이다. 설정값의 단계를 바꾸는 것으로 보여져 온 다른 방법은 명상이다. 수도승과 사무직원에 관한 연구는 비슷하게도 명상이 설정값을 높일 수 있다고 나타낸다. 설정값을 높이는 마지막 한 가지 방법은 인지 치료를 이용하는 것이다. 이는 당신의 내면의 사고 과정이 부정적으로 돌아가는 것을 깨고 세상을 위험이 아닌 기회 중 하나로 보기 위한, 정규 치료사와 함께하는 시간을 포함한다.

생활의 조건이 행복을 증진하는가?

리켄은 수입, 배우자와의 관계, 종교, 교육 등 특정한 생활상의 조건이 우리의 행복에 영향을 미치긴 하나 의외로 적은 범위까지라고 한다. 이러한 요인들은 다 해서 전체적인 행복의 8% 정도만 기여한다. 최근 연구는 연령, 성별, 수입, 인종 등을 포함한 모든 인구통계학적 변수의 합이 개개인들 사이에서 행복 단계의 차이의 15% 정도만 담당한다고 보인다.(Argyle 1999) 이것이 전달하는 바는 만일 당신이 더 좋은 교육, 더 나은 일자리, 더 새로운 차나 더 큰 집으로 행복을 추구하려 한다면, 당신은 실패할 공산이 있다는 것이다.

자원봉사

리켄의 삶의 상황에 대한 연구는 긍정 심리학 운동의 관점과 일치하는데,(펜실베니아 대학 긍정 심리학 센터 2007, http://www.ppc.sas.upenn.edu/) 이는 당신이 당신의 행복의 단계를 높일 수 있다는 것을 보이는 연구를 중요시했다. 1999년에 본격적으로 시작된 이 신생의 과학은 정신 질환보다는 개인과 공동체를 번창할 수 있게 하는 강점과 덕을 보며 정신적인 '건강(wellness)' 을 연구했다. 이 분야의 연구는 행복을 증진하는 단 하나의 가장 강력한 방법을 보였는데, 이는 당신의 삶의 조건이나 수입을 바꾸는 대신에 당신이 참여하는 자원봉사와 관련한 활동을 통해서이다. 자원봉사와 관련한 활동은 적어도 행복의 40%에 기여하며 당신의 설정값과는 달리 이는 언제든 변경할 수 있다. 참가인의 행복을 증진하도록 설계된 몇몇 실험들은 2주에서 10주동안 다양한 훈련 프로그램을 통해 개개인이 25% 더 행복해지도록 훈련될 수 있다고 입증했다.(Fordyce 1977, 1983, Lichter 외 1980) 어느 정도의 활동들이 개인적 행복에 영향을 미치는가? 여기 당신의 환자들이 시도할 수 있을 만한 다섯 가지가 있다.

1. 자원봉사 활동의 하나의 유형은 이타심이나 친절함의 실천을 행하는 것이다. 이러한 활동들은 노인이나 병약자를 방문하는 것, 친구의 아이의 숙제를 도와주는 것, 어떠한 자발적인 친절의 행동을 하는 것을 포함할 수 있다. 스탠포드 대학의 소냐 류보머스키는 행복을 광범위하게 연구해 왔고 그녀의 연구는 일주일에 다섯 번, 특별히 모두 하루 만에 친절한 행동을 하는 것이 연구 대상자에게 눈에 띄는 북돋움을 준다고 나타낸다.
2. 감사의 실천(앞서 언급한 바와 같이) 또한 기분을 돋운다. 심리학자 로버트 에머슨은 감사의 실천이 신체의 건강을 증진하고 에너지 수준을 높이며, 신경근 질환 환자에게 있어서 고통과 피로를 경감한다고 밝혀냈다. 당신이 감사하게 여겨야 할 것들 위주의 일기를 쓰는 것은 이 개념을 실행으로 옮기는 하나의 방법이다. 그가 언급하기를, '득을 본 사람은 더 자세히 기술하는 경향이 높고, 더 넓은 범위의 감사하는 것들을 갖는다.'
3. 우리와 다른 사람과의 유대와 행복의 단계 사이의 관련은 명백하다. 둘 다 서로에게 반영되는 성향이다. 사회적으로 더욱 연관되도록 하는 구체적인 단계를 밟는 것은 굉장한

이득이며, 특히 당신이 사회적으로 고립되어 있다면 더 그러하다.

4. 용서하는 법을 배우라. 분노와 억울함을 계속 가지고 있는 것은 나쁜 건강과 불행함과 연관된다. 연구는 용서의 등급에서 점수가 높은 사람들이 더욱 행복하고 건강한 삶을 이끌어 간다고 나타낸다. 용서에 대한 주제는 후에 이 장에서 보게 될 것이다.
5. 행복을 지속하는 한 가지 마지막 추천은 당신의 강점을 알아보고 그것을 효율적으로 사용하는 새로운 방법을 찾는 것이다. 우리는 모두 약점을 가지고 있고, 그들 중 다수는 단순히 우리가 누구인지에 대한 표현이다. 그것들에 집중하는 것은 보통 당신을 실각하게 하지만 만일 당신이 당신의 강점에 집중하고 그것들을 당신의 이점으로 사용한다면 당신은 행복의 단계에 있어서 즉각적인 효과를 보게 될 것이다. 이는 또 다시 긍정 심리학 운동의 원리이다.
6 류보머스키의 연구는 시도할 만한 세 가지의 다른 활동을 제시한다.
   - 낙관주의 연습하기(즉 8주동안 매 주마다 자신에게 있어 가장 좋으면서 가능한 미래를 그려보는 것)
   - 대해 자기 규제적이고 긍정적인 생각들을 하는 것(즉 한 주 동안 하루에 15분씩 반성, 글쓰기, 삶에서 가장 행복했던 순간과 가장 불행했던 순간에 대해 말하기)
   - 현재를 음미하기(4주 동안 당신이 가졌던 것들에 대해 감사함으로써)

이 주제에 관해 관심이 더 생긴다면 여기에 제시된 정보들 이외에도 몇몇 웹사이트의 목록이 있다(위의 사이트들과 Part 3 끝의 참조 문헌을 보라). 또한 더 많은 정보를 얻고 싶다면 '주관적 행복' 이나 '긍정 심리학' 으로 웹에 검색하면 증거에 기반한 정보를 제공할 것이다.

용서(Forgiveness)

용서는 흔히 종교적인 개념으로 여겨지지만 이는 종교적 관점을 갖느냐의 여부를 떠나 중요한 건강상의 영향을 가진다. 당신은 용서를 타인의 행동을 중심으로 한 행위라고 생각할 수 있으나 현재 연구는 용서를 행함으로써 개인적인 건강의 이점을 얻는다고 나타낸다. 다수의 연구가 용서의 등급에서 점수가 높은 사람들은 보다 적은 합병증, 더 적은 스트레스와 스트레스 관련 증상, 감소된 급성과 만성의 통증, 낮아진 혈압, 증진된 통증 관련 기능, 감소된 사망률을 경험한다고 보인다(Lawler 외 2003, Lawler-Row 2008, Toussaint 외 2012). 연구원들은 또한 용서와 관련해 대인 관계가 좋아지고, 이해심이 많아지며, 갈등 해소 능력이 좋아진다는 것을 밝혔다. 최근 한 연구에서 밝히길 '자신에 대한 용서와 타인에 대한 용서는 각각 건강과의 간접적인 강력한 관계를 갖는 것으로 나타나는 한편 자기 용서를 포함하는 중재에 기반한 연관은 거의 두 배로 나타났다. 이는 자기 용서가 건강에 더욱 중요한 요소로 보인다.' (Webb 외 2013) 건강과 용서(자신과 타인을 향한, 또는 용서받았다는 느낌의)를 연관 짓는 엄청난 수의 연구들이 있다. 거의 모든 연구는 참여자가 용서의 등급에서 점수가 높을수록 건강도 좋아진다는 것을 보여준다.

그렇다면 용서의 메커니즘은 무엇인가? 세상을 돌아다니는 인간으로서 어떠한 방법으로든 다른 이의 행동으로 인해 상처 받지 않거나, 자연적이거나 인적인 요인으로 인해 고통 받지 않고 지나가는 날은 거의 없다. 이러한 상처들이나 사건들이 일어나면 우리는 그런 일들이 우리를 거쳐가도록 두는 게 아니라 이 일들 중 몇몇을 심리적으로 떠맡게 되고 만다. 만일 당신이 어떤 일을 상처로 남긴다면 다음 단계는 주로 다른 사람이나 다른 것을 탓하는 것이다. 그렇게 되면 당신은 두 배의 공격을 받는 것인데, 원래의 상처와 정서 심리적으로 상처를 붙잡음으로써 생긴 손상이다. 우리는 모두 이렇게 행동하며 누구도 모든 상처를 완전히 놓을 수는 없지만 상처를 붙잡으며 발생하는 손실은 극히 크게 될 수 있다. 흥미롭게도 '용서' 라는 단어는 사실 'afiemi' 라는 그리스 용어에서 유래했는데, 이는 수많은 비슷한 의미를 가졌지만 하나의 도움이 되는 번역은 '놓아주는 것' 이다. 따라서 용서는 본질적으로 이러한 일들을 놓아주는 것이다.

국가적인 차원에서 보여지는 용서를 적용한 가장 극적인 예시 중 하나는 남아프리카공화국에서 수만 명의 목숨을 앗아간 피비린내 나는 시민권 전쟁 이후 설립된 진실 화해 위원회이다. 용서는 배우자, 친구, 직장동료 사이에서든, 사회적 갈등으로 인한 집단 내에서든, 전쟁이나 국경 분쟁 이후의 문화에 걸쳐서든 상호작용의 거의 모든 단계에서 중요하다. 이는 확실히 수많은 돈이 이 주제를 조사한 연구에 쏟아져 들어왔던 이유이다. 연구에서 나온 명백하고 분명한 답은 용서는 개인적으로 유익하고, 정서 심리적으로 누군가가 어떤 일로 인한 모욕이든지 상처를 놓아주는 것이라는 사실이다. 용서를 할 수 없는 것은 화를 붙들어 놓는 것과 같다. 당신이 정신적 충격에서 오는 에너지가 다른 사람으로부터 오는 것으로 느낄지라도 주된 상처는 결국 자초한 것으로 된다. 연구가 일찍이 나타냈던 용서의 다른 한 가지 중요한 단계는 자기에 대한 용서이다. 용서는 반드시 누군가 또는 무언가가 당신에게 잘못을 저지르는 느낌만을 포함하는 것이 아니다. 우리 각각은 완벽함에서 거리가 멀고 우리 자신의 결함은 개인적으로 후회할 수 있는 쪽으로 행동하게끔 한다. 이는 2천년 이상 가톨릭 교회에 존재했던 고해성사의 의례나 대체적인 기독교 교회에 존재했던 참회의 기도(the sacrament of reconciliation)를 상기하게 한다. 연구에 기초하여, 타인의 행동에 의한 것이든 자신에 의한 것이든 죄의 무게를 '놓아주는 것' 에서 얻어진 상당한 건강상의 이점을 볼 수 있다.

스탠포드 대학의 용서 연구 프로젝트의 책임자인 프레드 러스킨 박사에 따르면 누구나 용서를 배울 수 있다. 러스킨의 용서에 대한 접근은 과학적이고 교구적이지 않다. 그는 용서를 학습된 기술(야구공을 던지는 것과 같이)로 보며, 이는 감정에 대한 통제를 할 수 있게 돕는다.

용서는:–선택이며–상처를 놓아줄 때 깨닫는 평화이고–감정을 상하게 한 사람이 아닌 당신을 위한 일이며– 당신의 힘을 되찾는 것이고–당신의 심정에 대해

책임지는 것이고-당신의 치유에 관한 것이지 당신을 상하게 한 이들에 관한 것이 아니며-피해자가 아닌 영웅이 되는 것에 관한 것이다.
용서는:-불친절을 용납하는 것이 아니며-고통스러운 일이 일어났던 것을 잊는 것이 아니고-나쁜 행동을 봐주는 것이 아니며-당신의 상처를 부인하거나 축소하는 것이 아니고-필수적으로 당신을 상하게 한 이와 화해해야 하는 것이 아니며-감정을 갖는 것을 단념하는 것이 아니다.

(Luskin 2002)

만일 용서를 도구로써 사들이려고 한다면 당신이나 당신의 환자에게 유용할 것이다. 다음 질문은 '어떻게 용서의 행동을 시작하는지' 이다. 이를 단지 말하거나 바라기만 할 수 있겠지만 그것은 항상 효과가 있는 것은 아니다. 이는 대개 그보다 좀 더 복잡하다. 러스킨은 주요한 정서적 상처를 놓아주는 연습을 할 수 있는 아홉 가지의 단계를 제시한다.

1. 일어난 일에 대해 당신이 느끼는 바를 정확히 알고 상황이 좋지 않다는 것에 대해 분명히 설명할 수 있어야 한다. 그 다음에 믿을 수 있는 두어 사람에게 당신의 경험에 대해 말해 주라.
2. 기분이 나아지기 위해 해야 할 일을 하도록 당신 자신에게 노력하라. 용서는 당신을 위한 것이고 다른 누구를 위한 것이 아니다.
3. 용서는 당신에게 반드시 상처를 입힌 사람과의 화해나 그들의 행동을 용납하는 것만을 뜻하는 것이 아니다. 목표는 평화를 찾는 것이다. 용서는 '당신을 아프게 한 사람이나 사건의 책임을 경감함으로써, 조금 덜 개인적으로 삶의 경험을 다룸으로써, 그리고 고충의 이야기들을 바꿈으로써 나오는 평화와 이해'로 규정될 수 있을 것이다.
4. 어떤 일이 일어나는지에 관해 올바른 시각으로 바르게 내다보라. 당신의 주된 괴로움이 당신을 2분이나 10년 전에 기분 상하게 하거나 아프게 한 것에서가 아닌 당신이 지금 시달리는 상한 감정과 생각, 신체적 곤경에서 비롯된다는 것을 인정해라. 용서는 그러한 상처받은 감정들을 낫게 하는 데 도움을 준다.
5. 당신이 마음 상하는 순간에 몸이 끓어오르는 것이나 폭력적 반응을 누그러뜨릴 수 있는 간단한 스트레스 해결법을 연습하라.
6. 다른 이들이나 당신의 삶으로부터 무언가를 기대하는 것을 단념하라. 당신의 건강을 위해 가져야 할, 또는 당신이나 다른 이들이 행동해야 하는 방법인 '강요할 수 없는 법칙(unenforceable rules)'을 인식하라. 당신이 건강, 사랑, 평화, 번영을 바랄 수 있고 그것들을 가지기 위해 열심히 일할 수 있다고 스스로 상기하라.
7. 당신을 아프게 했던 경험을 통하는 것보다 당신의 긍정적인 목표를 달성하는 또 다른 방

법을 찾는 데 힘을 기울이라. 정신적으로 상처를 되풀이하는 것 대신 당신이 원하는 것을 할 수 있는 새로운 방법을 찾아라.

8. 삶을 잘 사는 것이 최고의 복수임을 기억하라. 상처받은 감정에 집중하고 그렇게 함으로써 당신의 고통을 유발한 사람에게 당신을 넘어서는 위력을 가하는 대신 당신 주위의 사랑과 아름다움과 친절을 찾는 것을 배우라. 용서는 개인의 힘에 관한 것이다.
9. 당신의 고충 이야기를 용서라는 당신의 훌륭한 선택을 일깨우는 것으로 고쳐라.

만일 당신이 용서에 대한 실용적인 접근에 관해 더 알고 싶거나, 당신의 전문적인 자료를 원한다면 2002년에 쓰여진 프레드 러스킨 박사의 책 「용서(Forgive for Good- a Proven Prescription for Health and Happiness)」가 유용한 보탬이 될 것이다. 또한 연구에 도움이 되는 웹사이트들과 용서의 건강적 측면에 관한 정보를 알아보려면 Part 3 끝에 있는 참조 문헌을 보라.

이 주제는 나의 환자들로부터 나왔으며, 나는 당신이 비판적이지 않고 이해심이 있다면 이것이나 다른 민감한 주제를 꺼내는 매우 쉬운 방법을 찾았다. 비종교적인 정보를 읽고 용서에 대해 공부한다면 틀림없이 당신의 삶에 유용할 어떤 면을 찾게 될 것이다. 그 다음에 이 주제가 환자와의 대화에서 나온다면 당신이 찾은 하나의 특별하고 꽤 유용할 참고자료를 간단히 언급할 수 있다. 그러고는 그들에게 참고자료를 빌려가겠느냐고 물을 수 있다. 이것이 다소 어려운 주제를 꺼내는 간단하고도 비판적이지 않은 방법이다.

명상(Meditation)

여러 해 전에 나는 지방의 불교 사원에서 하루에 2시간을 확보하여 명상을 연습하고 공부하도록 요구하는 6개월 집중 과정에 등록했다. 주요한 돌파구를 원했으나 이것은 나의 팔자가 아니었다. 내가 겪은 것은 많은 힘든 일이었다. 이는 내 정신을 고요하게 하기 위한 수련을 시도하는 끊임없는 고통스러운 싸움이었다. 말도 안 되게 빨리 진행되는 세상의 많은 사람이 하나의 단어나 구에 장기간 정신을 수련하는 연습과, 정신을 방황하지 않도록 하는 것은 놀라운 양의 훈련을 요구한다는 것을 깨닫는다. 좋은 소식은 과학과 다양한 연구는 이것이 노력을 할 가치가 있다고 말하는 것이다.

명상은 수천 년 동안 존재해 왔으나 북아메리카인들의 의식은 1960년대 후반에 실재를 깨달았으며, 어느 정도 비틀즈 덕분이기도 하다(특히 조지 해리슨). 마침내 과학은 이 현상에 관심을 갖게 되었고 명상은 더욱 존경할 만하도록 발전했다. 그 시기 이후로 거의 3,000개의 항목이 명상의 이점을 조사한 PubMed의 데이터베이스로 만들어졌다. 명상에 관한 연구에는 확실히 부족함이 없다. 그렇지만 많은 수의 참가자들로 시행하는 이중 맹검 연구의 결점은 있을 것이다. 그렇다 해도, 이러한 것을 한정적인 기준으로 사용한다면 질병을 치료하는 데에 거의 오로지 약물의 개입만을 보게 될 것이다. 결과적으로 그것들을 연구할 때 이중 맹검이나 단순 맹검으로도 실행할 수 없는 많은 타당한 양상들이 있다는 것을 받아들여야 한다.

이 주제를 다룬 독특한 책은 「약으로써의 명상(Meditation as Medicine)」이라는 제목으로 다르마 싱 칼사 박사에 의해 공동 집필되었다.(Khalsa&Stauth 2002) 의사로서 그는 그의 환자를 위한 명상 기법의 의학적 적용에 관심이 있었다. 아래 통계는 그의 책에서 발췌한 것이다.

- 명상은 독특한 상태를 만들어 내는데, 수면을 취하는 동안보다 신진 대사가 훨씬 깊은 휴식의 상태에 있게 하는 것이다.(수면을 취하는 동안 산소 소비량이 8% 감소한 데 비해 명상을 하는 동안에는 10-20% 감소했다.)
- 명상은 스트레스와 불안의 표시인 혈중 젖산을 줄이는 유일한 활동이다.
- 진정 호르몬인 멜라토닌과 세로토닌은 명상에 의해 증가하며 스트레스 호르몬인 코티솔은 감소한다.
- 명상은 노화의 세 가지 핵심적인 표지에 긍정적인 영향을 미치는데, 이는 청력, 혈압, 근거리 시력이다.
- 장기간의 명상가들은 명상을 하지 않는 사람들보다 80% 낮은 심장 질환과 50% 낮은 암 발병을 경험한다.
- 명상가들에게는 명상을 하지 않는 사람들보다 나이를 먹는 동안 젊음과 관련한 호르몬인 DHEA 중 많은 양이 분비된다.(명상을 하는 45세의 남성들은 명상을 하지 않는 사람들보다 평균 23%더 많은 DHEA를 갖고, 명상을 하는 여성들은 평균 47% 더 많은 DHEA를 갖는다. 이는 스트레스를 감소시키고 기억을 고조시키며 체중을 조절하는 것을 돕는다.)
- 한 연구에서 불면증 환자의 75%는 그들이 명상을 할 때 잠을 정상적으로 잘 수 있었다.
- 또 다른 연구에서 만성적인 고통을 앓고 있는 사람들의 34%는 명상을 시작했을 때 약물의 필요가 현저하게 감소했다고 한다.

위에 제기된 주장들은 믿기 힘든 내용들이다. 나중에 밝혀졌듯이 메타 분석가들은 그들의 평가에 덜 후했지만 그들은 여전히 명상의 실천을 지지한다. 다르마 싱 칼사 박사가 의학적 명상이라고 칭하는 그의 명상에 대한 독특하고 그럴듯한 의견은 치료나 건강하고자 하는 의지가 반영된 명상을 요하는 특정한 신체 부위의 명상을 포함한다. 칼사 박사는 이러한 실천이 집중할 수 있게 하고 몸을 낫게 하는 정신의 힘을 활용한다고 믿는다. 이러한 접근은 형상화, 시각화와 매우 유사한데, 시각화가 불안의 감소보다는 치료에 관한 것이라는 점을 제외하고 환자의 불안감 줄이기라는 부분에서 소개되어 살펴보았다.

최근 연구를 좀 더 살펴보자.

- 2013년 한국의 서울에서의 연구는 유방암으로 인해 방사선 치료를 받는 102명의 여성들의 불안감, 우울함, 피로, 삶의 질에서의 명상의 효과에 대해 조사했다.(Kim 외 2013) 피실험자들은 유방 보존 수술을 받은 102명의 여성 유방암 환자들을 포함했는데, 이 여성 환자들은 각 집단이 51명의 환자들로 이루어진 동일하게 배정된 명상 집단에 임의로 배정되었다. 시험 집단은 그들의 방사선 치료 기간인 6주 동안 총 12번의 명상 치료를 받았고 통제 집단은 평범한 방사선 치료만을 받았다. 개입을 하지 않은 집단에 비해 명상 치료를 받은 유방암 환자들은 불안감, 피로 감소의 호전과 전반적인 삶의 질의 향상을 보였다.
- 2012년 인도에서 수행된 집단 관찰 연구(Chung 외 2012)에서는 두 학습 집단을 기록했는데, 67명의 참가자들은 국제 사하자 요가 연구와 건강 센터(명상 집단)의 치료를 받았고, 62명의 참가자들은 마하트마 간디 사역 병원의 치료를 받았다(통제 집단). 연구원들은 치료 전후에 삶의 질, 불안감, 혈압을 측정했다. 연구 말에 측정된 삶의 질 향상, 불안감 감소, 혈압 조절은 명상 집단에서 더욱 컸다. 명상의 유익한 효과는 혼란스러워하는 사람들이 적응한 이후에 크게 남았다.
- 2012년에 발라지와 동료들은 요가 수행과 초월 명상법(TM)의 생리적인 효과에 대한 평가가 쓰인 영문학과 관련한 기사를 찾아 메드라인 검색을 했다. 연구원들은 향상된 인지능력과 호흡, 감소한 심혈관계 질환과 신체 용적 지수(BMI)와 혈압과 당뇨병을 포함하여 상당한 건강상의 이점이 있다고 밝혔다.(Balaji 외 2012)
- 2012년의 무작위 비교 연구에서는 관동맥성 심장병을 앓고 있는 201명의 흑인 남자와 여자들이 TM 프로그램이나 건강 교육 프로그램에 임의로 배정되었다. 평균 투병 기간은 5.4년이었다. 그 때에 TM 집단에서 48%의 위험 감소가 있었다. 분노 표현의 감소는 물론 수축기 혈압에서 4.9mmHg의 감소도 있었다. 특히 고수는 생존과 연관이 있었다. 연구원들은 TM이 '사망률, 심근경색, 관동맥성 심장병 환자의 타격을 현저히 감소시킨다. 이러한 변화들은 혈압을 낮추고 심리사회학적 스트레스 요인을 줄이는 것과 관련 있다. 그러므로 이러한 수행은 심장혈관계 질병의 이차 예방에 임상적으로 유용하다.'고 결론지었다.(Schneider 외 2012)

명상이 건강상의 이점을 제공하고 의사와 환자에게 비슷하게 유익할 수 있는 수행이라는 것에는 의심할 여지가 없는 듯 보인다. 수행은 극히 단순한데, 매우 조용하고 수행을 방해받지 않을 장소에서 매일 15분을 확보하기만 하면 된다. 수행은 이에 매우 좋은 단어인데(적어도 나의 경험으로는) 왜냐하면 정신을 빗나가지 않도록 하는 것이 처음에 매우 쉽지 않은 일이기 때문이다. 그러나 모든 노력들과 마찬가지로 계속된 수행과 훈련으로 이는 훨씬 더 쉬워질 것이다. 이 주제를 다룬 다수의 책이 있다. 명상을 대중화하는 것을 도운 고전적인 책은 허버트 벤슨의 1975년 책인 「마음으로 몸을 다스려라(The relaxation response)」이다. 대체로 보아, 만트라가 사용되면 참가자의 의도가 일반적이거나 특별하거나(즉, 몸의 국부나 질병에 집중하는 것), 명상의 수행에 참여하는 사람들은 엄청난 건강상의 이익을 얻을 것으로 나타날 것이다.

접지(grounding 이라고도 함)

나는 2013년에 이 책을 연구하며 멕시코에서 맨발로 있을 때 접지에 관한 주제를 처음 접했다. 스스로 접지하는 것은 지구의 무한한 전자의 공급을 이용하는 것이다. 왜 이것이 중요한가? 우리의 몸은 일반적으로 전자가 부족하다. 신진대사의 정상적인 과정은 활성 산소라는 매우 파괴적이고도 반응적인 산물을 만든다. 활성 산소는 전자를 잃은 원자(주로 산소)나 분자로, 이는 양극을 띠게 되며 따라서 불안정하다. 그러나 그들의 반응성으로 인해 이러한 활성 산소들은 세포 손상을 야기하는 불필요한 부작용을 낳기도 한다.

후에 밝혀졌듯이 만일 당신이 스스로 접지하면 활성 산소들은 재빨리 당신의 몸을 통해 이동하고 양이온 래디칼과 결합함으로써 어느 전하도 상쇄하게 된다. 결과는 거의 즉각적인 활성 산소의 중화로 나타난다. 접지가 직접적인 영향을 주는 것으로 나타나는 또 다른 신체 작용은 급성 염증이다. 호중구가 상처 부위에 도달하면 이들은 상처 부위에 반응 산소 종(ROS)을 전달한다. ROS는 활성 산소를 일컫는 또 다른 복잡한 용어이다. 활성 산소 중 몇몇은 주위 조직에 새어 들어가 건강한 조직을 훼손할 수 있다. 이것이 뚜렷한 염증 반응을 보이는 것이다. 스스로 접지하는 것은 염증 반응의 부수적 피해를 대폭 줄이며 건강한 조직에 새어 들어간 활성 산소를 전자가 중화하도록 한다. 접지의 또 다른 이점은 전자기장의 부정적인 효과를 극적으로 감소시킨다는 것이다.(EMFs)[9]

우리가 지구에서 유일하게 지속적으로 땅에 닿지 않는 포유류라는 것을 생각해 본 적이 있는가? 우리의 신발과 집들은 보통 우리를 땅에 닿을 수 없도록 만든다. 우리는 모두 직감적으로 땅에 닿게 되는 것이 좋은 것이라는 점을 알고 있다. '땅에 닿은 채로 유지하기(Staying grounded)'는 긍정적인 함축이 담긴 우리 어휘의 일환이다. 나의 느낌은 접지가 미심쩍은 과학으로 가득 찬 단지 어떤 뉴에이지의 신념이 아니라는 것이다. 사실 최근 생겨난 과학은 꽤 믿음직한 것으로 보이지만, 대부분의 자연적인 치료법과 같이 적절한 자금 제공이 부족한 상황이다. 연구 임상의나 참가자도 참가자가 사실은 접지 사실을 알지 못할 것이기 때문에 이는 한 양상으로서 이중 은폐에 매우 적합하다. 이는 매우 쉽게 그 도수치료를 연구하도록 만든다.

환경 및 공공 보건 학술지(Journal of Environmental and Public Health)에서 발행한

9 클린트 오베르가 얼마나 진실된 사람인가에 관해 잘 소개한 것에 대해, 그리고 접지가 EMF를 얼마나 감소시키는지에 관한 명백한 설명에 대해 'Clint Ober demonstrates earthing'이라 불리는 비디오를 보기를 추천한다. 이는 세 부분으로 이루어진 비디오로, 스스로 접지하는 것이 얼마나 당신 주위의 EMF를 극적으로 감소시키는지 보여준다(Ober n.d).

2012년의 접지에 대한 비평 논문의 인용문에서 명시하길,

> *최근 생겨난 증거는 지면과 접촉하는 것-실외에서 맨발로 있든 실내에서 접지 전도(傳導)성의 시스템과 접촉하든-이 간단하고 자연적이면서도 만성적 스트레스, ANS기능 장애, 염증, 고통, 수면 부족, 심박변이도의 방해, 혈액의 응고항진상태, 그리고 심혈관 질환을 포함하는 많은 흔한 건강 이상과 맞서는 완전히 효과적인 환경과 관련된 방법이라고 보여준다. 지금까지의 연구는 사람의 몸을 땅에 닿게 하는 것이나 접지가 건강의 균형에 있어 필수적인 요소일 것이라는 개념을 지지한다.*

건강을 위한 접지의 개념은 클린트 오베르에 의해 직관적으로 전개되었는데, 그는 실제로 미국 커뮤니케이션 산업에서 수억의 달러를 벌어들였다. 그에게 있어서 전기와 전기의 실험은 거의 제 2의 본성이다. 그가 그의 간의 80%를 제거하고 거의 죽을 지경에 이르렀던 건강의 위기를 겪은 후 그는 개인적이고 더욱 이타적인 목표를 추구하기 위해 그의 사업을 매각했다. 그는 이 치료를 위한 과학적이고 의학적인 근거를 찾기 위해 '접지'에 대한 생각을 그의 의사에게로 가져갔다. 스티븐 시나트라 의학 박사에 의한 의학적인 시도는 이 양상의 놀라운 이득을 보여주었다. 접지는 다음의 이득을 주장한다.(상호 검토된 연구의 주장이 적혔다)

- 수면의 질을 높인다(Ghaly & Teplitz 2004). 이는 이 시간 동안 대부분의 신체 회복이 이루어지고, 우리 중 대부분이 가장 많이 전자계(EMF)에 노출되는 시간이기에 주목할 만하다.
- 신체의 전반적인 고통과 스트레스 단계의 감소를 보였다(Ghaly & Teplitz 2004).
- 몸 속 활성 산소의 중화(Oschman 2007). 이는 활성 산소가 끊임없이 우리의 신체에 해를 가하기에 또한 매우 중요한 발견이다. 전자들은 어디에나 움직일 수 있어서 그곳에 분명 가장 효과적인 산화 방지제이다.
- 염증성 증상을 나아지게 한다(Oschman 2007). 이는 거의 모든 병리가 염증성 요소에서 시작하기 때문에 매우 중요하다. 많은 만성적인 증상은 만성적 염증을 수반한다.
- 급성 외상의 치료 상처 부위에서 발생하는 호중구에 의한 활성 산소의 나쁜 영향을 즉시 감소시킨다(Oschman 2007).
- 근육의 긴장과 BVP(blood volume pulse, 스트레스와 같은 심리적 자극의 지표)의 즉각적인 완화(EMG에서 측정된 바로는), 전자 뇌수 엑스레이 사진(EEG)에서 측정된 뇌 활성의 즉각적인 증가(Chevalier 외 2006). 이들은 모두 사람의 스트레스 단계의 객관적

측정이다.

- 심한 운동 이후에 발생하는 지연성 근통증(DOMS)의 회복되는 시간을 줄인다(실제로 급성 염증이다)(Brown 외 2010).
- 고혈압을 줄인다(높은 혈압). 이는 혈구의 담당을 줄임으로써 이루어지는데, 이는 혈액의 점도를 줄인다(Chevalier 외 2013).
- 코티솔(신체의 스트레스 호르몬) 농도를 줄인다(Ghaly & Teplitz 2004).
- 코티솔 호르몬 분비를 자연적인 24시간 주기 리듬 특성에 더욱 맞추어 재동기화한다(Ghaly & Teplitz 2004).
- EFM의 부정적 효과를 감소시킨다. 이는 우리 중 대부분이 현재 EMF에 둘러싸여 일하고 살고 있다는 점에서 중요하다(Chevalier 2010).
- 류머티스성 관절염, 루푸스, 다발성 경화증, 과민성 대장 증후군과 같은 자기 면역 질환의 치료. 만성적인 자기 면역 질환에 염증성 요소가 있기에 접지가 이러한 증상들에 긍정적인 영향을 미쳐야 한다는 점이 제안되었다. 일화적인 정보는 이 가설을 지지하지만 이중 은폐 연구는 아직 수행되지 않았다.

그럼, 일상의 삶 속에 어떻게 접지의 원리를 적용할 수 있을까? 한 방법은 우리의 선조가 그랬듯 맨발로 밖을 걸어 다니는 것이지만 우리의 기후구에서 이는 1년 중 9달동안 불가능하고 남은 시간의 대부분에서도 비현실적이다. 가장 쉬운 방법은 접지 관련 회사[10]에서 접지할 수 있게끔 디자인된 상품을 사는 것이다. 만일 당신의 집이 1960년경 이후로 계속 북아메리카에 지어져 있다면 그들의 온라인 스토어의 상품들은 매우 쉽게 개봉 후 즉시 사용될 것이다. 당신의 집이 지은 지 오래되었다면 당신은 접지된 플러그가 없을 것이지만, 스타터 키트가 이 문제를 어떻게 해결할 것인지 알려 줄 것이다. 접지에 관한 연구를 위해서는 이 치료의 효과를 보이는 이중 은폐 연구에 관해 보고한 접지 기관(The Earthing Institute, 2014)을 보라.

스트레스(Stress)

마침내 우리는 '스트레스'라고 부르는 악동에 대해 살펴볼 것이다. 이 구절은 조롱조의 방식으로 쓰였는데, 왜냐하면 스트레스가 늘 뻔한 결과를 낳기 때문이다. '다이아몬드도 스트레스 아래서는 석탄 한 덩이에 불과하다'라는 말을 들어 본 적이 있는가? 이는 실제로 사실이다. 진짜 주제는

10 접지 상품에 대해: 캐나다 출처 http://earthingcanada.ca/미국 출처http://www.earthing.com/). 그들의 스타터 키트에는 베드 패드(1/2시트)와 움직이지 않을 때(예를 들어 컴퓨터 앞에 있을 때) 발을 올려놓을 수 있는 접지 매트가 들어있다. 또한 물건을 집 안의 접지된 용기와 연결하게 하는 코드, 시험용 장치, 접지에 관한 책이 들어있다.(나는 이 상품에 대해 재정적인 관심이 있는 것이 아니다. 단지 이 정보를 이용할 수 있게 하는 것이다.)

스트레스라기보다는 '스트레스 관리'이다. 예를 들어, 전적으로 아무 것도 하지 않는 삶을 사는 것은 스트레스를 많이 받는데, 사람은 문제를 해결하도록 태어났기 때문이다. 너무 할 것이 많은 것도 또한 확실히 스트레스를 많이 받는데, 이는 이러한 극심한 자극이 우리의 신체적이고 정신적인 자원을 빼내기 때문이다. 따라서 모든 사람들은 그들의 스트레스 단계를 관리할 수 있어야 할 필요가 있다. 이유는 분명해야 한다. 스트레스를 줄이는 것은 아드레날린, 코티솔, 노르에피네프린의 혈액 농도를 줄이는 것이다. 스트레스 대응 시스템의 장기적 활동과 뒤이은 스트레스 호르몬에의 노출 과다는 환자에게 다음과 같은 많은 건강상의 문제의 위험을 늘린다.

- 불안
- 우울증
- 소화 장애
- 심장 질환
- 수면 장애
- 체중 증가
- 기억과 집중 장애

우리가 스트레스 관리 전략을 다루는 것은 이 때문이다. 만일 환자가 스트레스를 잘 다루지 못하는 것을 본다면 그들에게 이용 가능하고, 그들의 성격과 삶의 방식과 비용에 알맞은 방향으로 그들을 이끌어갈 수 있는 선택을 아는 것도 좋다. 뒤따르는 부제들은 당신에게 도움이 되는 플래그가 될 것인데, 이는 당신이 의사로서 더 배우고자 하여 보기 원할 수 있는 기술을 다루거나, 당신의 환자로 하여금 그들의 삶 속의 스트레스와 불안함을 줄이려고 보고자 하는 영역을 알아보도록 돕는 면에서이다. 스트레스를 줄이는 것은 그들의 신체가 더욱 효과적으로 질병으로부터 스스로 치유할 수 있도록 하거나 상처를 회복할 수 있도록 한다. 당신의 분야에 대한 관심 만큼 그들의 분야에 관심이 있다면, 이 주제에 도움이 되는 충분한 책들이 있다.

스트레스 감소 방법

이 분야에서 나는 HelpGuide.org에서 제공되는 스트레스 감소 방법들을 많이 참고했는데, 이는 정신건강과 건강한 삶의 방식의 문제의 정보를 제공하는 비영리 목적의 사이트이다 (Smith & Segal 2014).

스트레스의 원인 찾기

당신이 찾을 수 없는 것은 고칠 수 없다. 스트레스 관리는 사람들의 삶 속의 스트레스의 원천을 찾는 것에서 시작한다. 간단하게 들리지 않는가? 때때로 스트레스 요인들의 근원은 우리의 사각 지대에 놓여 있다. 스트레스의 진정한 근원은 항상 명백한 것이 아니며, 스트레스를 포함하는 생각, 감정, 행동을 간과하는 것은 정말 너무나 쉽다. 스트레스의 진정한 근원을 찾기 위해 당신의 습관, 태도, 변명을 자세히 살펴보아야 하며, 스스로 다음과 같은 몇몇 어려운 질문들을 해야 한다:

- 당신은 당신이 잠깐 휴식을 취했던 마지막 시간을 기억할 수 없음에도 스트레스를 일시적인 것('나에게는 지금 수만 가지의 정신 없는 것들이 있을뿐이다')으로 잘 설명할 수 있는가?
- 스트레스를 당신의 직장이나 가정생활에서 필수적인 부분으로('여긴 항상 너무 정신이 없다') 또는 당신의 성격의 일부('나는 많은 부정적인 에너지를 갖고 있다, 그뿐이다')로 정의하지는 않는가?
- 당신의 스트레스를 다른 사람들이나 외부의 사건들의 탓으로 돌리거나 이를 전부 평범하거나 이례적으로 보지는 않는가?

당신이 스트레스를 만들고 유지하는 역할을 하고 있다는 책임을 받아들이기 전까지는 당신의 스트레스 단계는 당신의 제어 밖에 남아 있을 것이다.

스트레스 일기 쓰기를 시작하라

스트레스 일기는 환자에게 그들의 삶에서 잦은 스트레스 요인들을 찾는 데에 도움을 줄 수 있다. 이는 또한 이러한 스트레스에 대처하는 방식을 보여준다. 스트레스를 받을 때마다 그들은 그들의 일기에 이에 대해 기록해야 한다. 일지를 기록함으로써 그들은 패턴과 공통된 주제를 보기 시작할 수 있을 것이다. 다음은 써야 할 것들이다:

- 무엇이 스트레스를 유발했는가(확실치 않다면 추측을 해보라)
- 신체적, 정신적으로 당신이 어떻게 느꼈는가
- 당신이 이에 대응하여 어떻게 행동했는가
- 당신의 감정을 나아지게 하기 위해 당신이 어떤 것을 했는가

다음 단계는 참가자에게 그들이 현재 그들의 삶에서 스트레스를 관리하고 대처하는 방법에 대해 생각해 보게 하는 것이다. 그들의 스트레스 일기는 그들이 사용하는 관리 방법을 알아보도록 도울 수 있다. 그 다음 물어보라, 당신의 대처 방법이 건강한가 건강하지 않은가, 도움이 되는가 보람이 없는가? 유감스럽게도 많은 사람들이 문제를 악화시키는 방법으로 스트레스에 대처한다.

스트레스에 대처하지 않는다는 표시

여기 당신이 어쩌면 스트레스에 대처하지 않고 피한다는 것을 나타내는 회피 행동의 몇몇 예시가 있다.

- 흡연
- 과다 음주
- 과식
- 거식(undereating)
- TV나 컴퓨터 앞에서 몇 시간 동안 멍하니 있는 것
- 가족, 친구, 활동을 멀리하는 것
- 진정하기 위해 약이나 약물을 사용하는 것
- 너무 많이 자는 것
- 일을 미루는 것
- 하루의 모든 시간을 문제 직시를 피하는 것으로 채우는 것
- 타인에게 스트레스를 내보이는 것(폭언, 분노의 폭발, 신체적 폭력)

스트레스를 관리하는 건강한 방법 배우기

만일 당신의 스트레스 대처 방법이 더 큰 감정적, 신체적 건강에 기여하지 않는다면 더 건강한 방법을 찾을 때이다. 스트레스를 관리하고 대처하는 많은 건강한 방법들이 있지만 그들은 모두 변화를 요구한다. 당신은 상황을 변화시키거나 당신의 반응을 변화시킬 수 있다. 어느 선택지를 선택할지 결정할 때, 네 가지 A를 생각하는 것은 도움이 된다.

- Avoid(피하기)
- Alter(바꾸기)
- Adapt(적응하기)
- Accept(받아들이기)

모두가 스트레스에 대해 제 각각의 반응을 보이므로 이를 관리하는 데 '두루 적용되도록 만든' 방법은 없다. 하나의 방법이 모두에게 또는 모든 상황에 적용되는 것이 아니므로, 다른 기술들과 전략들을 실험하라. 당신을 차분하게, 그리고 통제할 수 있다고 생각하게 만드는 것에 집중하라. 다르게 말하면,

- **상황을 바꾸라:** 스트레스 요인을 피하거나(Avoid) 스트레스 요인을 바꾸어라(Alter).
- **당신의 반응을 바꾸라:** 스트레스 요인에 적응하거나(Adapt) 스트레스 요인을 받아들여라(Accept).

스트레스 관리 전략

1. **불필요한 스트레스는 피하라.** 모든 스트레스가 피해지는 것은 아니고 고심해야 할 필요가 있는 상황을 피하는 것은 건강하지 않다. 그러나, 놀랄 수도 있는데, 삶 속의 스트레스 요인들을 제거할 수는 있다.
   - **'No'라고 말하는 법을 배우라** 당신의 한계를 알고 이를 굳게 지켜라. 개인적인 삶이든 직업의 삶 속에서든, 추가적인 책임과 의무를 거절하라. 당신이 처리할 수 있는 것보다 많이 떠맡는 것은 확실하게 스트레스를 받는 방법이다.
   - **당신에게 스트레스를 주는 사람들을 피하라** 만일 누군가가 끊임없이 당신의 삶에서 스트레스를 유발하고 당신이 관계를 돌릴 수 없다면 그 사람과 보내는 시간의 양을 제한하거나 불가피하다면 관계를 끝내라.
   - **환경을 지배하라** 만일 저녁 뉴스가 당신을 근심하게 만든다면 TV를 끄라. 교통이 당신을 긴장하게 만든다면 길지만 아직 가 보지 않은 경로를 택하라. 쇼핑하러 가는 것이 불편하고 하기 싫은 일이라면 온라인에서 쇼핑하라.
   - **뜨거운 쟁점이 되는 주제를 피하라** 만일 당신이 종교나 정치적인 문제에 당황한다면 대화 리스트에서 그것들을 지우라. 같은 주제에 대해 같은 사람들과 거듭 언쟁을 한다면 그것이 대화의 주제일 때 말을 꺼내거나 해명하는 것을 그만두라.
   - **해야 할 일을 적은 목록을 줄여라** 당신의 스케줄, 책무, 일과를 분석하라. 만일 할 일이 아주 많다면 '당연히 해야 할 것'과 '해야 할 것'을 구분하라. 진정 필요하지 않은 일들은 목록의 가장 밑으로 두거나 완전히 없애라.
2. **상황을 바꾸라.** 만일 스트레스를 유발하는 상황을 피할 수 없다면 바꾸기를 시도하라. 이를 바꾸기 위해 할 수 있는 것을 찾아서 문제가 미래에 스스로 존재할 수 없도록 하라. 종종 이는 일상에서 당신의 의사소통하고 처리하는 방법을 바꾸는 것을 포함한다.
   - **감정을 억누르지 말고 표현하라** 만일 무엇인가 또는 누군가가 당신을 괴롭힌다면 열려 있고 공손한 태도로 당신의 고민을 전달하라. 만일 감정을 나타내지 않는다면 분한 마음이 쌓이고 상황은 아마 똑같이 남을 것이다.
   - **타협하기를 바라라** 당신이 누군가에게 그들의 행동을 바꾸도록 부탁할 때 당신 자신도 똑같이 하기를 바라라. 만일 양측 다 적어도 조금이라도 굽힐 의향이 있으면, 당신은 행복한 합의점을 찾는 좋은 기회를 가질 것이다.
   - **좀 더 적극적으로 되어라** 자신의 삶에서 뒷자리에 서지 말라. 정면으로 문제를 대하고 그것들을 예측하고 방지하는 데에 최선을 다하라. 만일 공부해야 할 시험이 있는데 수다스러운 룸메이트가 방금 집에 왔다면, 단지 5분만 말할 시간이 있다고 솔직하게 말하라.
   - **시간을 더욱 잘 관리하라** 형편없는 시간 관리는 많은 스트레스를 유발할 수 있다. 업무가 가중되고 타인보다 뒤지면 차분함을 유지하고 집중하기 어렵다. 그러나 미리

계획하고 스스로 일을 과도하게 하지 않는다고 확실하게 하면, 스트레스의 양을 바꿀 수 있다.

3. **스트레스 요인에 적응하라.** 만일 스트레스 요인을 바꿀 수 없다면, 자극에 대한 당신 내부의 반응을 바꾸라. 당신은 스트레스가 많은 상황에 적응할 수 있고 기대와 태도를 바꿈으로써 통제력을 회복할 수 있다:
   - **문제를 재구성하라** 스트레스가 많은 상황을 더욱 긍정적인 관점으로 바라보도록 노력하라. 교통 체증에 불평하는 것 대신에 이를 가장 좋아하는 라디오 방송을 듣거나 혼자만의 시간을 즐기는, 잠시 멈추고 재편성하는 기회로 보라.
   - **큰 그림을 보라** 스트레스가 많은 상황의 관점을 살펴보라. 결국 이것이 얼마나 중요해질지 스스로 물어보라. 이것이 한 달 내로 문제가 되겠는가? 일 년 내로? 정말 이에 대해 걱정할 가치가 있는가? 그 답이 'no'라면 당신의 시간과 에너지를 다른 곳으로 집중하라.
   - **기준을 조정하라** 완벽주의자의 사고방식은 스트레스를 피할 수 없는 주요 원인이다. 완벽함을 요구함으로써 당신 스스로를 실패라고 주장하는 것을 그만두어야 한다. 스스로와 다른 사람들에게 타당한 기준을 정하고 '그런대로 만족스러운' 것에 괜찮아하기를 배우라. 이 태도의 대부분은 이슈를 통제하는 것을 잘못 사용하기 때문에 비롯된다.
   - **긍정적인 것에 초점을 두라** 스트레스가 당신을 우울하게 하면, 당신의 긍정적인 자질과 재능을 비롯해서 삶에서 감사할 모든 일들을 잠시 곰곰이 생각해보는 시간을 가져라. 이런 간단한 방법은 당신을 전체적인 시야로 보도록 도울 수 있다.
   - **태도를 조정하라** 당신이 어떻게 생각하는지가 심리적이고 신체적인 행복에 엄청난 영향을 줄 수 있다. 스스로에 대해 부정적인 생각을 할 때마다 몸은 마치 긴장감으로 가득한 극심한 고통 상태에 처한 것처럼 반응한다. 만일 스스로에 대해 좋은 점들을 본다면 더욱 기분이 좋아질 것이고 그 반대 또한 사실이다. '항상(always)', '결코 아닌(never)', ' 해야만 한다(should)', '하지 않으면 안 된다(must)' 와 같은 단어를 없애라. 이것들은 문제를 오히려 키우는 생각들의 숨길 수 없는 흔적이다.

4. **당신이 바꿀 수 없는 것들은 받아들여라.** 어떤 스트레스의 원천은 어쩔 수 없는 것들이다. 사랑하는 사람의 죽음, 심각한 병, 또는 국가의 불경기와 같은 스트레스 요인들은 막거나 바꿀 수 없다. 그런 경우에 스트레스와 대처하는 가장 좋은 방법은 그것들을 있는 그대로 받아들이는 것이다. 받아들임은 어려울 것이지만, 결국에는 당신이 바꿀 수 없는 상황에 대해 격분하는 것보다 쉽다.
   - **통제할 수 없는 것들을 통제하려 애쓰지 마라** 삶 속의 많은 것들, 특히 다른 사람들의 행동은 우리의 통제를 벗어나 있다. 그것들로 인해 스트레스를 받기보다는 문제에

대한 태도를 택하는 방법과 같이 당신이 통제할 수 있는 것에 초점을 맞추라.

- **좋은 면을 기대하라** 속담에서 말하듯이,' 어려움을 겪고 나면 더 강해진다(What doesn' t kill us made us stronger)'. 중대한 난제들을 마주할 때 그것들을 개인적인 성장의 기회로 보려고 노력하라. 당신의 좋지 못한 선택이 스트레스 받는 상황의 한 원인이 되었다면 그것들을 반성하고 실수에서 배우라.
- **감정을 공유하라** 믿을 수 있는 친구에게 말하거나 치료사와 만날 약속을 잡아라. 당신이 겪은 것들을 표현하는 것은 스트레스를 받는 상황을 바꾸기 위해 당신이 아무것도 할 수 없을지라도 매우 카타르시스적일 수 있다.
- **용서하기를 배우라** 마주하자. 우리는 사람들이 실수를 저지르는 불완전한 세계에 살아간다. 몇몇 사람들은 악의로 일을 저지르기도 한다. 이러한 상처들로 쌓은 화와 억울함을 놓아주는 것은 개인적인 이득이다.

5. **즐거움과 휴식을 위한 시간을 만들어라.** 책임을 지는 접근과 긍정적인 태도를 넘어, 자신을 보살핌으로써 삶 속의 스트레스를 줄일 수 있다. 만일 정기적으로 즐거움과 휴식을 위한 시간을 만든다면 삶의 스트레스 요인들이 부득이 왔을 때 당신은 그것들을 다루는 더 좋은 위치에 있게 될 것이다. 휴식과 재충전을 위한 건강한 방법들은 다음을 포함할 수 있다:

- 산책하러 가기
- 좋은 친구를 부르기
- 좋은 운동을 통해 땀을 내서 긴장 제거하기
- 일기 쓰기
- 긴 시간 동안 목욕을 하고 향초에 불 붙이기
- 한 잔의 따뜻한 커피나 차 음미하기
- 애완동물과 놀기
- 정원 가꾸기
- 메시지 전달하기
- 한가롭게 책 읽는 시간 보내기
- 음악 듣기
- 코미디 보기
- **당신의 잔을 채우라** 무엇보다 좋아하는 일, 즉 당신의 정신적, 감정적 잔을 채우는 활동을 하라. 스스로를 돌보는 것은 사치가 아니고 필수적인 일이다.
- **휴식 시간을 확보하라** 일상 스케줄에 휴식과 쉬는 시간을 넣어라. 다른 일로 그 시간을 방해되게 하지 말라. 이 시간은 모든 책임감으로부터 잠시 쉬고 배터리를 재충전하는 당신의 시간이다.

- **다른 사람과 접촉하라** 당신의 삶을 향상시킬 긍정적인 사람들과 함께 시간을 보내라. 강한 지지 시스템은 당신을 스트레스의 부정적 영향으로부터 보호해 줄 것이다.
- **당신이 즐기는 활동을 매일 하라** 별을 쳐다보는 것이든 피아노를 연주하는 것, 또는 자전거를 타는 것이든 당신에게 기쁨을 주는 여가 활동을 위한 시간을 만들라.
- **유머 감각을 잃지 마라** 이는 스스로에게 웃을 수 있는 능력도 포함한다. 웃는 활동은 여러 가지 방법으로 몸이 스트레스와 싸우도록 돕는다.

6. **건강한 생활 방식을 취하라.** 신체적인 건강을 강화함으로써 스트레스에 대한 저항력을 증가시킬 수 있다.
   - **규칙적으로 운동하라** 신체적 활동은 스트레스의 활동을 줄이고 막는 데에 주요한 역할을 한다. 운동을 하는 적어도 30분씩 주 당 3회의 시간을 만들라. 억눌린 스트레스와 긴장을 풀어주는 데에는 에어로빅 운동만한 것이 없다.
   - **건강한 식단을 먹으라** 영양분을 잘 공급받은 신체는 스트레스에 대처하는 데 더 잘 준비되어 있으므로, 무엇을 먹느냐에 유념하라. 아침식사로 하루를 제대로 시작하고, 하루 종일 균형 잡히고 영양가 있는 식사로 힘을 내고 정신을 맑게 하라.
   - **카페인과 당을 줄여라** 일시적인 '최고(highs)' 카페인과 당은 종종 기분과 에너지에 난입하게 된다. 커피, 청량음료, 초콜릿, 설탕 과자의 양을 식단에서 줄이는 것으로 당신은 더 편히 쉬고 더 잘 잠을 잘 것이다.
   - **알코올, 담배, 마약을 피하라** 술이나 마약으로 스스로 치료하고자 하는 것은 스트레스로부터 쉽게 벗어나게 할 수 있겠지만, 그러한 경감은 일시적일뿐이다. 가까이에 있는 문제를 피하거나 가리지 말고 문제를 정면으로, 그리고 맑은 정신으로 대처하라.
   - **충분한 잠을 자라** 충분한 수면은 신체뿐만 아니라 정신에 활기를 불어넣는다. 지친다고 느끼는 것은 이는 당신이 비합리적으로 생각하도록 하여 스트레스를 늘릴 수 있다.
7. **효과적인 시간 관리를 하라** 좋은 시간 관리 기술은 스트레스 통제에 매우 중요하다. 이는 우리의 환자들에게 적용될뿐만 아니라 모두에게 중요하다. 특히 일의 우선 순위를 매기고 지나친 약속을 피하는 것을 배우는 것은 과하게 스케줄을 잡지 않도록 확실하게 하는 중요한 방법이다. 시간관리 기술을 개발하는 한 가지 방법은 달력이나 플래너의 꼼꼼한 사용이고, 그러고는 어느 것을 하기 전에 충실히 체크하는 것이다. 만일 누군가가 하루 가운데 단지 충분한 시간이 없다고 깨닫는다면, 며칠 동안 일기를 쓰고 어디에서 당신이 시간을 잃을 것 같은지를 알아차리는 것은 시간 낭비적 일들을 알아보는 한 가지 방법이다. 시간 관리의 한 가지 예는 들어오는 정보에 끊임없는 노예가 되는 것이 아니라 날마다 이메일과 메신저를 체크하고 거기에 답변하는 특정한 시간을 확보하는 것이다. 미루는 버릇은 시간 관리의 또 다른 적이고, 종종 당신이 미룸으로써 끝맺지 않은 것들은 스트레스 수준과 배경이 되는 불안감의 수준을 높인다(나는 지금 개인적인 경험에

서 말하고 있는 것이다!). 우리가 시간 관리의 전문가가 아닐지라도 이는 적어도 우리가 극도로 스트레스 받는 것처럼 보이는 환자들에게 요구하는 부탁이 될 수 있다.

8. **향상된 정리 능력을 개발하라.** 이는 또 다른 큰 주제이고 여기서는 간단히 언급할 것이다. 인정하건대 어떤 사람들은 정리를 잘하고 어떤 사람들은 그렇지 않다. 대부분의 것들과 같이, 이는 하나의 스펙트럼이고 거기에는 양 끝으로 너무 멀리 갈 위험이 있다. 정리 능력이 적용된 한 예는 만일 당신의 물리적 환경(사무실, 책상, 부엌, 옷장, 차)이 잘 조성되어 있다면 당신은 제자리에 놓지 않은 물건들이나 어수선함으로 받는 스트레스에 맞닥뜨리지 않을 것이라는 것이다. 정기적으로 청소하고 엉망으로 흩어져 있는 서류 작업이나 시간이 지나며 쌓인 잡동사니들을 정리하기 위해 자세히 살펴보는 습관을 만드는 것은 확실히 스트레스를 낮춘다. 이를 하기 위해 시간을 내는 것은 시간 관리를 필요로 한다(7번째 방법을 보고 무한 루프에 갇히지 않도록 하라!)

이는 시간 관리 기술보다 좀 더 비판적으로 들리기에 아마 더 환자한테 이야기하기 민감할 수 있는 마지막 주제이다. 어쩌면 그들이 시간관리 기술을 살펴보기 시작한다면 이 주제는 그들이 맞닥뜨리는 문헌에서 표면화될 것이다. 궁극적으로, 앞서 제시했듯이 스트레스를 감소시키는 치료를 제외하고 스트레스를 관리하는 영역 가운데 우리 건강 관리 의사들로서 효과적으로 도울 수 있는 가장 좋은 방법은 어떠한 질문에 대답해주고 지역 공동체의 자원과 함께 다소 포괄적인 몇몇 정보가 적혀 있는 인쇄물을 제공하는 것일 것이다. 이 방법으로 당신의 실행 범위를 벗어나지 않을 수 있고, 이는 당신이 환자의 행동에 대해 판단하는 것처럼 들리지 않는다.

이전에 다루었던 치유를 극대화하는 방법들 (Techniques to maximize healing previously covered)

이 장을 마치기 전에 이전 장인 '환자의 불안 단계 낮추기(p.135)'에서 일찍이 논의되었던 환자들의 치유반응을 극대화하도록 돕는 기술을 상기시키도록 하겠다. 이 기술에 대한 정보로 다음의 부제 하의 장들을 다시 살펴보라.

- 도움을 받는 또는 스스로의 휴식 기술
    - 자율 훈련법
    - 단계별 근육 이완
    - 안내된 형상화라고도 알려진 치유의 특정한 부분에 초점을 맞춘 시각화 기술. 그의 책 플라시보 반응: 더 나은 건강을 위해 몸의 내부 약국을 여는 법 (The placebo response: how you can release the body's inner pharmacy for better health)에서 하워드 브로디(2000a)는 질병과 상처에 대응하고 몸을 낫게 하는 몸의 자원을 깨우기 위해 그가 말하는 '내부 약국(the inner pharmacy)' 의 시각화를 제안한다.
- 운동 치료

  - 기공
  - 태극권
  - 요가
- 생체 자기 제어

결론(CONCLUSIONS)

우리는 이제 치료 성과를 높이기 위한 방법을 탐사하는 끝에 도달했고, 우리는 많은 기본적인 것들을 다루었다. 내가 이 책을 연구하며 사실 많은 놀라움이 있었고, 나는 제시된 정보 중 일부가 당신으로 하여금 당신의 신념과 접근 중 일부를 다시 생각해 보도록 하였기를 바란다. 이 책을 연구하며 나에게 계속해서 떠오르던 한 가지는 플라시보 효과나 치료 성과를 높이는 더 큰 주제와는 꽤 떨어져 있는 것으로, 고통과 질병 증상을 줄이고 거의 항상 기대 수명을 늘리는 건강을 증진시키는 요인들이다. 삶의 질(건강의 관점에서 보면)과 수명은 불가분하게 얽혀 있다. 우리는 긴 시간이 아니라 좋은 시간을 위해 산다고 말하며 이를 자폭하는 삶의 방식의 변명으로 사용하는 사람들을 지금까지 모두 만나 보았다. 지구에서 그의 여섯 번째의 10년에 접어든 사람으로서 하는 말인데, 나는 그러한 정서를 내 동료들로부터 거의 들어본 적이 없다. 왜 그러한가? 한 가지 이유는 그러한 삶과 건강에 대한 자폭하는 접근으로는 당신의 60대와 70대에 이를 가능성이 다소 줄어들기 때문이다. 우리가 여기서 보아 왔던 대부분의 연구는 증진된 건강의 결과와 늘어난 장수와의 관련성을 지지한다. 이는 당신이 환자에게 더 건강한 삶의 방식과 영양상의 선택을 하도록 동기를 부여하는 면에서 쓸 수 있다는 판매에 유리한 장점이다.

우리가 책에서 몇 번 언급했듯 나는 결코 이 책의 부분에서 스스로 치유하는 몸의 능력 중 어떠한 측면의 절대적인 관점을 만들어내려고 하지 않았다. 대신에 당신에게 치유에 대한 새로운 관점을 줄 수 있고 당신의 실생활에서 치료 성과를 높이는 새로운 도구를 제공하기를 바라는 마음에서 몸의 놀라운 치유 체계에 접근하고 이를 논의하는 다양한 방법들을 다루는 착실한 시도가 있었다. 만일 당신이 이 주제 중 하나에 깊은 관심이 있다면, 열심히 그 주제를 연구하라. 나에게 있어서, 나는 이 책과 함께 걸어가야 했다. 내 목표는 가능한 가장 넓은 방식으로 플라시보 효과를 살펴보고 조사하는 것이었으므로, 이는 어쩔 수 없이 많은 다루어야 마땅한 주제들을 더 깊게 다루지 못하게 했다. 보다시피 환자의 내부 치유 체계에 접근하는 주제에 엄청나고 많은 요소들이 기여하고, 착실한 노력이 가능한 많은 것을 다루도록 했지만, 확실히 몇몇은 빠져 있다. 정말 내킨다면 나에게 이 책의 가능한 미래의 판에 대한 제안을 마음 놓고 연락해도 괜찮다. 나는 독자로부터의 어떠한 피드백도 환영한다. 몇몇 주제는 꼭 다루어야 할 것 같은 깊이에서 부족하지만 나는 지금 110,000단어를 넘었으며, 어느 지점에서는 '마무리해'야 했다. 나는 각각의 챕터와 개별 챕터 내의 장에서 제시된 정보가 당신이 주제에 대해 가까이, 더욱 많이 배우도록 장려했기를 바란다. Part2의 어느 개별 장은 이 책 자체가 될 수도 있다. 정말 수백 권의 책이 이 책에서 다룬 많은 주제들에 대해 이미 다루고 있다.

삶의 많은 것들과 같이 건강은 놀랍고 복합적인 문제이며 분석하고 해석하기에 복잡한 주제이다. 우리가 이 책에서 볼 수 있듯, 건강에 기여하는 요소들과 플라시보 반응은 확실히 다원적이며, 각각의 개별적인 요소들은 몸 속의 다른 작용들과 깊이 서로 관련되어 있다. 이론을 뒷받침하는 좋은 증거를 찾으려는 것은 어렵기에 몇몇 사례에서는 나는 결국 반대로 작업하게 되었는데, 연구의 추세를 보고 나서 이론을 만들어내는 것이다. 독자의 백분율이 플라시보 효과에 대해 내가 그랬듯이, 즉 처음에는 기이한 현상에 대해 관심을 갖게 되지만 결국에는 그 효과를 그들이 한때 생각했던 것보다 덜 기이한 것으로 보게 되는 방법으로 접근할 경향이 높다. 여기의 바람과 의도는 이제 당신이 주제를 더 잘 이해하므로, 당신은 환자 모두의 안에 존재하는 숨겨진 치유 능력을 최대화하는 당신의 시도에 섬세한 방법들을 도입할 수 있다는 것이다. 의심할 바 없이 당신은 플라시보 효과를 당신의 일 내내 실제로 사용해왔다는 것을 이제는 깨달았다. 그러나 이제는 이를 더 잘 이해하게 되었으니, 당신은 당신의 일상적인 치료 기간 동안 이러한 원리들을 적용할 수 있는 훨씬 더 좋은 위치에 있다.

나는 이 시간에 전달할 수 있는 기막히게 좋은 큰 결론을 얻었기를 바라지만, 이 책의 시작하는 페이지부터 많은 기초들이 다루어졌다. 너무 많은 것들이 다루어져서, 지금은 크게 아우르는 진술을 만들기가 어렵다. 대신에 내가 바라는 것은 당신의 궁금증을 다시 불러일으켰다는 것이기도 하지만, 동시에 이 현상은 깊게 설명하기 힘들다는 것에도 불구하고 이에 대해 당신이 관리할 수 있는 많은 요소들이 있다는 것을 보여주었다는 것이다. 그렇게 해서 당신은 환자의 치료 성과를 증진할 것이다. 두 가지가 이끄는데, 플라시보 효과가 환자의 기대를 시사하는 것에 관한 충분히 입증된 이론들과, 환자의 조절이 이 현상에 포함된다는 것이다. 그러므로 당신은 일상의 일에서 항상 이 현상의 두 가지의 강력한 요소들을 인식하고 있어야 한다. 세 번째 플라시보 이론은 '의미'와 '맥락'을 포함하며, 이는 극도로 복잡하고 다면적인 상황이고 환자에 따라 극적으로 바뀌므로 이 현상으로 성공하려면 당신이 환자를 '읽을' 수 있고 주관적인 결정을 내릴 수 있어야 한다. 이는 예술과 과학이 만나는 지점이다. 나는 대부분의 도수치료가 예술과 과학의 복잡한 혼합이기에 이것이 당신에게 새로울 것이 없을 것이라고 짐작한다.

내가 대부분의 독자들이 동의할 수 있다고 바라는 또 다른 의견은, 우리는 의사로서 우리가 이 현상을 '부를' 수 있는 흥미를 우리가 실제로 우리의 환자들이 더욱 빨리 건강해지는 것을 보는 것보다 덜 가져야 한다는 것이다. 이러한 치유 현상을 둘러싼 의미론(semantics)은 결국 저절로 해결될 것이고, 플라시보 효과에 대한 많은 비판은 나로 하여금 독선적으로 되도록 타격을 주었다. '플라시보 효과'나 '플라시보 반응'은 결국 더욱 적절하게 이 현상을 설명한 또 다른 용어에 못 이길 것이다. 이는 연구가 근본적인 신경의, 호르몬의, 생화학의 포함된 과정들 중 많은 것을 알아내면서 발생할 것이다. 결국 과학계 가운데 하나의 용어를 정하기 위한 분투가 있을 것이고, 이는 확실히 시간이 지나면서 일어날 것이다. 지금으로서는 우리 모두가 환자가 더 나아지는 것을 위해 원해야 할 것은 이 현상을 무엇이라고 부르는가에 대해 언쟁을 하는 것이 아니다.

모두의 몸은 스스로 치유할 수 있는 놀라운 능력을 가지고 있다. 이러한 신체의 지혜는 정말 각각의 그리고 모든 사람들이 절대적으로 순수한 경외심 속에 있도록 놓아두어야 한다! 그러나 때때로 신체는 치유가 멈추는 시점에 도달하고, 그것이 환자들이 도움을 청하기 위해 우리에게 찾아오는 때이다. 때때로 환자들에게서 보는 멈춘 치유는 우리 스스로 쉽게 좌절감을 주게 하지만, 나는 이 책에서 보여진 기술들과 발상들이 시동을 걸고 환자의 치유를 극대화하는 새로운 방법을 제공하기를 바란다. 이에 더해 나는 이 책이 의사나 치료사로서 결코 낙담하지 않을 확실한 이유를 보여주고 그런 다음 이러한 긍정적인 태도가 당신이 환자의 의식적인 마음뿐만 아닌 사실상 대부분의 치유 과정을 다스리는 그들의 무의식적인 마음까지도 판정할 수 있는 무언가가 될 수 있었으면 좋겠다고 생각한다.

이 책에서 어떤 원리를 적용할 때 염두에 두어야 할 한 가지는 언제나 환자에게 접근을 맞춰야 한다는 것이다. 이는 의사인 당신에게는 정말 새로울 것이 없다. 우리 중 환자를 대하는 데에 있어 일관적인 접근 방식에 성공을 거둔 사람은 거의 없는데, 그러한 치료 방침 중 다수가 우리의 정식 교육 기간 동안 우리에게 주입되었음에도 불구하고 그러하다. 모든 좋은 의사들은 당신의 문을 가로질러 걸어가는 각각의 그리고 모든 환자들은 독특할뿐만 아니라 모두가 (또는 모두의 몸이) 똑같은 치료 양상에도 꽤 다르게 반응한다는 것을 알고 있다. 환자 A에게 효과가 있는 것이 반드시 환자 B나 환자 C에게 효과가 있지는 않다. 이 책 안에 들어 있는 원리들을 적용하는 것도 다르지 않다. 몇몇 사람들은 시각화 기술의 방안에 극히 열려 있을 것이고, 반면에 다른 사람들은 꽤 많이 그것이 말도 안 되는 생각이라고 생각할 것이다. 당신은 환자들이 망설일 가능성이 높은 기술들로 그들 중 믿는 사람들을 만들려고 시도할 수 있으나, 그 대신에 이 책은 건강의 목표를 달성하는 매우 다양한 방법을 제시하고 있으므로, 나는 당신이 그저 또 다른 방법을 제공하는 것을 추천한다.

또한 당신이 활동하는 곳에 따라, 플라시보 효과의 특정한 측면을 둘러싼 넓은 문화적 가변성이 있다는 것을 기억하는 것도 좋다. 이는 다니엘 모어맨의 시메테딘 분석 연구에서 확실히 보여진다. 그는 플라시보에 맞서 같은 약물(시메테딘)의 동일한 설계에 관한 31개의 연구를 조사했다. 이 실험들은 많은 다른 나라들에서 일어났다. 시메테딘에 대한 반응은 모든 연구를 가로질러 상당히 균일했다. 반면에 플라시보 암(placebo arm)은 덴마크에서 10%에서 독일에서 90%까지, 그리고 다른 나라들 사이에서 어디든 다양했다. 모어맨은 연구 설계가 매우 결함이 있었거나 환자에 대한 문화적 관점이 플라시보에 대한 그들의 반응을 물들였다고 추측했다. 문화가 활동하게 되는 곳에는 반드시 지켜야 할 규칙이 없다. 당신은 각각의 환자를 넌지시 떠보고 특정한 환자에 대한 당신의 치료의 모든 측면을 정해야 한다.

연부조직 이완법을 만들고 개발한 사람인 스튜어트 타스를 내가 처음 만났을 때, 그는 그가 '기술이 아닌 기술' 에 공을 들였다고 나타냈다. 이는 실제로 이 책의 재미있는 제목이 되었다. 도수치료 직업에 착수하는 모든 사람은 필수적으로 그들의 손으로 일해야 하고, 나는 우리 중 대부분이 다른 방법으로는 원하지 않을 것이라고 확신한다. 하지만 수행과 대학원 교육 이후에 많은 해가 흐르고 나는 내가 다소 '기술에 싫증' 나게 되었다고 알게 되었다. 그 뜻은 내가 정말 더 많은 기술들을 배울 필요가 없었다는 것이다. 내가 더 필요한 것은 내가 이미 쓰고 있던 기술들을 이용하는 더 많은 방법들이었다. 이는 이 책의 소재들에서 나의 흥미를 자극했다. 나는 진심으로 당신이 Part 2에서 알아낸 것들이 당신이 이미 쓰고 있던 기술들을 적용하도록, 당신의 환자를 위한 치료적 성과를 증진하도록, 다른 말로, 이러한 '기술이 아닌 기술' 을 이용하도록 새롭고 다양한 방법들로 풍부해지길 바란다.

의사로서의 당신의 여정에 있어 당신이 잘 되길 바라며, 이 책을 읽느라 시간을 내어 줘서 감사하다. 이는 내가 애정을 가지고 멕시칸 프로젝트(The Mexican Project)라 부르는 기쁘고 보람 있는 과정이었는데, 그 이유는 이 중 대부분이 따뜻하고 화창한 멕시코의 여러 휴일 동안에 쓰여졌기 때문이고, 그곳은 스스로 어떤 계획에도 몰두할 수 있게 하는 정말로 훌륭한 곳이다. 나는 지금 이렇게 말하고 싶다, '안녕 나의 친구여, 또 만나자!'

Part 3

치료에 대한 관점

Perspectives on Healing

Part3를 시작하면서 (INTRODUCTION TO PART 3)

당신이 아직도 이 책을 읽고 있다면 엄청나게 인내심이 많은 사람일 것이 분명하다. 나처럼 말이다. 어떤 주제에 대해 살펴 볼 때 새로운 가능성에 대해 열린 마음으로 다른 개념들을 살펴 보는 것은 좋은 일이다. 우리가 살펴본 주제는 건강과 치료에 대한 것이었다. Part 2에 다룬 이론들과 연구 결과들을 살피면서 나는 대안이 될 만한 흥미로운 아이디어들을 몇 가지 발견했다. Part3에서 다룰 내용들은 주류적인 내용이라고는 할 수 없다. 이 아이디어들은 복잡한 생물학 문제들에 대안적인 설명을 제시함으로써 기존의 패러다임에 도전하고 있다. 이런 견해들이 옳다 그르다는 말을 하려는 것은 아니고 고려해볼 만한 내용이기에 소개하려고 한다.

이 견해들을 살펴보면, 아마도 자신의 생각과는 너무 거리가 멀다고 생각할 수도 있다. 이 견해들은 part2까지 제시된 내용들과는 부합하지 않는 내용이다. 다만 part2라는 메인 코스를 다 먹은 후에 디저트 정도라고 생각하면 좋을 듯 하다.

어디로 가고 있는가? (WHERE DO WE GO FROM HERE?)

우리는 자연이 우리에게 알려준 사실 중 1000분의 1도 깨닫지 못하고 있다.

알버트 아인슈타인

별난 의견을 두려워하지 말라. 새롭게 받아들여지는 의견들은 처음엔 모두 별난 것들이었다.

버트란트 러셀

우리는 어디로 가고 있는가? 플라시보 효과와 개인의 치료를 극대화 하는 방안에 대해 살펴보는 연구들은 처음에는 무언가를 풀어내는 것 같았지만 결국 이런 현상을 설명하기에는 우리의 이해 능력이 한계가 있다는 사실이 드러났다. 우리가 플라시보 효과를 완벽하게 이해했다면, 치료에 대해서도 완벽하게 이해했을 것이고 완전한 이해에 도달했을 것이다. 현대 의학은 여전히 뉴턴의 역학 패러다임에 갇혀있고 건강에 대한 더 큰 그리 보기를 주저하고 있는 것 같다. 인간은 늘 새로운 패러다임을 창조해 왔지만 그러한 새로운 주류의 발전과 구현에 영향을 주는 것은 늘 돈과 권력이었다. 많은 연구들이 막대한 연구비 지원과 연결되어 있는 것도 그런 이유일 것이다. 하지만 국민 건강 관련 비용이 높아지면 높아질수록 정부에서는 최대한 돈을 효율적으로 쓰는 방안을 고민하게 될 것이다. 내가 살고 있는 온타리오에서도 점점 부풀어져 가는 건강관리 비용을 줄이려는 시도를 볼 수 있다. 비용 절감 측면에서만 정책이 검토되고 있는 것에 대해 우리 도수 치료사들과 의사들은 그러한 돈을 치료에 집중할 것이 아니라 예방에 쓰는 것이 훨씬 효율적이라는 사실을 알려주어야 한다. 비용절감을 목적으로 건강 관련 서비스를 줄여나가기만 할 것이 아니라 정책을 세우는 사람들에게 어떻게 하면 효율적으로 건강관례 체계를 세울 것인지 조언해야 한다. 한가지 예는 직장인들이 일터에서의 건강 관리를 확장한 의료비 지출 계정이다. 이런 제도는 환자들로 하여금 비용을 가장 효율적으로 사용하도록 유도한다. 이는 하향식의 접근이 아닌 상향식 접근이다. 트라우마 기반의 의료가 중요하고 많은 사람을 살리고 있다는 것에는 이견이 없다. 나도 맹장이 파열 되었을 때 이의 도움을 받았다. 하지만 사람들의 식습관이 좋지 않으면 건강 위험에 노출되기 쉽고 안 좋은 습관들은 나중에 고치기 어려운 상황까지 가게 된다.

놀라운 사실이라는 것은 없다. 단지 어떤 사실에 놀라게 되는 모델이 있을뿐이다. 만약 어떤 모델이 사실에 의해 놀라운 것이 된다면 그 모델에 더 이상 놀라운 것이란 없게 된다

엘리저 유드코스키

몇몇 생물의학자들은 고정관념에서 벗어나서 생각하기 때문에 종종 주류 학자들에게 따돌림을 받기도 한다. 다행히 몇몇 과학자들이 그들의 명성에 위험이 되는 것을 알면서도 다른 패러다임을 고려하고 있다는 것이다. 그런 사람 중 한 사람이 바로 갈릴레오였다. 그는 그의 이론을 철회할 것을 강요 받은 후 가택연금 상태에서 그의 남은 생애를 보냈다. 앙투안 라부아지에의 경우에는 상황이 더 심각했다. 그는 마지막에 단두대에서 죽어야 했다. 역사에는 현재 상태에 의문을 품은 죄로 목숨을 잃거나 배척당하고 외면당한 예가 많다. 우리는 그런 사람들 중 꽤 최근의 사람들의 대해 살펴보려고 한다. 그들은 치료 과정에 대해서 뉴턴의 역학보다 더 잘 설명할 수 있는 새로운 패러다임을 제시하고 있다. 이는 양자역학으로부터 나온 지식에 의해 부분적으로는 설명이 되고 있다.

루퍼트 셸드레이크 박사(Rupert Sheldrake PhD)

루퍼트 셸드레이크는 생물의학분야에서 1등급 우등학위를 받았고 대학에서 식물학 상을 받기도 했다. 그는 하버드 대학에서 철학과 역사를 공부하는 프랭크 녹스 협회 회원이기도 했다. 그는 캠브리지로 돌아와서 생물학 박사 학위를 취득하였다. 그의 책과 논문은 형태공명론(morphic resonance, MR)에 대한 것으로 동식물의 성장과 행동, 기억, 텔레파시, 인지 및 인식에 대한 내용을 다룬다.

셸드레이크는 MR을 형태 형성장과 공명간의 피드백 메커니즘으로 설명한다. 셸드레이크의 말을 인용해 보자:

유사성이 커질수록 공명도 커지며 특정 형태로 습관화 되고 유지된다. 그래서 공명장의 존재는 새로운 형태를 만들어 내는 것이다.

그는 여러 일반 현상을 설명하기 위해 형태 공명을 사용하지만 날아다니는 새가 군집을 이루는 현상이나 배자 발생(embryonic development), 사회적 학습 및 본능 등에 대해서는 설명하지 못하고 있다. 셸드레이크는 MR과정이 안정화된 공명장을 만들어 낸다고 주장한다. 셸드레이크는 이 공명장이 실재로 존재한다고 보고 있으며 작은 장들이 큰 장 안에 존재하기도 한다고 말한다. 그의 장이론은 의사인 당신이 변화에 영향을 줄 수 있다는 메커니즘을 설명할 수 있다고 한다. 이 변화는 당신이 아무 것도 하지 않고 단지 생각만으로 무언가를 일어나게 할 수 있다고 말한다. 이 이론은 의사가 환자를 터치하지 않는 롤프식 마사지나 치료처럼 일반적 치료에서 많이 벗어나 있는 방식이 왜 때때로 큰 성공을 거두는지 설명해 주는 것 같다. 내 주변에도 전혀 생각할 수 없는 방식의 접근으로 치료 하여 성공을 거두는 사례들이 있었다. 이는 나로 하여금 플라시보 효과 말고도 장이론도 가능한 고려 대상으로 생각하게 하였다. 셸드레이크의 이론에 관심이 있다면 유투브에서 TED강의를 찾아볼 수 있을 것이다. 그는 매우 유머러스해서 재미난 인터뷰 내용도 많다.

제임스 L. 오스만 박사(James L. Oschman PhD)

제임스 L. 오스만은 피츠버그 대학에서 생물학 석사와 생물 물리학 박사를 받았다. 그는 캠브리지, 케이스웨스턴리저브, 코펜하겐, 노스웨스턴 대학 등의 연구소에서 일했다. 그는 '에너지 의학: 치료에서의 에너지 의학과 과학적 기반' 이라는 책의 저자이다. 현재는 신경분야 자문위원과 대체의학 국제기구의 자문위원을 맡고 있으며 자연 연구회의 회장을 역임하고 있다.

오스만의 관심을 사로잡은 것은 에너지 의학이었다. 만약 이 단어에 거부감이 느껴졌다면 걱정 말라. 나도 그랬으니까. 에너지 의학은 아주 재미난 사람들이 모여있는 분야로 보였다. 그래서 다소 관망하는 자세를 유지했던 것이 사실이다. 나는 나 자신을 '근육 작업공' 정도로 여겼었다. 매우 실제적이고 실용적인 관점을 가지고 있었기 때문에 에너지 의학은 좀 멀어 보였던 것이 사실이다. 오스만은 전기장과 전자 공학에도 조예가 깊다. 그의 강의에서 암페어 법칙, 패러데이 법칙 등을 사용하여 그의 이론을 설명한다. 강의 초반부에서 에너지를 언급하기 위해 '에너지 의학이 무엇인가? 우선 에너지가 무엇인가? 에너지 변화, 에너지 전달이 없이는 자연에 아무런 변화가 일어나지 않는다. 예외가 없다. 이것이 자연의 법칙이다' 는 내용으로 강의를 시작한다. 꽤 설득력 있는 내용이다. 그리고 나서 오스만은 뉴턴의 역학이 기계적인 세상을 설명해 줄 뿐이며 이 세상에서 일어나는 대부분의 물리적 상호작용에 대해서 설명하거나 예측하는데는 한계가 있다고 지적한다. 원자보다 작은 수준에서 즉 양자 역학으로 설명해야 하는 것이다. 양자 역학은 뉴턴의 역학과 상충되지 않는다. 단지 상호작용을 위한 다른 단계가 존재하고 그 단계가 전체 공간과 에너지를 대상으로 한다는 것이다. 우리가 공간의 속성에 영향을 주는 방식과 가능성들을 말해주는 정보가 있다고 말하는 것이다. 그는 스칼라 장, 양자 장 그리고 외부에서 우리에게 잠재적인 영향을 주는 잠재적 양자를 언급했다.

여기에서 양자 이론을 이해하려고 시도하는 것은 아니다. 단지 이 이론을 설명하는 전문가들을 인용해서 이해하기 쉽게 하려는 것이다. 전문가들도 뉴턴의 역학이 이 세상의 모든 것을 다 설명해 주는 것은 아니라고 공통적으로 말한다. 왜냐하면 살아있는 것들은 기계적인 것 이상의 존재들이기 때문이다. 오스만은 생체 매트릭스의 지지자이기도 하다. 생체 매트릭스는 매트릭스 협회의 조지 루스 박사가 창안한 개념으로 그는 매트릭스 리패터닝이라고 불리는 기술이 치료에서 놀라운 일을 한다고 말한다. 세포간질은 널리 알려진 개념인데 오스만은 우리 주변을 둘러싼 또 다른 매트릭스(기운 또는 생자기장이라고 불린다)가 있다고 믿는다. 또한 공간의 매트릭스가 있다고도 말한다(셸드레이크 장 이론).

오스만과 셸드레이크의 관점에서 당신이 얻길 바라는 것은 치료 세계가 당신이 생각하는 것 이상으로 신비하고 때로는 그것이 일반적일 수도 있다는 것이다. 당신이 이 사실을 믿는다면 새로운 가능성에 열려있는 것이다. 당신이 그러한 믿음을 환자에게 투영한다면, 환자들에게도 새로운 가능성에 열려있게 할 수 있을 것이다.

브루스 립톤 박사(Bruce Lipton PhD)

우리가 살펴볼 또 한사람이 있다. 그는 우리가 '믿음의 본질' 장에서 살펴보았던 브루스 립톤 박사이다. 그는 롱아일랜드 대학교에서 생물학 석사를 하고 버지니아 대학교에서 세포 발육 생물학으로 박사학위를 받았다. 그는 몇 몇 대학교에서 석박사 과정의 의학생들을 대상으로 세포 조직학과 발생학을 가르치기도 했다. 그는 '믿음의 생물학: 의식, 사실, 기적의 힘 고취'(2005)와 '동시적 진화: 우리의 긍정적 미래'(2009)의 저자이기도 하다.

브루스 박사는 세포막(membrane)을 mem-brain이라고 부르곤 했다. 이 전의 두 과학자처럼, 브루스의 작업도 일반적인 학계 흐름에서는 벗어나는 꽤 흥미로운 내용이다. 주된 내용은 DNA 가 우리를 결정 짓는 것이 아니라 다른 행성의 생명체가 우리를 제어한다는 것이다. 그는 DNA를 정보가 저장되는 라이브러리 정도라고 본다. 하지만 세포막은 다른 세상과 통신하는 능력을 지닌 세포 구조라고 한다. 이를 가능하게 하는 것은 수 많은 수용기와 반응기 그리고 단백질이 주변 환경과 지속적으로 주변환경과 상호작용하기 때문이라는 것이다. 모든 행동이 시작되고 바깥 세계의 모든 것들이 감지되는 것은 세포막부터 라고 한다. 환경이 세포막을 앞으로 나가기도 하고 뒤로 물러나게도 한다(단세포 생물을 경우를 보라); 또한 자라게도 하며 위축되게도 하고 세포분열을 일으키거나 죽게도 한다(다세포, 단세포 모두에 해당한다). 립톤은 인간이 30조개가 넘는 세포들의 조화로운 통신으로 살아간다는 것을 가장 잘 설명한 사람이다. 그는 20세기 주요 흐름인 DNA중심의 사고에 대해 반대하는 입장을 고수했는데 대부분의 결정이 이뤄지는 곳이 세포막이라고 믿었기 때문이었다.

인간 게놈 프로젝트의 결과 DNA외에도 많은 것들이 있다는 것이 밝혀졌다. 이 과제가 시작되었을 때, 사람들은 10만개 이상의 유전자를 찾아낼 것이라고 기대했었다. 이 숫자는 신체의 모든 단백질을 생성하는데 필요한 유전자의 수였다. 이 프로젝트는 인간의 질병을 치료할 비밀을 풀어 줄 것으로 기대되었었다. 벤처 투자자들도 뛰어들었다. 불행히도 이 과제에서 발견된 유전자는 21,000개에 불과했고 1주당 230달러였던 주가는 과제 마지막에 7달러로 떨어졌다. 언론에서 아무리 추켜세워 주었어도 투자자들에게는 그렇지 않았던 것이다. 이 21,000개의 유전자를 이해하고 싶으면 C. 엘레강스라고 불리는 회충을 보면 된다. 이 작은 생명체는 팔도 없고 다리고 없고 지각능력도 없다. 북미, 유럽 호주의 연못이나 호수에 사는 반투명한 물벼룩의 유전자도 31,000개나 된다. 이런 사실에 대한 립톤의 견해는 우리가 누구이고 무엇을 하고 어떻게 발전되는지를 말해주는 것은 유전자가 아닌 다른 어떤 것이라는 것이다. 립톤은 이런 결정이 일어나는 곳이 세포막이라고 보았고 이 견해를 피력하기 위해 상당한 노력을 기울였다.

후생학 분야의 발전이 보여주는 것은 유전자만이 우리의 삶을 결정하는 것은 아니라는 것이다. 이 분야는 인간 게놈 프로젝트가 기대한 결과를 내지 못해 실패로 끝난 뒤 발전하기 시작했고 DNA외에도 많은 것들이 있다는 것을 밝혀냈다. 후생학은 성장, 발달 및 건강에 영향을 미치는 세포 및 기관 외부의 많은 요인들에 대해 연구한다. 예를 들어, 전세계 1억명 정도의 사람들이 야자나무에서 나는 빈랑자(areca nut)를 먹는데 이들은 혈압이 높고 당뇨나 대사 증후군에 걸릴 확률이 높다. 이들이 낳은 자녀들은 빈랑자를 먹지 않았는데도 대사 증후군을 앓았다. 이는 19세기 초 찰스 다윈의 지지를 받은 장 바티스트 라마르크에 의해 처음 제기되었다. 이 내용은 독일 생물학자 아우구스 바이스만에게 도전이 되는 내용이었고 라마르크 이론이 힘을 잃게 만든 계기가 되었다. 바이스만은 쥐의 꼬리를 자른 다음 새끼를 낳게 해서 꼬리 없는 새끼가 나오는지를 관찰했다. 100마리가 넘는 쥐로 실험을 했는데 모두 꼬리를 달고 나왔다. 라마르크의 생각이 잘못되었다는 것이 확인된 것이다. 20세기에 라마르크를 따르는 사람들이 있었다. 획득된 특질들은 정자와 난자의 세포에 있는 DNA에 의해서 직접적으로 유전된다는 것이 20세기의 믿음이었고 환경적 요소는 영향을 미치지 않는다고 보았다. 최근 과학자들은 몇 몇 특질들은 한 세대에서 다음 세대로 전해진다고 말한다. 이런 특질들이 전달되는 메커니즘은 DNA 및 DAN관련 단백질에 가해지는 미세한 화학적 조작으로 이뤄진다. 이러한 조작은 어릴 때 또는 성인의 시기에 획득되고 자녀에게 발견된다. 20년 전에는 공상과학쯤으로 여겨지던 것이 이제는 후생학 분야에서 꽤 믿을만한 내용이 된 것이다.

립톤은 더 나아가 의식을 통해서 우리의 유전자가 어떻게 표현될지에 영향을 줄 수 있다고 믿었다. 즉 건강에 영향을 줄 수 있다고 생각한 것이다. 그는 유전자를 토목공학으로 치면 재료표에 해당하는 것으로 보았다. 세포막은 건설자이다. 그러면 청사진은 어디에 있는가? 셀드레이크는 모르포닉 분야를 청사진이라고 했다. 립톤은 의식에 아주 관심이 많았다. 그는 우리의 행동에 변화를 주고 치료하기 위해서 우리의 무의식을 재프로그램해야 한다고 믿었다. 립톤은 우리의 의식이 우리가 하는 일의 기껏해야 5~10%만 제어한다고 말했다.[11]

그는 잠재의식이 행동에 대해 프로그램 된 데이터베이스가 내장된 슈퍼 컴퓨터라고 보았다. 이 데이터베이스의 대부분은 6세 이전에 만들어 진다. 모든 학습, 믿음, 태도, 편견 등이 우리의 무의식과 잠재의식을 프로그래밍하는 부분이라는 것이다.

신경과학에는 이 논의에 도움을 줄 만한 것이 있다. 많은 명상 실험에서 사람들이 실제로 그

---

11 신경학자들도 의식 제어와 무의식 제어에 다 동의하는 것은 아니다. 하지만 정신의 주요 활동이 의식 수준에서 일어나지 않는다는 것에는 대부분 동의한다. 베일러 의과대 신경 과학자이며 의식과 행동 연구소, 신경과학과 법 연구소 소장인 데이빗 이글맨 박사는 정신적 활동이 의식 수준에서 일어나지 않는다는 것을 재미있게 설명한다. 그의 책 '뇌의 비밀 생활'에서는 덮개 아래(under the hood)라는 표현을 사용한다. 다소 가볍게 들리는 이 용어는 무의식, 잠재의식, 전의식 등과 함께 나오는 다수의 정의들을 피한다. NPR에 대해 인터뷰할 때, 이글맨은 단지 커피 잔을 들어 입으로 가져가는 것이라도 로봇에게 그런 일을 시키고자 하면 엄청나게 복잡한 행동이라고 말한다. 그리고 일어난 모든 일이 우리 눈에 다 보이는 것도 아니다. 당신이 커피 잔을 들 때, 당신은 신경, 힘줄, 근육 그리고 커피 잔을 들도록 하는 여러 신호들의 정교한 조화들에 대해서는 알지 못한다. 단지 커피잔을 드는 일이라도 그 이면에 엄청난 일들이 일어난다. 심장 박동수부터 호흡, 소화, 면역 활동, 그리고 치료에 이르기까지 그런 활동을 나열하려면 끝도 없다. 이글맨은 수 많은 정신 활동이 보이지 않게 일어난다고 생각한다. 많은 사람들은 이를 빙하에 비유하곤 한다. 의식은 수면 위에 드러난 부분이고 수면 아래 부분이 무의식 또는 잠재의식이라고 보는 것이다.

들의 뇌 구조를 바꿀 수 있다는 사실이 확인되었다. 나이에 관계 없이 의식만으로 새로운 신경 경로를 만들어 내는 것이다. 1970년대까지 신경과학자들은 생후에 새로운 뉴런의 발전은 불가능 하다는 것과 뇌 구조 측면에서 신경 체계가 성인이 되면 고정된다고 믿었다. 지금 우리는 이것이 사실이 아니라는 것을 안다. 신경가소성 개념은 이론적으로도 실제적으로도 체계가 잘 잡혀있다. 뇌는 스스로 재구성이 가능하고 의식은 신체에 변화를 줄 수 있다. 이 두 개념을 믿은 립톤은 이를 건강과 치료에 확장한 것이다. 그러므로 이것이 사실이라면 왜 긍정적인 생각 자체만으로 변화를 이뤄내지는 못하는 것인가? 립톤은 무의식이 반대 메시지를 만들어 낸다면 의식만으로 변화를 일으키기 충분하지 못하다고 믿었다. 즉, 우리 무의식이 어떤 목표나 치료가 불가능하다고 여긴다면 긍정적인 생각이 변화를 만들어 내지 못한다는 것이다.

임상적 영향(Clinical implications)

립톤의 개념은 이 책의 Part 2에 나오는 기대 이론과 같은 맥락에서 볼 수 있다. 이에 대한 임상적 영향은 재활치료부터 중단된 치료에 까지 이른다. 의식적 사고와의 결합이 회복에 엄청난 영향을 줄 수 있다는 것을 우리 스스로에게 그리고 환자에게 신경가소성에 대해 상기시킬 필요가 있다. 이러한 믿음을 자신 있게 투영시킬 수 있어야 하고 우리의 환자들은 이것이 공상 과학이 아니라 실제라는 것을 이해해야 한다. 그런 면에서 우리의 역할 중 하나는 의식적으로 긍정적인 생각이 건강에 영향을 미친다는 생각을 하도록 하는 것이다. 환자를 치료할 때 당신은 적어도 의식적으로 그 몸이 치료될 것이라는 메시지를 주어야 한다. 긍정적인 생각을 주입하는 것은 우리가 환자들에게 할 수 있는 가장 중요한 일 중의 하나이다. 우리는 분명 의식적인 수준에서 이 일을 하지만 그 이면에 일어나는 일들은 어떠한가? 환자는 고마운 마음을 갖게 되고 환자들도 긍정적으로 생각하게 된다. 물론 이런 일은 꼭 사기꾼 같아 보이는 면도 없지 않아 있다는 것은 알고 있어야 한다. 잠재의식 분야의 대부분은 물질주의 중심의 접근을 가지고 있는데 '개인적인 성공'을 기반으로 하는 것이 그것이다. 실제로 사람들의 욕구에 호소하는 내용이 많은데 성공이라고 하면 물질적 성공을 먼저 떠올리기 때문이다. 건강과 행복에 대한 욕구를 기반으로 하는 접근이 다소 가벼워 보이는 것에 사실 충격을 받았다. 치료에 진척이 없는 환자에게 동기부여를 하기 위해서 무엇을 해야 할까? 아래 상자에 나오는 내용을 보도록 하자.

자기 암시는 누구나 교육을 받지 않고도 사용할 수 있는 방법이다. 잠들기 전이나 일어날 때 일종의 긍정적인 문구를 되뇌는 것 같은 것이다. 다음과 같이 할 수 있다. 간단한 문장을 만들고 잠들기 전과 일어날 때 이 단순한 문장을 반복해 보는 것이다. 최소 20일 정도 일정 기간 이상 지속해야 한다. 문장은 그 개인에게 의미가 있는 문장이어야 한다. 건강에 관한 것이라면 '내 몸은(또는 어깨는, 허리는) 스스로 치료될 수 있다' 같은 문장이 될 것이다.

인지 행동적 치료는 정신 요법으로 목적 지향적이고 명시적이며 체계적인 절차를 통해 깨어진 정서와 부적응적인 행동 및 의식에 접근하는 것이다. 의료계에서도 많이 쓰이고 효과도 좋다고 인식되고 있다. 이 방법은 정신치료사나 사회 복지사에 의해 행해진다.

최면요법은 잠재의식으로 들어가는 가장 명백한 방법이다. 프래머와 본가르츠는 2003년 메타 분석을 하면서 심리적 질병, 검사 불안, 금단 현상, 정형외과적 치료 기간 중 통증 관리에 대한 연구 에서 최면 요법의 효과에 대한 데이터를 분석했다. 저자들은 총 444건의 연구를 살펴보았고 57개의 실험에 초점을 맞췄다. 이 분석은 비교 그룹의 최면 요법이 적어도 64%의 성공확률을 보였고 대조군에서도 37%가 성공했다는 결론을 낼 수 있었다. 저자들에 의하면, 이 수치는 적게 잡은 것이다. 그들의 목표는 최면요법에 아주 회의적인 사람이더라도 최면요법이 효과가 있다는 것을 보여주는 것이었다. 그들은 효과가 있었다고 말하고 있다(Flammer & Bongartz 2003)

안구운동 민감 소실 재처리과정(Eye Movement Desensitization and Reprocessing, EMDR)은 PTSD를 치료하기 위해 개발된 심리요법으로 많은 전문가들에 의해 효과가 입증되었다. EMDR치료에서 환자는 먼저 외상적 사건을 상기하고 외상적, 비외상적 사건에 대해 자신들만의 연결된 순서로 자유 연상을 한다. 이러는 동안 환자는 동시에 치료사가 리드미컬한 감각 자극을 적용하는 동안 내적 사고에 주의를 기울인다. 이 감각자극은 가장 시각적이지만 청각적일 수도 있고 촉각적일 수도 있으며 자기 수용적일 수 있다. EMDR치료의 목표는 고통스러운 기억을 꺼내어 지속되는 영향력을 줄이고 환자 스스로 적절한 대처법을 개발하도록 하는 것이다. 만약 환자의 치료가 환자 과거의 트라우마로 인해 답보상태에 있게 되면 정신과 의사와 상담하도록 해야 한다.

홀로그래픽 기억법(holographic memory resolution, HMR)은 브렌트 바움이 개발한 치료법과 관련이 있다. 이 치료법은 환자가 자신의 과거 경험에 감정 개입 없이 재빨리 접근하도록 하는 것이다. 힘든 기억으로 다시 힘들어지지 않고 특정 기억을 떠올리고 스스로 치료하는 능력을 얻는 것이다. HMR은 안전하고 비밀스러운 환경에서 기억을 찾고 시각화 하는 기법이다. 이 치료는 강하고 부정적인 감정을 불러 일으키는 무의식적인 요소와 힘든 기억에 대한 신체적 반응을 없애기 위해 노력한다. HMR치료사들은 세포 구조를 적절하게 배열하도록 하는 것이 우리 면역 체계의 효과성과 질병 예방을 돕는다고 여긴다.

심리운동요법(psychological kinesiology1, PSYCH-K)*는 1988년 로버트 M 윌리암스가 개발한 자가 도구로 잠재의식에 자리잡은 믿음에 변화를 주는 것이다. 잠재적인 믿음은 자기 태만적 행동 때문에 눈에 보이지 않는다. 심리운동요법 프로그램은 그들이 삶에서 느끼고 행동하고 상호작용하는 방식에 변화를 주기 위해 개발되었다. 심리운동요법에서 운동의 잠재의식과 통신하기 위해 사용된다. 특정한 포즈와 움직임이 뇌반구에서 신경세포가 움직이게 하고 좀더 순조롭게 변할 수 있는 상태가 되게 한다. 이 프로그램의 창시자는 이 방법으로 잠재의식 내의 믿음을 인식할 수 있고 심신을 약화시키는 믿음이 희망적인 믿음으로 변할 수 있다고 주장한다.

---

* 심리운동요법에 대해 더 알아보려면 https://psych-k.com/를 방문하라.

양자 치료(QUANTUM HEALING)

우리가 실재라고 부르는 것들은 사실상 실재한다고 보기 어려운 것들로 이루어져 있다.
양자이론을 접하고 당혹해하지 않는 사람은 양자이론을 제대로 이해하지 못한 것이다.

닐스 보어

나의 최종적인 논의를 위해서 양자 역학에 태클을 걸어보려 한다. 사실 그런 일은 일어나지 않을 것이다. 그렇다면 솔직해져 보자. 바보거나 양자 물리학자만이 이 주제에 태클을 걸 수 있을 것이다(나는 결단코 양자 물리학자가 아니다). 전문가들은 양자 이론 설명을 어려워한다. 심지어 양자 물리학자들도 양자 이론을 이해한다기 보다 받아들이는 것이다. 그 개념이 합리적이지 않기 때문이다. 이 분야는 나의 전문 분야가 아니다(분명 아니라고 했다). 사실, 이 장은 정말 쓰고 싶지 않았다. 왜 그랬을까? 양자역학이 생물학 과정과 생명 공학에 내제되어 있다는 주장을 들었을 때 꽤 호소력이 있었고 논리적인 면도 있어 나도 이런 입장을 견지하고 싶었기 때문이다. 양자역학 기본 원리를 조사하면서, 우리가 양자역할을 이해만 못할뿐 매일의 삶에 양자역학을 적용하고 있다는 것을 알게 되었다. 예를 들어, 당신은 무언가를 볼 때 양자역학을 이용한다. 당신의 망막이 전자기 방사선을 신경 자극으로 전환시킨다. 광흡수 과정은 양자 역학을 기반으로 한다. 또한 거의 모든 사람들은 매일 매일 컴퓨터나 스마트폰을 이용할 때 양자역학을 이용한다. 예를 들어, 전자 기기에 들어있는 반도체는 양자 역학의 원리 위에 만들어진 것이다. 곧 설명하겠지만, 양자 역학은 이런 반도체를 통한 (전기 또는 에너지라고도 불리는) 전자의 흐름으로 설명된다.

새로운 생각이 환영 받고 세상에 대한 새로운 설명에 대한 위협이 적은 분야는 물리학일 것이다. 양자 물리학의 세계는 전통적 물리학이 특정 현상을 설명하지 못하면서 나오게 되었다. 예를 들어, 빛은 입자와 파동 두 가지 형태로 행동한다. 하지만 이는 빛에 대한 현대의 이해였다. 이 논의는 17세기로 거슬러 올라간다. 아이작 뉴턴이 빛이 입자라고 주장했고 이것은 그의 모델에 적절하게 들어맞았다. 뉴턴과 동시대 사람 중의 하나인 크리스탄 호이겐스는 빛은 파동이라고 주장했다. 초반에는 뉴턴의 생각이 우세했지만 논란은 사라지지 않았다. 뉴턴의 물리학은 빛의 행동에 대한 특정 현상을 설명하는데 실패했기 때문에 좀더 견고한 모델이 필요했다. 19세기에 제임스 클락 맥스웰은 진동하는 전기의 자전을 설명하기 위해 4가지 단순한 질문을 합칠 수 있다는 것을 발견했다. 이 전자 파동을 측정할 때, 빛의 속도는 수학적으로 계산되었다. 그 결과 가시광선, 자외선, 적외선 모두 주파수가 다른 전자 파동으로 밝혀졌다. 이제 빛은 파동이다. 하지만 여전히 문제가 남아있고 20세기까지 파동과 입자 이중 이론이 씨름하고 있었다. 아인슈타인은 이 이론을 마음에 들어 하지 않았고 오늘날까지도 이 논의는 계속되고 있다.

한가지 흥미로운 사실은 물리학 분야는 끊임없이 새로운 아이디어와 이론을 열어가고 있으며 현재 모델이나 이론에 들어맞지 않는 현상에 대한 대안적인 설명을 위해 개인을 공략할 필요도 없어졌다. 학자들은 새로운 이론이 나타날 때 위협을 느끼기 보다 진심으로 즐거워한다. 새로운 데이터와 이론을 접하는 그들의 자세는 마치 어린아이가 캔디를 대하는 태도와 같다. 생물학 분야도 그러면 좋겠지만 너무 많은 사람들이나 기관들이 그들 자신의 관심사를 보호하려는 태도가 망치가 되어 창의적이고 열린 사고를 깨뜨리고 있다.

입자인가 파동인가? 뉴턴의 물리학은 진공상태에서 전자의 움직임으로 설명한다. 진공관은 어릴 적 라디오나 텔레비전에 들어 있었던 것이었지만 1950년대와 60년대 들어서면서 '고체전자공학' 이 나타나기 시작했다. 전자가 고체를 통과할 때 입자(전하를 가진)와 파동 둘 다로 행동한다는 것이 밝혀졌다. 결과적으로 사람들은 전자적 요소를 세우기 위해 양자 역학을 이해할 필요가 있어졌다. 왜냐하면 반도체 안에서 전자가 파동과 입자 둘다로 행동하기 때문이다. 이 고형 반도체는 트랜지스터부터 회로, 다이오드, 마이크로프로세서 칩, 플래시 드라이브, 발광다이오드(LED), 액정 디스플레이(LCD)를 포함한다. 그래서 당신이 이런 내용을 알지 못한다고 하더라도, 컴퓨터(또는 라디오, TV, 스마트폰 또는 다른 전자 제품)를 켤 때마다 이미 양자 역학을 적용하고 있는 것이다.

자유전자는 우리 몸을 지나다닌다. 당신도 추측할 수 있겠지만 또 다른 반도체가 양자 역학의 법칙을 따르고 있는 것이다. 이 책을 쓰기 위해 조사하기 전까지 나도 몰랐던 것은 접지의 중요성이었다. 접지는 전자의 저장소처럼 보이고 이 전자들은 우리의 면역 활동(급성 및 만성)과 모든 자가 면역을 포함한 염증 질병 및 활성 산소(free radicals)를 돕는 것이다. 양전하로 채워진 활성 산소는 트랙에 멈춰서 전기적으로 중성이 되고 자유 전하와 결합하게 된다. 활성 산소가 전기적으로 중성이 되면, 몸에 더 이상 해를 끼치지 않게 된다. 환자에게 제안할 수 있는 것은 활성산소 폐해를 예방하기 위해 접지를 하라고 하는 것이다.(Part 2의 접지에 대한 장을 살펴보라) 하지만 나는 이에 동의하지는 않는다.

생물학에 대한 양자 역학의 영향에 대해 처음 글을 쓴 사람은 호주 출신의 물리학자이면서 이론 생물학자인 에르빈 슈뢰딩거이다(그렇다. 고양이로 실험한 그 사람이다. 하지만 걱정하지 말라. 그는 결코 고양이들을 죽이지는 않았다). 그의 1946년도 책[12]인 '생명이란 무엇인가?' 는 1943년 2월 '살아있는 유기체의 공간적 경계 내에서 일어나는 사건들을 물리학과 화학으로 어떻게 설명할 수 있을까?' 라는 질문을 기반으로 한 슈뢰딩거의 강의를 토대로 쓰여졌다. DNA가 발견되기 전에 쓰여진 이 책에서 슈뢰딩거는 유전적 정보를 전달하는 매개가 있을 것이고 그것은 아주 작고 영구적이라고 가정하였고 그것은 순수한 물리학자들의 기대에 반하는 것이

12 문슈뢰딩거의 책 '생명이란 무엇인가?' 는 http://web.mit.edu/philosophy/religionandscience/mindandmatter.pdf 에서 무료로 다운로드 받을 수 있다.

었다. 그는 이것이 전통적 물리학에 의해서 해결될 수 없다고 말했다. 10년 후 제임스 왓슨과 프란시스 크릭이 DNA의 분자 구조를 발견하여 유전 정보를 위한 작은 저장 매체라는 개념에 생명을 불어 넣었지만 아쉽게도 유전의 비기계적인 측면에 대한 질의는 당시로 끝나는 것 같았다. 양자 역학의 리더 중 한 사람이 이미 1946년도에 유전을 설명하기 위해 전통적 물리학을 넘어서 볼 필요가 있다고 제안한 것은 아이러니한 일지다. 그리고 여전이 아무도 학계에서 앞장서서 달려가는 사람이 없다.

슈뢰딩거는 그의 책 6장에서 이렇게 말한다:

…생물은 지금까지 확립된 '물리 법칙'을 피하지 않는 한 지금까지 알려지지 않은 '다른 물리 법칙'을 포함할 수도 있다. 하지만 그것이 밝혀지더라도 그 이전의 과학의 일부로 통합될 것이다.

20세기의 사고 속에서 쓰여졌다고 하기에는 매우 인상적인 문장이 아닐 수 없다. 생명을 사실 우리가 생각하는 것 이상이고 슈뢰딩거는 뉴턴의 물리학과 양자 역학 모두에 대한 견고한 시각을 가지고 있었던 것이다.

오늘날 많은 생물학 과정들이 에너지가 자연에서 세포에게 양자 역학적으로 유용한 형태로 전환된다는 것이 받아들여지고 있다. 이러한 과정들은 화학 반응, 광흡수, 광합성, 활성 전자 생성, 전하 전달, 광합성에서의 양성자와 세포 호흡, DNA변형, 세포 활동에서의 브라운 운동(예를 들어, ATP를 가수분해하는 ATP아제)을 포함한다.

확실한 것은 우리의 뇌는 양자 역학을 이해하기 위해 있는 것은 아니라는 것이다. 양자 역학을 이해하려면 논리를 뛰어 넘어 설명하고 예측하는 창의적 수식을 요구한다. 양자 입자들의 위치에 대한 예측에서도 늘 불확실성이 존재한다. 이것은 불확실성의 원리라고 알려진 것이다. 확률법칙으로부터 시작하는 것이다. 아인슈타인 자신도 이 개념을 좋아하지 않아서 신의 주사위 놀이라고 부를 정도였다. 아인슈타인은 이 때문에 그의 생애 마지막 20년 동안 확률 측면이라고도 알려진 양자 이론의 이 내용을 풀어보려고 했지만 쉽지 않았다.

내가 왜 이 주제를 다루는지로 돌아가보면, 의사로서 우리 주변에 직관적인 일들이라고 뉴턴의 물리학으로 설명하기 어려운 일들이 있다는 것이다. 뉴턴의 물리학은 의사가 환자에 대한 것을 어떻게 알아내는지 설명해 주지 못한다. 오츠만은 이를 양자 역학의 또다른 측면인 양자 비집약성의 징후라고 여겼다. 양자 비집약성 분야는 공간과 시간을 뛰어넘는 두 입자의 상호작용에 대해 다룬다. 그들 사이의 연결관계는 다른 일반적인 것들처럼 거리에 영향을 받지 않는다. 아인슈타인은 이를 '거리 상에서의 이상 행동'이라고 여겼다.

양자 비집약성을 표현하는 다른 용어는 양자 얽힘이다. 이에 대한 새로운 해석은 '우리가 모두 연결되어 있다' 또는 '우리는 모두 하나다' 라는 것이다. 당신이 이런 생각을 가지고 있는지는 모르겠지만 나에게는 꽤 명쾌하게 들리는 것이었다. 만약 후자를 받아들이지 않는다면 전자인 우리가 모두 연결되어 있다는 것 만이라도 믿음뿐만 아니라 실제 경험으로도 명백했으면 하는 바람이다. 이것은 양자 역학에 대한 것은 아닐 수 있지만 통합적 사고를 가진 사람이라면 이 생각이 일리가 있다고 볼 것이다. 양자 얽힘에 대한 나의 설명은 물리학자들을 만족시키지는 못하겠지만 이 논의의 목적을 위해 양자 얽힘을 연결된 것들에 수행된 측정의 결과 사이의 관계라고 말하고자 한다. 연결된 것들은 원자 구성 입자일 수도 있고, 분자, 심지어는 버키볼이라고 알려진 구 모양의 입자일수도 있다. 이 측정 가능한 관계들은 제멋대로 멀리 떨어져 있는 모습으로 관찰되기도 한다. 양자 얽힘에서는 정보 전달이 순간적으로 일어난다. 반복된 실험에서 이러한 일의 빛의 속도보다 빠르게 진행된다는 것이 밝혀졌다. 최근 실험(Yin 외 2013)에서는 양자 얽힘에서 빛의 속도보다 적어도 만 배 빠르게 정보 전달이 이루어졌다.

물리적이든 공간적이든 생물학적이든 경제적이든 또는 양자 레벨에서든 모든 생명이 연결되어 있다는 인식은 치료 분야에 종사하는 우리 모두에게 아주 호소력 있는 개념이라고 느껴진다. 종종 우리의 분리에 대한 인식은 질병의 시작점이 된다. 만약 우리 환자가 분리되어 있다고 느끼고 있다면 먼저 할 일은 환자가 의료진과 연결되어 있다는 것을 신뢰할 수 있게 하는 것이다. 환자와 의사간의 연결은 의심할 여지 없이 치료의 핵심이고 플라시보 효과의 큰 부분이다.

이제 나의 엉뚱한 양자 이론에 대한 설명을 끝내고자 한다. 논문을 쓰려는 것은 아니었고 단지 우리가 이해하는 것보다 더 많은 것들이 있다는 것을 인지하도록 마음을 여는 것의 중요성을 말하고자 했다. 우리의 의학 모델은 치료시 어떤 일이 일어나는 지 모든 것을 설명하기에는 한참 부족하다. '놀라운 사실은 없다 단지 사실에 의해 놀라워지는 모델이 있을뿐이다.' 라는 말처럼 말이다. 치료에서의 예외는 사실 예외가 아니다. 그것들은 모델의 부적합을 증명하는 것이다. 우리는 치료에 대해 더 크게 생각할 필요가 있다 그리고 학자들과 의사들은 인간의 몸에서 일어나는 일들에 대해 새롭고 더 큰 개념들에 열려 있어야 한다. 우리의 몸은 신비롭고 복잡하며 모든 것이 깊숙이 상호 연결되어 있다. 우리는 플라시보나 노시보를 더 잘 이해하기 위해 연구하는 과정에서 새로운 가정을 시험해 보는 것을 결코 두려워해서는 안 된다.

부록: 사회적 기반 다지기 (Appendix: Developing Strong Social Support)

버팔로 사회복지 대학에서 낸 강력한 사회적 기반을 다지기 위한 아이디어의 목록이다.
출처: http://socialwork.buffalo.edu/social-research.html..

당신의 현재 관계 지속하기(SUstaining your current relationships)

성공적인 관계를 위해서는 주고받는 것이 필요하다. 경험적으로 좋은 방법은 당신이 대접받고 싶은 대로 당신의 친구를 대하는 것이다. 다시 말해서 당신이 사귀고 싶은 친구가 되어라. 많은 요인이 건강하고 행복한 관계에 기여한다. 여기 몇 가지 조언이 있다:

감사를 표현하라. 당신의 인간관계를 소중히 여겨라. 당신의 친구와 가족에게 그들이 당신에게 있어서 얼마나 중요한지 말하고 그들이 당신에게 준 모든 것에 대해 감사하라.

연락을 유지하라. 전화, 문자, 이메일에 그때그때(가능할 때) 답하고 초청에 화답하라. 이러한 행동들을 하는 것은 예의 바를뿐만 아니라 사람들로 하여금 그들이 당신에게 중요한 존재라는 것을 알게 한다.

당신이 필요할 때 도움이 되어라. 진정한 친구들은 어려운 시기에 다가온다. 좋은 청자가 되고 당신의 친구가 판단되지 않으며 자유롭게 털어놓을 수 있도록 하라. 그들의 한구석에 당신이 있다는 것을 알게 하라. 당신이 도움이 될 수 있을 만한 일을 물어보라.

사람들의 도움을 받아들여라. 몇몇 사람들은 도움을 받는 것이 어렵다고 여기고 그 대신에 언제나 한 방향으로 제공하기를 원한다. 몇몇은 의존적으로 되는 것을 두려워하거나 그들 자신의 이미지를 '강하고' '함께하는' 사람으로 유지하고자 하기도 한다. 그러나 친구들과 가족은 종종 그들이 당신을 위해 무언가를 해 주었다는 것을 느끼길 원한다. 그들에게 허락하라! 도움을 받아들이는 것은 당신에게 도움이 된다. 이는 또한 관계를 균형 있게 유지하고(올바른 방향으로) 당신의 친구들과 사랑하는 사람들에게 그들이 당신에게 가치 있는 어떤 줄 수 있는 것을 가진다고 알게 한다.

성공을 지지하라. 당신이 진정으로 누군가에게 마음을 쓴다면 당신은 그들이 성공할 때 들뜰 것이다. 만일 당신 스스로가 작은 질투 또한 느낀다고 생각되면 이를 당신 스스로에게 인정할 수 있으나, 당신의 우정에 독이 되도록 두지 말라.

소통의 창을 열어 두라. 열려 있고 정직한 의사소통은 건강하고 행복한 관계의 생명선이다. 만일 친구가 당신의 감정을 상하게 하는 행동이나 말을 했을 때 이 문제를 즉시 다루려고 노력하라. 오해나 의도치 않았던 실수임으로 추정하는 것으로 시작하되 그들에게 이에 관해 물어라. (상한 감정을 채워 넣지 말라.) 당신의 친구는 아마 상황을 해결할 수 있는 기회에 감사할 것이다. 사건이 어떤 것이든, 사과를 자비롭게 받아들여라.(당신이 다른 이들에게 당신의 사과를 받아주기를 원할 것처럼)

필요와 한계를 존중하라. 각각의 사람에게는 그들이 사회적 상호 작용을 얼마나 필요로 하고 원하는지에 관한 그들만의 설정이 있다. 당신의 설정에 대해 알고, 당신의 것과 다를지라도 다른 이들의 것을 존중하라. 때로는 새로운 친구와 이러한 균형을 찾는 것이 어렵고 조정이 필요할 수 있다. 그러나 만일 친구가 당신을 밀어내거나 의사소통을 줄이려고 시도한다면, 이는 당신이 도를 넘었다는 것일 수 있다. 그래도 추정하지 마라. 그들에게 물어보고, 문제에 관해 말하고, 사과하라.(만일 적절하다면) 우정은 쌍방향적인 것이라는 것을 기억하라.

관계가 당신에게 유효하지 않을 때를 알아라. 당신이 어떠한 친구를 볼 때마다 진이 빠지거나, 그 또는 그녀가 당신의 시간과 감정을 배려하지 않거나, 신뢰할 수 없거나, 당신에게 강하게 비판적이거나, 대체로 부정적인 것을 깨닫는다면 그들은 당신을 위한 친구가 아닐 것이다. 마찬가지로 그들이 알코올이나 약물 남용과 같은 건강하지 못한 행동, 특히 당신이 겪으며 고생했던 그러한 문제들에 관여한다면 그들 또한 당신의 사회적 지지망을 위한 좋은 선택이 아닐 것이다. 당신의 지지 체제 내의 그들은 당신의 스트레스를 늘리는 것이 아니라 줄이도록 도와야 한다는 점을 기억하라. 그들은 당신의 목표와 이에 도달하기 위한 노력들을 하찮게 만들거나 약화시키는 것이 아니라, 지지해 주어야 한다.

당신의 사회적 지지 시스템을 구축하기 위한 몇 가지의 아이디어 (Some ideas for building your social support system)

자원봉사. 당신에게 중요한 조직을 알아보고 참여하라. 공동체 조직, 지역 교회, 회당이나 모스크, 또는 국가 기관의 지역 지부에서 돕는 일로 당신의 일부 시간을 할애하라. 자원봉사는 당신의 가치를 발전시키는 행동을 함으로써 당신에게 만족감을 주고 당신의 관심사와 이상을 공유하는 사람들과 접촉하게 할 수 있다.

운동을 시작하거나 체육관에 다녀라. 규칙적인 운동은 당신의 신체적, 정신적 건강에 유익하고 이는 또한 새로운 친구 관계를 쌓는 기회를 제공할 수 있다.

독서 모임을 시작하고 당신이 이미 잘 알지 못하는 사람들을 함께하도록 초청하라. 흥미로운 발상을 논의하고 생각과 의견을 공유하는 것은 새로운 친구들을 만드는 놀라운 방법이다.

당신의 이웃을 만나라. 당신이 일상적으로 볼 수 있는 몇몇 지인들을 알아가려는 노력을 하라. 그들 중 몇몇은 보석일 수 있는 기회이다.

전문적 조직에 참여하라. 이러한 단계를 밟는 것은 당신의 미래 직업에 유익할뿐만 아니라 당신의 분야에서 다른 사람들을 아우르는 사회적 네트워크를 확장시킬 것이다. 때때로 같은 직업에 종사하는 친구들은 당신이 직면하는 스트레스들을 어느 누구보다 잘 이해해 줄 수 있다.

온라인 자원을 활용하라. 소셜 네트워킹 사이트는 당신의 친구와 가족들과 연락을 유지할 수 있도록 도울 수 있다. 공휴일과 생일에 이메일과 전자 인사를 보내는 것, 사진을 게시하는 것, 그리고 흥미로운 기사를 보내는 것은 모두 직접 대하는 시간이 한정적일 때에도 시간과 거리를 넘어 연락을 유지하여 관계를 이어나갈 수 있도록 하는 방법이다.

참고 문헌

Adams P with Mylander M (1998) Gesundheit!: bringing good health to you, the medical system, and society through physician service, complementary therapies, humor. Vermont, Healing Arts Press.
Adams P (1998) Joy and house calls – how we can all heal the world one visit at a time. Bandon, OR, Robert D. Reed Publishers.
Ader R (2000) The role of conditioning in pharmacology. In: Harrington A (2000) The placebo effect: an interdisciplinary exploration. Cambridge, MA, Harvard University, pp 138–165.
Ader R, Cohen N (1975) Behaviourally conditioned immunosuppression. *Psychosom Med* 37: 333–340.
Albring A et al (2012) Placebo effects on the immune response in humans: the role of learning and expectation. *PLoS ONE* 7(11): e49477.
ALSA (1992 - present) The Australian Longitudinal Study of Ageing. Online. Accessed June 2014. Available: http://www. flinders. edu. au/sabs/fcas/alsa/.
Apóstolo JL, Kolcaba K (2009) The effects of guided imagery on comfort, depression, anxiety, and stress of psychiatric inpatients with depressive disorders. *Arch Psychiatr Nurs* 23 (6): 403–11.
Argyle M (1999) Causes and correlates of happiness. In: Kahneman D, Diener E, Schwarz N (eds). *Well-being: the foundations of hedonic psychology*. New York, Russell Sage Foundation.
Aspinwall LG (1998) Rethinking the role of positive affect in self-regulation. *Motivation and Emotion* 22: 1–32.
Avis A (1994) Choice cuts: an exploratory study of patients' views about participation in decision-making in a day surgery unit. *Int J Nurs Stud* 31 (3): 281–298.
Bacci I (2005) Effortless pain relief. New York, Free Press, Simon & Schuster.
Bacon CG et al (2003) Sexual function in men older than 50 years of age: results from the health professionals follow-up study. *Ann Intern Med* 5; 139(3): 161–8.
Balaji PA et al (2012) Physiological effects of yogic practices and transcendental meditation in health and disease. *N Am J Med Sci* 4(10): 442–8.
Barak Y (2006) The immune system and happiness. *Autoimmun Rev* 5(8): 523–527.
Bargh J (2009) The 'subatomic' world of unconscious causation. Psychology Today. Online. Accessed June 2014. Available: http://www. psychologytoday. com/blog/cultural-animal/200906/john-bargh-and-some-misunderstandings-about-free-will/comments#comment-64745.
Barrier PA, Jensen NM (2003) Two words to improve physician-patient communication: what else? *Mayo Clinic Proceedings* 78(2): 211–4.
Bass MJ et al (1986a) The physician's actions and the outcome of illness in family practice. *J Fam Pract* 23: 43–47.
Bass MJ et al (1986b) Predictors of outcome in headache patients presenting to family physicians: a one-year prospective study. *Headache*. 26: 285–29.
Bates MS et al (1993) Ethnocultural influences on chronic pain perception. *Pain* 52: 101–112.
Baumeister RF (2009) The 'subatomic' world of unconscious causation. Psychology Today. Online. Accessed June 2014. Available: http://www. psychologytoday. com/blog/cultural-animal/200906/john-bargh-and-some-misunderstandings-about-free-will/comments#comment-64745.
Beach MC et al (2013) White coat hype: branding physicians with professional attire. *JAMA Intern Med* 173(6): 467–468.
Beecher HK (1955) The powerful placebo. *JAMA* 159: 1602–1606.
Beecher HK (1956) Relationship of significance of wound to pain experience. *JAMA* 161: 1609–161.
Benedetti F (2008) Mechanisms of placebo and placebo-related effects across diseases and treatments. *Annu Rev Pharmacol Toxicol* 48: 33–60.
Benedetti F (2012) The placebo response: science versus ethics and the vulnerability of the patient. *World Psych* 11(2): 70–72.
Benedetti F, Amanzio M (2011) The placebo response: how words and rituals change the patient's brain. *Patient Educ Couns* 2011 84(3): 413–9.
Benedetti F, Amanzio M (2013) Mechanisms of the placebo response. *Pulm Pharmacol Ther* Jan 28. pii: S1094–5539(13)00052–7.
Benedetti F et al (2003a) Open versus hidden medical treatments: the patient's knowledge about a therapy affects the therapy outcome. *Prev Treatm* 6(1) Jun 2003 No Pagination Specified Article 1a.
Benedetti F et al (2003b) Conscious expectation and unconscious conditioning in analgesic, motor, and hormonal placebo/nocebo responses. *J Neurosci* 15; 23(10): 4315–23.
Benedetti F et al (2005) Neurobiological mechanisms of the placebo effect. *J Neurosci* 25(45): 10390–10402.
Benedetti F et al (2006a) The biochemical and neuroendocrine bases of the hyperalgesic nocebo effect. *J Neurosci*. 26(46): 12014–12022.
Benedetti F et al (2006b) Loss of expectation-related mechanisms in Alzheimer's disease makes analgesic therapies less effective. *Pain* 121(1–2): 133–44.

Benedetti F et al (2011) How placebos change the patient's brain. *Neuropsychopharmacology* 36(1): 339–354. Online. Accessed June 2014. Available: http://www. nature. com/npp/journal/v36/n1/full/npp201081a. htmlBennett HJ (2003) Humor in medicine. *South Med J* 96(12): 1257–61.
Benson H, with Klipper, MZ (1975) The relaxation response. New York, HarperCollins.
Benson H, McCallie DP (1979) Angina pectoris and the placebo effect. *N Engl J Med* 300: 1424–1429.
Benson H (1997) Timeless healing: the power of biology and belief. New York, Fireside, Simon & Schuster.
Berndt ER, Cockburn IM (2013) Price indexes for clinical trial research: a feasibility study. *The National Bureau for Economic Research*. NBER Working Paper No. 18918.
Berry DS, Hansen JS (1996) Positive affect, negative affect, and social interaction. *J Pers Soc Psychol* 71: 796–809.
Bertini M et al (2011) Clowns benefit children hospitalized for respiratory pathologies. *Evid Based Complement Alternat Med* 2011: 879125.
Bialosky JE et al (2011) Placebo response to manual therapy: something out of nothing? *J Man Manip Ther* 19(1): 11–19.
Bianconi E et al (2013) An estimation of the number of cells in the human body. *Annals of Human Biology* 40(6): 463–471.
Bingel U et al (2011) The effect of treatment expectation on drug efficacy: imaging the analgesic benefit of the opioid remifentanil. *Sci Transl Med* 16; 3(70): 70ra14.
Bishop FL et al (2015) Psychological covariates of longitudinal changes in back-related disability in patients undergoing acupuncture. *Clinical Journal of Pain* 31 (3): 254–264. doi: 10. 1097/AJP. 0000000000000108.
Blackwell B et al (1972) Demonstration to medical students of placebo responses and non-drug factors. *Lancet*. 10; 1(7763): 1279–82.
Blau JN (1985) Clinician and placebo. *Lancet* 1: 344.
Blumenthal JA et al (1999) Effects of exercise training on older patients with major depression. *Arch Intern Med* 159(19): 2349–56.
Blumenthal JA et al (2007) Exercise and pharmacotherapy in the treatment of major depressive disorder. *Psychosom Med* 69(7): 587–96.
Boileau I et al (2007) Conditioned dopamine release in humans: a positron emission tomography. *Journal of Neuroscience* 27(15): 3998–4003.
Boissel JP et al (1986) Time course of long-term placebo therapy effects in angina pectoris. *Eur Heart J Dec*: 7(12): 1030–6.
Booth-Kewley S et al (2014) A prospective study of factors affecting recovery from musculoskeletal injuries. *J Occup Rehabil* 24(2): 287–96.
Bovbjerg DH et al (1990) Anticipatory immune suppression and nausea in women receiving cyclic chemotherapy for ovarian cancer. *J Consult Clin Psychol* 58: 153–157.
Branthwaite A, Cooper P (1981). Analgesic effects of branding in treatment of headaches. *Br Med J (Clin Res Ed)* 282(6276): 1576–8.
Breach C et al (2007) Is patients' preferred involvement in health decisions related to outcomes for patients with HIV? *J Gen Intern Med* 22 (8): 1119–1124.
Brody DS et al (1989) Patient perception of involvement in medical care. Relationship to illness attitudes and outcomes. *J Gen Intern Med* 4(6): 506–511.
Brody H (2000a) The placebo response: how you can release the body's inner pharmacy for better health. New York, HarperCollins.
Brody H (2000b) The placebo response: recent research and implications for family medicine. *J Fam Pract* 49 (7): 649–654.
Brody H (2003). Stories of sickness. New York, Oxford University Press.
Brody H (2012) Placebo effects and implications for the doctor-patient relationship. In: *Samueli Institute. Using placebo responses in clinical practice: is there a there, there?* What do we need to know? January 19–20, 2012, p. 15 Online. Accessed June 2014. Available: http://www. samueliinstitute. org/File%20Library/Unassigned/RPT_Using-Placebo-In-Clinical-Practice-1-20-12. pdf.
Bronfort G et al (2010) Effectiveness of manual therapies: the UK evidence report. *Chiropr Osteopat* 18: 3.
Brown D et al (2010). Pilot study on the effect of grounding on delayed-onset muscle soreness. *J Altern Complement Med.* 16(3): 265–73.
Brown WA (2013) The placebo effect in clinical practice. New York, New York, Oxford University Press, p. 99,137.
Buckalew LW, Ross S (1981). Relationship of perceptual characteristics to efficacy of placebos. *Psychol Rep.* 49 (3): 955–61.
Campbell J (2003) The myths and masks of God. Audio Collection, Disk 5, track 9. Minneapolis, HighBridge Company.
Campbell J (2012) The hero with a thousand faces (Collected works of Joseph Campbell). San Francisco, New World Library.

Campos de Carvalho E et al (2007) A pilot study of a relaxation technique for management of nausea and vomiting in patients receiving cancer chemotherapy. *Cancer Nursing* (2): 163–7.
Canadian Diabetes Association (2014). Fibre. Online. Accessed September 2014. Available: http://www. diabetes. ca/diabetes-and-you/healthy-living-resources/diet-nutrition/fibre.
Cannon WB (2002. Walter B. Cannon and 'Voodoo death': a perspective from 60 years on. *Am J Public Health* 92(10): 1564–6.
Centers for Disease Control (2004) Trends in intake of energy and macronutrients – United States, 1971–2000. Online. Accessed June 2014. Available: http://www. cdc. gov/mmwr/preview/mmwrhtml/mm5304a3. htm.
Centers for Disease Control and Prevention (2014) http://www. cdc. gov.
Cerhan JR, Wallace RB (1997) Change in social ties and subsequent mortality in rural elders. *Epidemiology* 8(5): 475–81.
Chen JA et al (2011) Association between patient beliefs regarding assigned treatment and clinical response: reanalysis of data from the Hypericum Depression Trial Study Group. *J Clin Psychiatry* 72(12): 1669–76.
Chen WC et al (2009). Efficacy of progressive muscle relaxation training in reducing anxiety in patients with acute schizophrenia. *J Clin Nurs* 18(15): 2187–96.
Cheung W et al (2007) Maternal anxiety and feelings of control during labour: a study of Chinese first-time pregnant women. *Midwifery* 23 (2): 123–130.
Chevalier G et al (2006) The effect of earthing (grounding) on human physiology. *European Biology and Bioelectromagnetics* 2006: 600–621.
Chevalier G (2010) Changes in pulse rate, respiratory rate, blood oxygenation, perfusion index, skin conductance, and their variability induced during and after grounding human subjects for 40 minutes. *J Altern Complement Med* 16(1): 81–87.
Chevalier G et al (2012) Earthing: health implications of reconnecting the human body to the Earth's surface electrons. *J Environ Public Health* Article ID 291541, 8 pages http://dx.doi.org/10.1155/2012/291541
Chevalier G et al (2013) Earthing (grounding) the human body reduces blood viscosity – a major factor in cardiovascular disease. *J Altern Complement Med* 19(2): 102–110.
Chun OK et al (2008) Serum C-reactive protein concentrations are inversely associated with dietary flavonoid intake in U.S. adults. *J Nutr* 138(4): 753–60.
Chung SK et al (2007) Revelation of a personal placebo response: its effects on mood, attitudes and future placebo responding. *Pain* 5; 132(3): 281–8.
Chung SC et al (2012) Effect of Sahaja yoga meditation on quality of life, anxiety, and blood pressure control. *J Altern Complement Med.* 18(6): 589–96.
Cobb LA et al (1959) An evaluation of internal mammary artery ligation by double-blind technique. *N Engl J Med.* 20: 1115 –1118.
Colloca L et al (2004) Overt versus covert treatment for pain, anxiety, and Parkinson's disease. *Lancet Neurol* 3(11): 679–84.
Colloca L et al (2005) The placebo response in conditions other than pain. *Semin Pain Med* 3: 1; 43–47.
Coulehan J et al (2001) 'Let me see if I have this right...': words that help build empathy. *Ann Intern Med* 135 (3): 221–7.
Cousins N (1981) Anatomy of an illness as perceived by the patient. New York, Bantam Books.
Covey SR (2004) The 7 habits of highly effective people: powerful lessons in personal change. New York, Free Press.
Credit Suisse Research Institute (2013) Sugar. Consumption at a crossroads. Online. Accessed June 2014. Available: https: //doc. research-and-analytics. csfb. com/docView?language=ENG&source=ulg&format=PDF& document_id=1022457401&serialid=atRE31ByPkIjEXa%2Fp3AyptOvIGdxTK833tLZ1E7AwIQ%3D.
Crum AJ, Langer EJ (2007) Mind-set matters: exercise and the placebo effect. *Psychol Sci* 18(2): 165–171.
Crum AJ et al (2011) Mind over milkshakes: mindsets, not just nutrients, determine ghrelin response. *Health Psychol* 30(4): 424–9.
Csikszentmihalyi M, Wong MM (1991) The situational and personal correlates of happiness: a cross-national comparison. In: Strack F, Argyle M, Schwarz N (eds). *Subjective well-being: an interdisciplinary perspective,* pp 193–212. Elmsford, NY, Pergamon Press.
Danner DD et al (2001) Positive emotions in early life and longevity: Findings from the nun study. *J Pers Soc Psychol* 80: 804–813.
Darragh M et al (2014) Investigating the 'placebo personality' outside the pain paradigm. *J Psychosom Res* 76(5): 414–21.
Darviri C et al (2009) Psychosocial dimensions of exceptional longevity: a qualitative exploration of centenarians' experiences, personality, and life strategies. *Int J Aging Hum Dev* 69(2): 101–18.
Davidson RJ (2003) Alterations in brain and immune function produced by mindfulness meditation. *Psychosom Med* 65(4): 564–70.
de Craen AJ et al (1996) Effect of colour of drugs: systematic review of perceived effect of drugs and of their effectiveness. *BMJ* 313(7072): 1624–6.
de Craen A et al (1999) Placebo effect in the treatment of duodenal ulcer. *Br J Clin Pharmacol* 48(6): 853–860.
de la Fuente-Fernandez R et al (2001) Expectation and dopamine release: mechanism of the placebo effect in Parkinson's disease. *Science* 293: 1164–1166.

Diamond EG et al (1958) Evaluation of internal mammary ligation and sham surgery in angina pectoris. *Circulation* 18: 712–713.
Di Blasi et al (2001) Influence of context effects on health outcomes: a systematic review. *Lancet* 10: 357(9258) 757–62.
Diener E (1984) Subjective well-being. *Psychol Bull* 95: 542–575.
Diener E, Chan MY (2011) Happy people live longer: subjective well-being contributes to health and longevity. Applied Psychology: *Health and Well-Being* 3(1): 1–43.
Diener E, Seligman MEP (2002) Very happy people. *Psych Sci.* 13: 81–84.
Dillon KM et al (1985) Positive emotional states and enhancement of the immune system. *Int J Psychiatry Med* 15: 13–18.
Dugdale DC (1999) Time and the patient–physician relationship. *J Gen Intern Med* 14(S1): S34–S40.
Ellis CN et al (2007) Placebo response in two long-term randomized psoriasis studies that were negative for rosiglitazone. *Am J Clin Dermatol* 8(2): 93–102.
ELSA (English Longitudinal Study for Aging) (n. d.) Online. Accessed 15 March 2015. Available: http://www. ifs. org. uk/ELSA.
Emmons Lab (2014) Online. Accessed June 2014. Available: http://psychology. ucdavis. edu/Labs/emmons/PWT/index. cfm?Section=4.
Emmons R, McCullough ME (2003) Counting blessings versus burdens: an experimental investigation of gratitude and subjective well-being in daily life. *Journal of Personality and Social Psychology* 84(2): 377–389, doi: 10. 1037/0022–3514. 84. 2. 377.
Eremin O et al (2009) Immuno-modulatory effects of relaxation training and guided imagery in women with locally advanced breast cancer undergoing multimodality therapy: a randomised controlled trial. *Breast* 18(1): 17–25.
Ernst E (2001) Towards a scientific understanding of placebo effects. In: Peters D (ed) Understanding the placebo effect in complementary medicine. *Theory, Practice and Research.* Churchill Livingstone, London, pp 17–30.
Evans D (2004) Placebo: mind over matter in modern medicine. London, HarperCollins.
Evans FJ (1974) The placebo response in pain reduction. *Adv Neurol* 4: 286–296.
Evans FJ (1985) Placebo: theory, research and mechanisms. New York, Guilford Press.
Ewald P (2000) Plague time. New York, The Free Press.
Feffer K et al (2011) Is it ethical not to prescribe placebo? The patient's perspective on the usage of placebo for the treatment of depression - a comparative study. *Eur Psychiatry* 26 (1): 1990.
Finding Joe (2011) Directed/written by Patrick Takaya. You Tube. Online. Accessed September 2014. Available: http://findingjoethemovie. com/.
Fisher S, Fisher RI (1963) Placebo response and acquiescence. *Psychopharmacologia* 4: 298–301.
Fisher S, Greenberg RP (1993) How sound is the double-blind design for evaluating psychotropic drugs? *J Nerv Ment Dis* 181(6): 345–50.
Fisher S, Greenberg RP (1997) The curse of the placebo: fanciful pursuit of pure biological therapy, in placebo to panacea: putting psychiatric drugs to the test. New York, Wiley.
Flammer E, Bongartz W (2003) On the efficacy of hypnosis: a meta-analytic study. *Contemp Hypn* 20 (4): 179–197.
Fordyce MW (1977) Development of a program to increase happiness. *J Couns Psychol* 24: 511–521.
Fordyce MW (1983) A program to increase happiness: further studies. *J Couns Psychol* 30: 483–498.
Frank JD, Frank JB (1991) Persuasion and healing (3rd edn). Baltimore and London, The Johns Hopkins University Press.
Frankel RM, Stein T (1999) Getting the most out of the clinical encounter: the four habits model. *Perm J* 3(3): 79–88.
Froh JJ, Sefick WJ, Emmons RA (2008) Counting blessings in early adolescents: an experimental study of gratitude and subjective well-being. J Sch Psychol 2008 Apr; 46(2): 213–33, doi: 10. 1016/j. jsp. 2007. 03. 005. *Epub* 2007 May 4.
Furlan AD et al (2010) Complementary and alternative therapies for back pain II. *Evid Rep Technol Assess (Full Rep)* (194): 1–764.
Furlan AD et al (2012) A systematic review and meta-analysis of efficacy, cost-effectiveness, and safety of selected complementary and alternative medicine for neck and low-back pain. *Evid Based Complement Alternat Med* 2012: 953139.
Garland EL (2007) The meaning of mindfulness: a second-order cybernetics of stress, metacognition, and coping. *Complement Health Pract Rev* 12(1): 15–30.
Gergen KJ, Gergen MM (1988) Narrative and the self as relationship. In: Berkowitz L (ed), *Advances in experimental social psychology*, vol 21. New York, Academic Press, pp 17–56.
Ghaly M, Teplitz D (2004) The biologic effects of grounding the human body during sleep as measured by cortisol levels and subjective reporting of sleep, pain, and stress. *J Altern Complement Med* 10(5): 767–76.

Gibbins J, Thomson AM (2001) Women's expectations and experiences of childbirth. *Midwifery* 17(4), 302–313.
Gibbs S, Harvey I (2006) Topical treatments for cutaneous warts. Cochrane Database Syst Rev Issue 3. Art. No. : CD001781.
Giles LC et al (2005) Effect of social networks on 10 year survival in very old Australians: the Australian longitudinal study of aging. *J Epidemiol Community Health* 59(7): 574–9.
Gracely RH et al (1985) Clinicians' expectations influence placebo analgesia. *Lancet* 5; 1 (8419): 43.
Green JM, Coupland VA, Kitzinger JV (1990) Expectations, experiences and psychological outcomes of childbirth: a prospective study of 825 women. *Birth* 17(1): 15–24.
Greenberg MA, Wortman CB, Stone AA (1996) Emotional expression and physical health: revising traumatic memories or fostering self-regulation? *Journ Pers Soc Psych* 71: 588–602.
Greenfield S et al (1985) Expanding patient involvement in care. *Ann Intern Med* 102(4): 520–8.
Greenfield S et al (1988) Patient participation in medical care: effect on blood sugar and quality of life in diabetes. *J Gen Intern Med.* 3: 448–57.
Greenhalgh T (2001) How to read a paper: the basics of evidence based medicine. London, BMJ Books, p ix.
Greenhalgh T, Hurwitz B (1999). Narrative based medicine: dialogue and discourse in clinical practice. London, BMJ Publishing Group.
Grenfell RF et al (1961) A double-blind study of the treatment of hypertension. *JAMA* 176 (2): 124–8.
Gruenewald TL et al (2009) Increased mortality risk in older adults with persistently low or declining feelings of usefulness to others. *J Aging Health* 21(2): 398–425.
Gryll SL, Katahn M (1978) Situational factors contributing to the placebos effect. *Psychopharmacology (Berl)* 31; 57(3): 253–61.
Hahn RA (1997) The nocebo phenomenon: scope and foundations. In: Harrington A (ed). *The placebo effect: an interdisciplinary exploration.* Cambridge, MA, Harvard University Press.
Hamer M, Chida Y (2008) Walking and primary prevention: a meta-analysis of prospective cohort studies. *Br J Sports Med* 42(4): 238–43.
Harker L, Keltner D (2001) Expressions of positive emotions in women's college yearbook pictures and their relationship to personality and life outcomes across adulthood. *J Pers Soc Psychol* 80: 112–124.
Harrington A (2000) The placebo effect: an interdisciplinary exploration. Cambridge, MA, Harvard University Press.
Hashish I et al (1986) Reduction of postoperative pain and swelling by ultrasound treatment: a placebo effect. Pain 33: 303–311.
Haskard-Zolnierek KB, DiMatteo MR (2009) Physician communication and patient adherence to treatment: a meta-analysis. *Med Care* 47(8): 826–834.
Häuser W, Hansen E, Enck P (2012) Nocebo phenomena in medicine: their relevance in everyday clinical practice. *Dtsch Arztebl Int* 109(26): 459–65.
Healy D (1997) The antidepressant era. MA and London, Harvard University Press, p. 90.
Hecimovich M et al (2014) Development and psychometric evaluation of scales to measure professional confidence in manual medicine: a Rasch measurement approach. *BMC Res Notes* 4; 7(1): 338.
Hillen MA et al (2011) Cancer patients' trust in their physician-a review. *Psychooncology* 20(3): 227–41.
Holwerda N et al (2013) Do patients trust their physician? The role of attachment style in the patient-physician relationship within one year after a cancer diagnosis. *Acta Oncol* 52(1): 110–7.
Hölzel BK et al (2008) Investigation of mindfulness meditation practitioners with voxel-based morphometry. *Soc Cogn Affect Neurosci* 3(1): 55–61.
Hunter P (2007) A question of faith. Exploiting the placebo effect depends on both the susceptibility of the patient to suggestion and the ability of the doctor to instil trust. *EMBO Rep* 8(2): 125–128.
Huskisson EC (1974) Simple analgesics for arthritis. *Br Med J* 26; 4 (5938): 196–200.
Hussain MZ, Ahad A (1970) Tablet colour in anxiety states. *Br Med J* 3(5720): 466.
Hrobjartsson A, Gotzsche PC (2001) Is the placebo powerless? An analysis of clinical trials comparing placebo with no treatment. *N Engl J Med* 344: 1594–1602.
Ikema Y, Nakagawa S (1962) A psychosomatic study of contagious dermatitis. *Kyoshu J Med Sci* 13: 335–350.
Ilnyckyj A et al (1997) Quantification of the placebo response in ulcerative colitis. *Gastroenterol* 112(6): 1854–8.
Ingraham P (2014) Your back is not out of alignment – debunking the obsession with alignment, posture, and other biomechanical bogeymen as major causes of pain. 9 July 2014. Online. Accessed Sept 2014. Available: http://saveyourself. ca/articles/structuralism. php.
Janssen I, Jolliffe CJ (2006) Influence of physical activity on mortality in elderly with coronary artery disease. Med *Sci Sports Exerc* 38(3): 418–7.
Jauk E et al (2012) Tackling creativity at its roots: evidence for different patterns of EEG alpha activity related to convergent and divergent modes of task processing. *Int J Psychophysiol* 84(2): 219–225.
Jenkinson CE et al (2013) Is volunteering a public health intervention? A systematic review and meta-analysis of the health and survival of volunteers. *BMC Public Health* 23; 13: 773.

Jensen MP, Karoly P (1991) Motivation and expectancy factors in symptom perception: a laboratory study of the placebo effect. *Psychosom Med* 53(2): 144–52.
Kabat-Zinn J et al (1985) The clinical use of mindfulness meditation for the self-regulation of chronic pain. *J Behav Med* 8 (2): 163–190.
Kaptchuk TJ et al (2000) Do medical devices have enhanced placebo effects? *J Clin Epidemiol* 53: 786–792.
Kaptchuk TJ et al (2008a) Do 'placebo responders' exist? *Contemp Clin Trials* 29: 587–595.
Kaptchuk TJ et al (2008b) Components of placebo effect: randomised controlled trial in patients with irritable bowel syndrome. *BMJ* 336(7651): 999–1003.
Kaptchuk TJ et al (2010) Placebos without deception: a randomized controlled trial in irritable bowel syndrome. *PLoS ONE* 5(12): e15591.
Karni A (1995) When practice makes perfect. *Lancet* 345: 395.
Keller VF, Carroll JG (1994) A new model for physician-patient communication. *Patient Educ Couns* 23: 131–40.
Kelley GA et al (2004) Walking, lipids, and lipoproteins: a meta-analysis of randomized controlled trials. *Prev Med* 38(5): 651–61.
Kelley JM (2009) Patient and practitioner influences on the placebo effect in irritable bowel syndrome. *Psychosom Med* 71(7): 789.
Kemmler W et al (2004) Benefits of 2 years of intense exercise on bone density, physical fitness, and blood lipids in early postmenopausal osteopenic women: results of the Erlangen Fitness Osteoporosis Prevention Study (EFOPS). *Arch Intern Med* 24; 164(10): 1084–91.
Kent S et al (1992) Sickness behaviour as a new target for drug development. *Trends Pharmacol Sci* 13: 24–28.
Khalsa DS, Stauth C (2002) Meditation as medicine: activate the power of your natural healing force. New York, Fireside Books.
Khan A, Redding N, Brown WA (2008) The persistence of the placebo response in antidepressant clinical trials. *J Psychiatr Res* 42(10): 791–6.
Kim YH et al (2013) Effects of meditation on anxiety, depression, fatigue, and quality of life of women undergoing radiation therapy for breast cancer. *Complement Ther Med* 21(4): 379–87.
King DE et al (2005) Dietary magnesium and C-reactive protein levels. *J Am Coll Nutr* 24(3): 166–71.
Kirsch I (2010). Emperor's new drugs: exploding the antidepressant myth. London, Random House Group, p. 111.
Kirsh I, Sapirstein G (1998) Listening to Prozac but hearing placebo: a meta-analysis of anti-depressant medication. Prevention and Treatment. 1 Article 0002a.
Kirschbaum C et al (1992) Conditioning of drug-induced immunomodulation in human volunteers: a European collaborative study. *Br J Clin Psychol* 31: 459–472.
Koivumaa-Honkanen H et al (2001) Life satisfaction and suicide: a 20-year follow-up study. *Am J Psych* 158: 433–439.
Kong J et al (2006) Brain activity associated with expectancy-enhanced placebo analgesia as measured by functional magnetic resonance imaging. *J Neurosci* 26(2): 381–388.
Krause N, Shaw BA (2003). Role-specific control, personal meaning, and health in late life. *Res Aging* 25: 559–58.
Lahmann C et al (2010) Effects of functional relaxation and guided imagery on IgE in dust-mite allergic adult asthmatics: a randomized, controlled clinical trial. *J Nerv Ment Dis* 198(2): 125–30.
Laine C et al (1996) Important elements of outpatient care: a comparison of patients' and physicians' opinions. *Ann Intern Med* 15; 125(8): 640–5.
Langs R (2004) Fundamentals of adaptive psychotherapy and counselling. Basingstoke, Palgrave Macmillan.
Lasagna L et al (1954) A study of the placebo response. *Am J Med* 16 (6): 770–779.
Lawler KA et al (2003) A change of heart: cardiovascular correlates of forgiveness in response to interpersonal conflict. *J Behav Med* 26(5): 373–93.
Lawler-Row KA (2008) Forgiveness, physiological reactivity and health: the role of anger. *Int J Psychophysio* 68: 1. 51–58.
Lazar SW et al (2005) Meditation experience is associated with increased cortical thickness. *Neuroreport* 28; 16(17): 1893–1897.
Lee CD et al (2003) Physical activity and stroke risk: a meta-analysis. *Stroke* 34(10): 2475–81.
Levine J et al (1978) The mechanism of placebo analgesia. *Lancet* 312 (8091): 654–657.
Levine JD et al (1979) Role of pain in placebo analgesia. *Proc Natl Acad Sci* USA 76(7): 3528–3531.
Levy BR et al (2002) Longevity increased by positive self-perceptions of aging. *J Pers Soc Psycho* 83(2): 261–270.
Liberman RP (1964) An experimental study of placebo response under three different situations of pain. *J Psychiatr Res* 2: 233–246.
Liberman BL (1978) The role of mastery in psychotherapy: maintenance of improvement and prescriptive change. In: Frank JD et al. *Effective ingredients in psychotherapy.* New York, Brunner Mazel.
Lichter S et al (1980) Increasing happiness through cognitive retraining. *New Zealand Psychologist* 9: 57–64.
Like R, Zyzanski SJ (1987) Patient satisfaction with the clinical encounter: social psychological determinants. *Soc Sci Med* 24(4): 351–7.

Linde C et al (1999). Placebo effect of pacemaker implantation in obstructive hypertrophic cardiomyopathy. PIC Study Group. Pacing in cardiomyopathy. *Am J Cardiol* 83(6): 903–907.
Lindström J et al (2003) Prevention of diabetes mellitus in subjects with impaired glucose tolerance in the Finnish Diabetes Prevention Study: results from a randomized clinical trial. *J Am Soc Nephrol* 14(7 Suppl 2): S108–13.
Livesey G, Taylor R (2008) Fructose consumption and consequences for glycation, plasma triacylglycerol, and body weight: meta-analyses and meta-regression models of intervention studies. *Am J ClinNutr* 88(5): 1419–37.
Longo DL et al (1999) Conditioned immune response to interferon-gamma in humans. *Clin Immunol* 90(2): 173–181.
Lowe NK (1989) Explaining the pain of active labor: the importance of maternal confidence. *Res Nurs Health* (4): 237–45.
Lowe NK (2003) Child-birth self-efficacy inventory. In: Redman BK (ed) *Measurement tools in patient education*, 2nd edn. New York, Springer.
Lucchelli PE et al (1978) Effect of capsule colour and order of administration of hypnotic treatments. *Eur J Clin Pharmacol* 17; 13(2): 153–5.
Luder E et al (2009) The underlying anatomical correlates of long-term meditation: larger hippocampal and frontal volumes of gray matter. *Neuroimage April* 15; 45(3): 672–678.
Luevano-Contreras C, Chapman-Novakofski K (2010) Dietary advanced glycation end products and aging. *Nutrients* 2(12) 1247–1265.
LuparelloTJ et al (1970) The interaction of physiologic stimuli and pharmacologic agents on airway reactivity in asthmas subjects. *Psychosom Med* 32: 509–513.
Luskin F (2002) Forgive for good – a proven prescription for health and happiness. New York, HarperCollins.
Lutz GK et al (1999) The relation between expectations and outcomes in surgery for sciatica. *J Gen Intern Med* 14(12): 740–744.
McQuay H et al (1995) Variations in the placebo effect in randomized controlled trials of analgesics; all is blind as it seems. *Pain* 64: 331–335.
Marks GN, Fleming N (1999) Influences and consequences of well-being among Australian young people: 1980–1995. *Social Indicators Research* 46: 301–323.
Martin P (1997) The sickening mind: brain, behaviour, immunity and disease. London, HarperCollins.
Meissner K (2011) The placebo effect and the autonomic nervous system: evidence for an intimate relationship. *Philos Trans R Soc Lond B Biol Sci* 366 (1572): 1808–17.
Merriam Webster Online: Dictionary and Thesaurus. Online. Accessed April 2013. Available: http://www. merriam-webster. com/.
Meyers S, Janowitz HD (1989). The 'natural history' of ulcerative colitis: an analysis of the placebo response. *J Clin Gastroenterol* 11(1): 33–7.
Miller FG, Kaptchuk TJ (2008) The power of context: reconceptualizing the placebo effect. *J R Soc Med* 1; 101(5): 222–225.
Miller MC (2010) Unconscious or subconscious? Blog. Mental Health Publishing, Harvard Health Publications. Online. Accessed June 2014. Available: http://www. health. harvard. edu/blog/unconscious-or-subconscious-20100801255.
Moerman DE (1983) General medical effectiveness and human biology. *Med Anthropol Q* 14(4): 3–16.
Moerman DE (2000) Cultural variations in the placebo effect: ulcers, anxiety and blood pressure. *Med Anthropol Q* 14: 1–22.
Moerman D (2002) Meaning, medicine and the placebo effect. Cambridge Studies in Medical Anthropology. Cambridge, Cambridge University Press.
Moerman DE (2006) Editorial: The meaning response: thinking about placebos. *Pain Practice* 6(4): 233–23. Online. Accessed June 2014. Available: http://www. academia. edu/4469275/EDITORIAL_The_Meaning_Response_Thinking_about_Placebos.
Montgomery GH, Kirsh I (1997) Classical conditioning and the placebo effect. *Pain* 72: 107–113.
Moseley JB et al (2002) A controlled trial of arthroscopic surgery for osteoarthritis of the knee. *NEJM* 11; 347(2): 81–8.
Nagao Y et al (1968) Effect of the color of analgesics on their therapeutic results. *Shikwa Gakuho* 68(4): 139–42 [Article in Japanese].
National Institutes Of Health (2013) We Can!® Community News Feature. Online. Accessed June 2014. Available: https: //www. nhlbi. nih. gov/health/educational/wecan/news-events/matte1. htm.
Nickel JC et al (1996) Efficacy and safety of finasteride therapy for benign prostatic hyperplasia: results of a 2-year randomized controlled trial. *CMAJ* 155(9): 1251–9.
Nitzan U et al (2011) The informed consent not to be informed – a cross sectional survey on the use of placebo in clinical practice. *Eur Psych.* 26 (1): 756.

Ober C (n. d.) Clint Ober demonstrates earthing (Part 1/3). Online. Accessed: 16 March 2015. Available: http://www. youtube. com/watch?v=9OhYOsvJleA.
Ockene JK et al (2005) Symptom experience after discontinuing use of estrogen plus progestin. *JAMA* 294 (2): 183–93.
Okun MA et al (1984) The social activity/subjective well-being relation: a quantitative synthesis. *Research on Aging* 6: 45–65.
Ornish D et al (2008) Changes in prostate gene expression in men undergoing an intensive nutrition and lifestyle intervention. *Proc Natl Acad Sci USA* 105: 8369–8374.
Oschman JL (2007) Can electrons act as antioxidants? A review and commentary. *J Altern Complement Med* 13(9): 955–67.
Palermo TM et al (2010) Randomized controlled trials of psychological therapies for management of chronic pain in children and adolescents: An updated meta-analytic review. *Pain* 148(3): 387–97.
Park LC, Covi L (1965) Nonblind placebo trial. *Arch Gen Psychiatry* 12: 336–345.
Paul-Labrador M et al (2006) Effects of a randomized controlled trial of transcendental meditation on components of the metabolic syndrome in subjects with coronary heart disease. *Arch Intern Med* 166 (11).
Peabody FW (1984) Landmark article March 19, 1927: the care of the patient. By Francis W. Peabody. *JAMA* 252(6): 813–8.
Pennebaker JW (2004) Writing to heal: a guided journal for recovering from trauma and emotional upheaval. Oakland, CA, New Harbinger Publications.
Pennebaker JW, Seagal JD (1999) Forming a story: the health benefits of narrative. *Journ Clin Psych* 55(10): 1243–1254.
Pennebaker JW et al (1989) Disclosure of traumas and health among Holocaust survivors. *Psychosom Med* 1989 51(5): 577–89.
Petrovic P et al (2005) Placebo in emotional processing – induced expectations of anxiety relief activate a generalized modulatory network. *Neuron* 46: 957–969.
Pinto A et al (2006) Twenty-four hour ambulatory blood pressure monitoring to evaluate effects on blood pressure of physical activity in hypertensive patients. *Clin J Sport Med* 16(3): 238–43.
Platt FW (1992). Empathy: can it be taught? *An Intern Med.* 117(8): 700; author reply 701.
Platt FW, Keller VF (1994) Empathic communication: a teachable and learnable skill. *J Gen Intern Med* 9(4): 222–6.
Pluess M et al (2009) Muscle tension in generalized anxiety disorder: a critical review of the literature. *J Anxiety Disord* 23(1): 1–11.
Pogge R (1963) The toxic placebo. *Med Times* 91: 773–778.
Pollo A, Carlino E, Benedetti F (2011) Placebo mechanisms across different conditions: from the clinical setting to physical performance. *Philos Trans R Soc Lond B Biol Sci* 27; 366(1572): 1790–8.
Price D et al (1999) An analysis of factors that contribute to the magnitude of placebo analgesia in an experimental paradigm. *Pain* 83: 147–156.
Rabkin JG et al (1986) How blind is blind? Assessment of patient and doctor medication guesses in a placebo-controlled trial of imipramine and phenelzine. *Psychiatry Res* 19(1): 75–86.
Redhead S (2010) Keys to the laws of creation. Bloomington, IN, Xlibris.
Redman BK (2003) Measurement tools in patient education, New York, Springer.
Reynold T (2003) Researchers push for publication, registration of all clinical trials. *J Natl Cancer Inst* 95 (11): 772–774.
Roberts AH et al (1993) The power of non-specific effects in healing: implications for psychosocial and biological treatments. *Clin Psychol Rev* 13: 375–3.
Rodriguez-Laso A et al (2007) The effect of social relationships on survival in elderly residents of a Southern European community: a cohort study. *BMC Geriatrics* 1(7): 19.
Roscoe J et al (2004) Patient expectation is a strong predictor of severe nausea after chemotherapy. *Cancer* 101 (11): 2701–2708.
Rosengren A, Wilhelmsen L (1997) Physical activity protects against coronary death and deaths from all causes in middle-aged men. Evidence from a 20-year follow-up of the primary prevention study in Göteborg. *Ann Epidemiol* 7(1): 69–7.
Ross A, Thomas S (2010) The health benefits of yoga and exercise: a review of comparison studies. *J Altern Complement Med* 16(1): 3–12.
Rotter JB (1966) Generalized expectancies for internal versus external control of reinforcement. *Psychol Monogr* 80, Whole No. 609.
Rotter JB (1990). Internal versus external control of reinforcement. *Am Psychol.* 45 (4): 489–493.
Rubinstein SM et al (2013) Spinal manipulative therapy for acute low back pain: an update of the cochrane review. *Spine* (Phila Pa 1976) 38(3): E158–77.
Salkeld G et al (2004) A matter of trust – patient's views on decision-making in colorectal cancer. *Health Expect* 7: 104–114.

Samueli Institute (2013) Using placebo responses in clinical practice: is there a there, there? What do we need to know? Samueli Institute, January 20, 2012 p. 15 Online. Accessed June 2014. Available: http://www. samueliinstitute. org/File%20Library/Unassigned/RPT_Using-Placebo-In-Clinical-Practice-1-20-12. pdf.
Sandler A et al (2008) Children's and parent's perspectives on open-label use of placebos in the treatment of ADHD. *Child Care Health Dev* 34: 111–120.
Sarno J E (1998) The mindbody prescription. New York, Warner Books.
Sarsan A et al (2006) The effects of aerobic and resistance exercises in obese women. *Clin Rehabil* 20(9): 773–82.
Schedlowski M, Pacheco-López G (2010) The learned immune response: *Pavlov and beyond. Brain Behav Immun* 24(2): 176–85.
Schneider RH et al (2012) Stress reduction in the secondary prevention of cardiovascular disease: randomized, controlled trial of transcendental meditation and health education in blacks. *Circ Cardiovasc Qual Outcomes* 5(6): 750–8.
Schwartz C (1994) Introduction: old methodological challenges and new mind-body links in psychoneuroimmunology. *Advances* 10(4): 4–7.
Schweizer E, Rickels K (1997) Placebo response in generalized anxiety: its effect on the outcome of clinical trials. *J Clin Psychiatry* 58 Suppl 11: 30–8.
Schweitzer M et al (2004) Healing spaces: elements of environmental design that make an impact on health. *J Altern Complement Med* 10; Suppl 1: S71–83.
Scott DJ et al (2007) Individual differences in reward responding explain placebo-induced expectations and effects. *Neuron* 55 (2): 325–336.
Seaward B (2006) Managing stress: principles and strategies for health and well-being. Boston, Jones & Bartlett.
Seeman TE (1996) Social ties and health: the benefits of social integration. *Ann Epidemiol* 6(5): 442–51.
Shapiro AK (1959). The placebo effect in the history of medical treatment: implications for psychiatry. *Am J Psychiatry*. 116: 298–304.
Shapiro AK, Shapiro E (2000) The placebo: is it much ado about nothing? In: Harrington A (ed) The placebo effect: an interdisciplinary exploration. Cambridge, MA, Harvard University Press, pp 12–36.
Shapiro SL et al (2005) Mindfulness-based stress reduction and health care professionals. *Int J Stress Manag* 12 (2): 64–176.
Shapiro SL et al (2006) Mechanisms of mindfulness. *J Clin Psychol* 62(3): 373–386.
Silberman S (2009) Placebos are getting more effective. Drugmakers are desperate to know why. Wired Magazine 17. 09. Online. Accessed June 2014. Available: http://www. wired. com/medtech/drugs/magazine/17–09/ff_placebo_effect.
Simpson SH et al (2006) A meta-analysis of the association between adherence to drug therapy and mortality. *Br Med J*. 333: 15.
Smith M, Segal R (2014) HelpGuide. org. Stress management. Online. Accessed June 2014. Available: http://www. helpguide. org/mental/stress_management_relief_coping. htm.
Smucker DR et al (1998) Practitioner self-confidence and patient outcomes in acute low back pain. *Arch Fam Med* 7(3): 223–8.
Somerville M (2013) Ethical canary: science, society, and the human spirit. Georgetown, ON, McGill-Queens Press, pp 196–7.
Sox HC et al (1981) Psychologically mediated effects of diagnostic tests. *Ann Intern Med* 95(6): 680–5.
Spiro H (1992) What is empathy and can it be taught? *Ann Intern Med* 15; 116(10): 843–6.
Starfield B et al (1981) The influence of patient-practitioner agreement on outcome of care. *Am J Public Health* 71: 127–132.
Sternbach RA, Tursky B (1965) Ethnic differences in housewives in psychophysical and skin potential responses to electric shock. *Psychophysiology* 1: 241–46.
Stetter F, Kupper S (2002) Autogenic training: a meta-analysis of clinical outcome studies. *Appl Psychophysiol Biofeedback* 27 (1): 45–98.
Stewart SH et al. (2002). Relation between alcohol consumption and C-reactive protein levels in the adult US population. *J Am Board Fam Med* 15(6).
Strean WB (2009) Laughter prescription. *Can Fam Physician* 2009; 55(10): 965–967.
Su C et al (2006) A meta-analysis of the placebo rates of remission and response in clinical trials of active ulcerative colitis. *Gastroenterology* 132(2): 516–526.
Swinburn B et al (2009) Increased food energy supply is more than sufficient to explain the US epidemic of obesity. *Am J Clin Nutr* 90(6) 1453–1456.
Tamim H et al (2009) Tai Chi workplace program for improving musculoskeletal fitness among female computer users. *Work* 34(3): 331–8.
Tang YY et al (2009) Central and autonomic nervous system interaction is altered by short-term meditation. *Proceedings of the National Academy of Sciences* USA 106(22): 8865–70.
The Earthing Institute (2014) The Earthing Institute. Reconnecting people to the planet. Earthing research. Online. Accessed June 2014. Available: http://www. earthinginstitute. net/index. php/research.

Thom D et al (2004) Measuring patients' trust in physicians when assessing quality of care. *Health Aff (Millwood)* 23(4): 124–32.
Thomas KB (1987) General practice consultations: is there any point in being positive? *Br Med J (Clin Res Ed)* 294(6581): 1200–1202.
Thompson WG (2005) The placebo effect and health. Amherst, NY, Prometheus Books pp 40, 71–82.
Tilley BC et al (1995) Minocycline in rheumatoid arthritis: a 48-week double-blind placebo-controlled trial. *Ann Intern Med* 122: 81–89.
Toussaint LL et al (2012) Forgive to live: forgiveness, health, and longevity. *J Behav Med* 35(4): 375–86.
Tracey I (2010) Getting the pain you expect: mechanisms of placebo, nocebo and reappraisal effects in humans. *Nat Med* 16(11): 1277–83.
Turner J et al (1994) The importance of placebos in pain treatment and research. *JAMA* 271 (20): 1609–1614.
Tyrer P et al (2008) Risperidone, haloperidol, and placebo in the treatment of aggressive challenging behaviour in patients with intellectual disability: a randomised controlled trial. *Lancet* 371, 9606: 57–63.
University of Maryland Medical Center (2013). Health Information. Medical Reference Guide. Omega-3 fatty acids. Online. Accessed June 2014. Available: http://umm. edu/health/medical/altmed/supplement/omega3-fatty-acids#ixzz2s7tno8IB.
University of Pennsylvania Positive Psychology Center (2007) Online. Accessed June 2014. Available: http://www. ppc. sas. upenn. edu.
University of Southampton (2015) News release. 12 February 2015. Psychological factors play a part in acupuncture treatment of back pain. Ref: 15_27. Online. Accessed 13 March 2015. Available at: http://www. southampton. ac. uk/mediacentre/news/2015/Feb/15_27. shtml .
US National Library of Health, National Institutes of Health, MeSH term definition. Online. Accessed June 2014. Available: http://www. ncbi. nlm. nih. gov/mesh?Db=mesh&term=Placebo+Effect.
Vase L et al (2002) A comparison of placebo effects in clinical analgesic trials versus studies of placebo analgesia. *Pain*. 99: 443–452.
Vase L et al (2003) The contributions of suggestion, desire, and expectation to placebo effects in irritable bowel syndrome patients. *An empirical investigation Pain* 105(1–2): 17–25.
Verghese A (2011) Treat the patient, not the CT scan. New York Times Opinion Pages, Feb 26.
Voices of Beth Israel Deaconess Medical Centre Research at Harvard Medical School. Can a placebo pill help you feel better? Interview, 2012. Online. Accessed June 2014. Available: http://www. youtube. com/watch?v=2rt7WIK2OVE.
Volgyesi FA (1954). 'School for patients': hypnosis-therapy and psychoprophylaxis. *Brit J Med Hypn* 5: 8–17.
Voudouris NJ et al (1989) Conditioned response models of placebo phenomenon: further support. *Pain* 38: 109–116.
Waber RL et al (2008) Commercial features of placebo and therapeutic efficacy. *JAMA*. 299 (9): 1016–7.
Walters DD et al (1983) Spontaneous remission is a frequent outcome of variant angina. *J Am Coll Cardiol* 2(2): 195–9.
Webb JR et al (2013) Forgiveness and health: assessing the mediating effect of health behavior, social support, and interpersonal functioning. *J Psychol* 147(5): 391–414.
Weil A (1995) Spontaneous healing. New York. Fawcett, Columbine.
Whitfield TWA, Wiltshire TJ (1990) Color psychology: a critical review. *Genet Soc Gen Psych Monogr* 116(4): 387.
Wickramasekera I (1980) A conditioned response model of the placebo effect: predictions from the model. *Biofeedback Self Regul* 5: 5–18.
Wilmer HA (1968) The doctor-patient relationship and issues of pity, sympathy and empathy. *Br J Med Psychol* 41(3): 243–8.
Wilson A et al (1992) Health promotion in the general practice consultation: a minute makes a difference. *BMJ* 25; 304(6821): 227–230.
Wolf S (1950) Effects of suggestion and conditioning on the action of chemical agents in human subjects: the pharmacology of placebos. *J Clin Invest* 29: 100–109.
Wolf S, Pinsky RH (1954) Effects of placebo administration and occurrence of toxic reactions. *JAMA*. 155: 339–341.
Wolff B, Langley S (1968) Cultural factors and the response to pain: A review. *Am Anthropol* 70 (3): 494–501.
Wu CW et al (2007) Treadmill exercise counteracts the suppressive effects of peripheral lipopolysaccharide on hippocampal neurogenesis and learning and memory. *J Neurochem* 103(6): 2471–81.
Yin J et al (2013) Bounding the speed of 'spooky action at a distance'. Ar Xiv: 1303. 0614v1 [quant-ph] Online. Accessed June 2014. Available: http://arxiv. org/pdf/1303. 0614v1. pdf.
Young LR, Nestle M (2002) The contribution of expanding portion sizes to the US obesity epidemic. *Am J Public Health* 92(2): 246–249.
Zahl PH et al (2008) The natural history of invasive breast cancers detected by screening mammography. *Arch Intern Med*. 168(21): 2311–6.

Zborowsky T, Kreitzer MJ (2008) Creating optimal healing environments in a health care setting. *Minn Med* 91(3): 35–8.
Zhang W et al (2008) The placebo effect and its determinants in osteoarthritis: meta-analysis of randomised controlled trials. *Ann Rheum Dis* 67: 1716–1723.
Zubieta JK et al (2005) Placebo effects mediated by endogenous opioid activity on μ-opioid receptors. *J Neurosci* 25(34): 7754–7762.
Zunzunegui MV et al (2009) Longevity and relationships with children: the importance of the parental role. BMC Public Health. 18(9): 351. Online. Accessed June 2014. Available: http://www.biomedcentral.com/1471-2458/9/35100.

USEFUL WEBSITES

Forgiveness

http://theforgivenessproject.com/The Forgiveness Project
Helpful resources for resolving forgiveness issues.
http://www.thepowerofforgiveness.com/
The Power of Forgiveness contains excellent resources including a forgiveness quiz.
http://www.forgiving.org/
Campaign for Forgiveness Research.
http://www.learningtoforgive.com/research.htm
Stamford University Forgiveness Project.

Happiness

http://thehappinessshow.com
http://www.authentichappiness.sas.upenn.edu/
Martin Seligman's website offers extensive happiness coaching.
http://www.psych.uiuc.edu/~ediener/
Ed Denier's website.

색인(Index)